W0259170

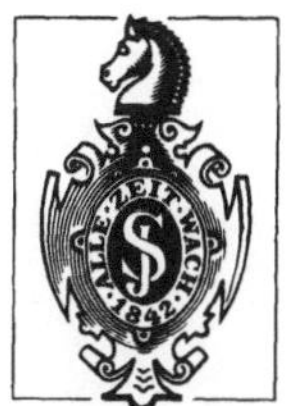
ALLE ZEIT WACH
1842

J. Hotz H.-J. Meyer H.-J. Schmoll (Hrsg.)

Magenkarzinom

Klassifikation, Diagnostik und stadiengerechte Therapie

Unter Mitarbeit von
H. W. Bruckner M. Classen G. Feifel H. Goebell R. Grote
Ch. Herfarth P. Hermanek A. Hölscher J. Hotz J. Jähne
H. O. Klein P. Langhans H.-J. Meyer H. Milbradt
R. Ottenjann R. Pichlmayr P. Preusser W. Rösch P. Schlag
H.-J. Schmoll J. R. Siewert H. Wilke J. A. Wils

Mit 78 Abbildungen und 87 Tabellen

Springer-Verlag Berlin Heidelberg GmbH

Professor Dr. med. J. Hotz
Innere Medizin/Abteilung Gastroenterologie
Allgemeines Krankenhaus Celle
D-3100 Celle

Professor Dr. med. H.-J. Meyer
Zentrum für Chirurgie
der Medizinischen Hochschule Hannover
Konstanty-Gutschow-Str. 8
D-3000 Hannover 61

Professor Dr. med. H.-J. Schmoll
Abteilung Hämatologie - Onkologie
Medizinische Hochschule Hannover
Konstanty-Gutschow-Str. 8
D-3000 Hannover 61

ISBN 978-3-540-19001-1 ISBN 978-3-662-22121-1 (eBook)
DOI 10.1007/978-3-662-22121-1

CIP-Kurztitelaufnahme der Deutschen Bibliothek
Magenkarzinom: Klassifikation, Diagnostik u. stadiengerechte Therapie / J. Hotz ... (Hrsg.). - Berlin ; Heidelberg ; New York ; London ; Paris ; Tokyo : Springer, 1989
NE: Hotz, Jürgen [Hrsg.]

2121/3145-543210 - Gedruckt auf säurefreiem Papier

Vorwort

Die Beschäftigung mit dem Magenkarzinom ist in den letzten Jahren von der *internistischen Gastroenterologie* vernachlässigt worden. Dies läßt sich an den Schwerpunktthemen der nationalen und internationalen gastroenterologischen Veranstaltungen ablesen, die die bösartigen Erkrankungen des Magen-Darm-Traktes - abgesehen vom Kolonkarzinom - weitgehend ausklammern. Dies mag zum Teil daran liegen, daß die endoskopisch-bioptische Diagnostik des Magenkarzinoms einschließlich der Suche nach dem Frühkarzinom ausgefeilt ist und wenig neue wissenschaftliche Substanz herzugeben scheint. Zum anderen sind die konservativ-therapeutischen Bemühungen beim inoperablen oder nicht kurativ operierten Patienten in vielen Fällen frustran gewesen und gaben Anlaß zu einer eher fatalistischen Haltung des internistischen Gastroenterologen gegenüber dieser Erkrankung.

Im Gegensatz dazu bestimmt das Thema „Magenkarzinom" nach wie vor in hohem Maße das Interesse der *allgemeinchirurgischen Disziplin* auf der Suche nach einem adäquaten operativen Vorgehen. In jüngster Zeit hat sich - oft unbemerkt von der Gastroenterologie - die *internistische Onkologie* auf diesem Gebiet vorwärtsbewegt und erste echte chemotherapeutische Erfolge errungen. So besteht heute kein Zweifel mehr daran, daß das Magenkarzinom eine relativ hohe Chemosensitivität gegenüber Zytostatika besitzt im Vergleich zu den anderen Tumoren des Gastrointestinaltraktes wie dem Kolon-, Pankreas-, Gallengangs- und Leberkarzinom. Wirksame Palliation in fortgeschrittenen Stadien sowie kombinierte operativ-chemotherapeutische Therapiemodalitäten sind hoffnungsvolle Zukunftsperspektiven.

Es ist deshalb unseres Erachtens an der Zeit, die genannten Disziplinen - unter Einbindung der Pathologie - zu vereinen, um eine Bestandsaufnahme dieser neuen Entwicklungen vorzunehmen mit dem Ziel, die heute gültigen Richtlinien und Empfehlungen zur Behandlung und Führung von Patienten mit Magenkarzinom zu erarbeiten. Das vorliegende Buch ist das Ergebnis eines Workshops mit dieser Zielsetzung. Die Einzelbeiträge geben Schritt für Schritt den augenblicklichen Kenntnisstand zur Epidemiologie,

Ätiopathogenese, Klassifikation und Diagnostik sowie zur operativen Therapie und den onkologisch-chemotherapeutischen Möglichkeiten wieder. Abschließend werden dann die in gemeinsamer Diskussion erarbeiteten praktischen aktuellen Richtlinien zur stadiengerechten Diagnostik und Therapie des Magenkarzinoms dargestellt, die sich an dem augenblicklichen Kenntnisstand und den Zukunftsperspektiven orientieren.

Dem Sponsor des Arbeitsgespräches, der Firma Frosst Pharma und MSD-International, sei vielmals gedankt für die wertvolle Unterstützung wie auch dem Springer-Verlag für die engagierte Mitarbeit bei der Herstellung dieses Buches.

J. Hotz, Celle
H.-J. Meyer, Hannover
H.-J. Schmoll, Hannover

Inhaltsverzeichnis

Chemotherapie des Magenkarzinoms

Zusammenfassung

Anhang: Farbtafeln

Autorenverzeichnis

Bruckner, H. W., M. D.
Departements of Neoplastic Diseases and Medicine, Mount Sinai Medical Center, New York, New York 10029, USA

Classen, M., Professor Dr. med.
Medizinische Universitätsklinik Rechts der Isar, Ismaninger Str. 22, D-8000 München 80

Feifel, G., Professor Dr. med.
Universitätsklinik, Landeskrankenhaus Homburg, D-6650 Homburg/Saar

Goebell, H., Professor Dr. med.
Med. Klinik und Poliklinik, Abteilung Gastroenterologie, Hufelandstr. 55, D-4300 Essen

Grote, R., Dr. med.
Abteilung Rheumatologie, Medizinische Hochschule, Konstanty-Gutschow-Str. 8, D-3000 Hannover 61

Herfarth, Ch., Professor Dr. med.
Chirurgische Klinik, Klinikum der Universität, Im Neuenheimer Feld 110, D-6900 Heidelberg

Hermanek, P., Professor Dr. med.
Abteilung Klinische Pathologie, Chirurgische Klinik der Universität Erlangen-Nürnberg, Maximiliansplatz, D-8520 Erlangen

Hölscher, A. H., Dr. med.
Chirurgische Klinik Rechts der Isar, Ismaninger Str. 22, D-8000 München 80

Hotz, J., Professor Dr. med.
Innere Medizin / Abteilung Gastroenterologie, Allgemeines Krankenhaus Celle, D-3100 Celle

Jähne, J., Dr. med.
Zentrum für Chirurgie, Medizinische Hochschule,
Konstanty-Gutschow-Str. 8, D-3000 Hannover 61

Klein, H. O., Professor Dr. med.
Medizinische Universitätsklinik I, Joseph-Stelzmann-Str. 9,
D-5000 Köln 41

Langhans, P., Professor Dr. med.
Chirurgische Universitätsklinik, Jungeblothplatz 1,
D-4400 Münster

Meyer, H.-J., Professor Dr. med.
Zentrum für Chirurgie, Medizinische Hochschule,
Konstanty-Gutschow-Str. 8, D-3000 Hannover 61

Milbradt, H., Dr. med.
Abteilung Röntgendiagnostik, Zentrum Radiologie, Medizinische Hochschule, Konstanty-Gutschow-Str. 8, D-3000 Hannover 61

Ottenjann, R., Professor Dr. med.
Städtisches Krankenhaus Neuperlach, Oskar-Maria-Graf-Ring 51,
D-8000 München 83

Pichlmayr, R., Professor Dr. med.
Klinik für Abdominal- und Transplantationschirurgie,
Zentralklinikum, D-3000 Hannover 61

Preusser, P., Priv.-Doz. Dr. med.
Abteilung Innere Medizin, Medizinische Klinik, Jungeblothplatz 1,
D-4400 Münster

Rösch, W., Professor Dr. med.
Medizinische Klinik, Krankenhaus Nordwest,
Steinbacher Hohl 2-26, D-6000 Frankfurt/M. 90

Schlag, P., Professor Dr. med.
Sektion Onkologische Chirurgie, Chirurgische Klinik,
Universitätsklinikum, Im Neuenheimer Feld 110,
D-6900 Heidelberg

Schmoll, H.-J., Professor Dr. med.
Abteilung Hämatologie und Onkologie, Medizinische Poliklinik,
Medizinische Hochschule, Konstanty-Gutschow-Str. 8,
D-3000 Hannover 61

Siewert, J.R., Professor Dr. med.
Chirurgische Klinik Rechts der Isar, Ismaninger Str. 22,
D-8000 München 80

Wilke, H., Dr. med.
Abteilung Hämatologie und Onkologie, Medizinische Poliklinik,
Medizinische Hochschule, Konstanty-Gutschow-Str. 8,
D-3000 Hannover 61

Wils, J.A., Dr. med.
Laurentius-Krankenhaus, NL-6043-CV Roermond

Teilnehmerverzeichnis

An dem Symposium, insbesondere an der Erarbeitung der Richtlinien für die Konsequenzen und das praktische Vorgehen beim Magenkarzinom, haben mitgearbeitet:

Bär, U., Professor Dr. med., Städtische Kliniken, Oldenburg
Bauer, H., Professor Dr. med., Kreiskrankenhaus Altötting
Borlinghaus, P., Dr. med., Klinikum Großhadern, München
Brunner, G., Professor Dr. med., Oststadtkrankenhaus, Hannover
Farslev, Dr. med., Städtische Kliniken, Kassel
Faß, Dr. med., RWTH, Aachen
Fritsch, W. P., Professor Dr. med., Städtisches Krankenhaus, Hildesheim
Fröhlich, J., Professor Dr. med., Loretto-Krankenhaus, Freiburg
Gugler, R., Professor Dr. med., Medizinische Universitätsklinik, Bonn
Guthy, E., Professor Dr. med., Städtisches Krankenhaus, Weiden
Hausamen, T.-U., Professor Dr. med., Medizinische Klinik, Dortmund
Heller, T., Dr. med., Krankenanstalten, Ludwigsburg
Huchzermeyer, H., Professor Dr. med., Klinikum Minden
Korsten, Dr. med., Franziskushaus, Mönchengladbach
Krebs, Dr. med., Städtische Krankenanstalten, Ludwigshafen
Kühl, Dr. med., St. Markus-Krankenhaus, Frankfurt/M.
Lübbers, Dr. med., Städtisches Krankenhaus, Lüneburg
Lux, G., Professor Dr. med., Städtisches Krankenhaus, Solingen
Maier, K. P., Professor Dr. med., Städtische Krankenanstalten, Esslingen
Otto, Professor Dr. med., Kreiskrankenhaus Großburgwedel, Burgwedel
Paul, F., Professor Dr. med., Klinikum, Ingolstadt
Riedel, Dr. med., Krankenhaus, Siegburg
Riexinger, Dr. med., Kreiskrankenhaus, Schwetzingen
Schölmerich, J., Priv.-Doz., Dr. med., Medizinische Universitätsklinik, Freiburg

Schwegler, U., Dr. med., Universitätsklinik „Bergmannsheil“, Bochum
Specht, G., Professor Dr. med., Auguste-Viktoria-Krankenhaus, Berlin
Teichmann, R., Priv.-Doz. Dr., Klinikum Großhadern, München
Thies, Dr. med., Universitätsklinikum Charlottenburg, Berlin
Witzel, L., Professor Dr. med., DRK-Krankenhaus Mark Brandenburg, Berlin
Ziegler, H., Dr. med., Allgemeines Krankenhaus, Celle

Pathogenese und Pathologie des Magenkarzinoms

Epidemiologie und Pathogenese des Magenkarzioms

J. Hotz, H. Goebell

Weltweite Untersuchungen zur Epidemiologie des Magenkarzinoms tragen zum Verständnis der Zusammenhänge zwischen möglichen kausalen Faktoren und Risikofaktoren und der Entstehung dieser Krebsart bei. Auffallende Befunde hierbei sind die stark variierende Inzidenz in den verschiedenen Ländern und Kontinenten, das Fehlen von wichtigen hereditären-ethnischen Faktoren und die Identifikation von spezifischen Risikofaktoren, insbesondere den Ernährungsgewohnheiten und anderen Umwelteinflüssen. Auf diese Weise trägt die Kenntnis der Epidemiologie des Magenkarzinoms auch zum Verständnis der Pathogenese bei. Diese evidenten Zusammenhänge können in den meisten Fällen nicht beweisend sein, geben aber Hinweise und Anstöße für gezielte wissenschaftliche, klinische und experimentelle Untersuchungen. Aus diesem Grund ist es sinnvoll, vor die Besprechung der praktisch-klinischen Gesichtspunkte zur Klassifikation, Diagnostik und Therapie des Magenkarzinoms die augenblicklich gültigen Fakten und Spekulationen zur Epidemiologie und Pathogenese des Magenkarzinoms zu stellen. Neben den international publizierten Ergebnissen, im wesentlichen aus dem Arbeitskreis von Correa und Pfeiffer, werden auch die aktuellen epidemiologischen Daten, insbesondere zur Inzidenz in der Bundesrepublik Deutschland, aufgrund der Mortalitätsstatistiken des statischen Bundesamtes und des Krebsatlas der Bundesrepublik Deutschland [2] aufgeführt.

Inzidenzen und Häufigkeitsentwicklung

Die Inzidenz des Magenkarzinoms und die Mortalitätsstatistiken weisen eine deutliche Abnahme in fast allen Ländern und Kontinenten der Erde auf. Dieser Trend ist besonders stark in den westlichen Industriestaaten nachweisbar, jedoch auch in etwas geringerer Ausprägung in den osteuropäischen und anderen Regionen [2]. Besonders stark ist die Häufigkeitsabnahme in den USA in den Jahren 1935-1960 beobachtet worden [17]. Die höchsten Inzidenzraten, allerdings auch mit abnehmender Tendenz, finden sich in Japan mit über 100 neuen Fällen pro Jahr pro 100000 Einwohner wie auch in Lateinamerika, besonders in Chile. In Mittel- und Nordeuropa wurden besonders hohe Inzidenzzahlen zwischen 25 und 45 Erkrankungen pro 100000 Einwohner pro Jahr aus Jugoslawien, Rumänien und Polen berichtet. Hierbei fällt ein deutliches Überwiegen des männlichen Geschlechts mit einem Verhältnis von 2:1 auf, insbesondere in den Ländern mit

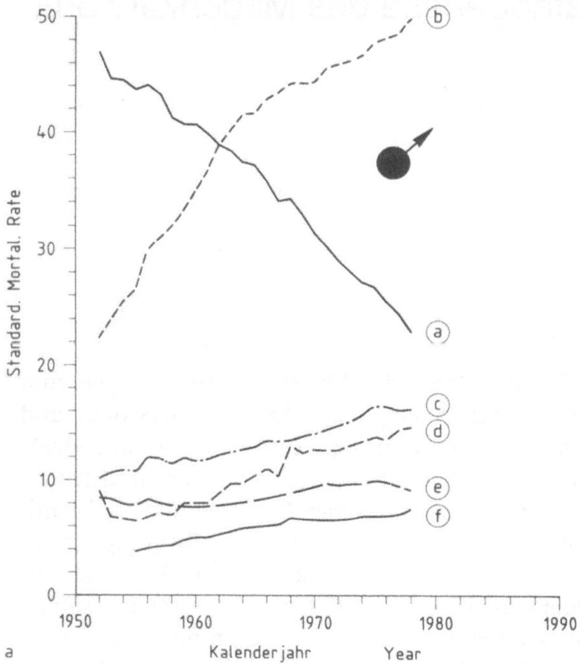

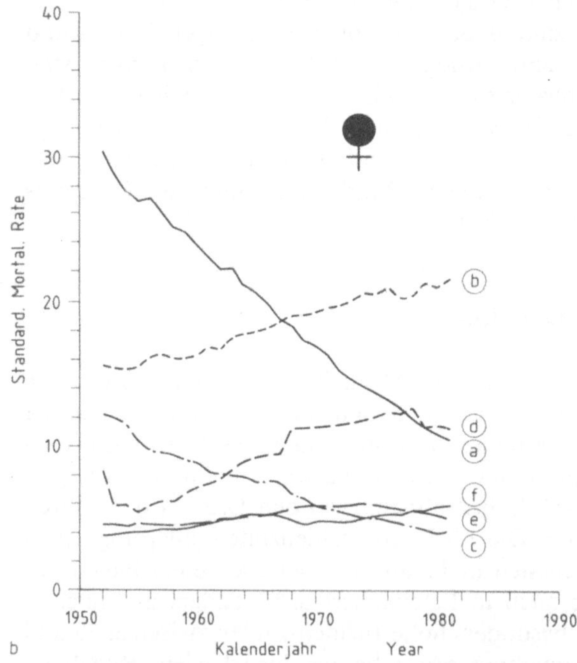

Abb. 1 a, b. Zeitlicher Trend der altersstandardisierten Mortalitätsraten für 6 Krebsarten. **a** Männer: ⓐ Magen, ⓑ Lunge, ⓒ Prostata, ⓓ Dickdarm, ⓔ Mastdarm, ⓕ Bauchspeicheldrüse. **b** Frauen: ⓐ Magen, ⓑ Brust, ⓒ Gebärmutterkörper, ⓓ Dickdarm, ⓔ Mastdarm, ⓕ Lunge

hoher Inzidenz. Besonders niedrige Inzidenzen finden sich im anglo-amerikanischen Bereich mit 10:100000 und weniger. Eine Mittelstellung nimmt hierbei die Bundesrepubik Deutschland ein. Einschränkend muß jedoch festgestellt werden, daß für dieses Land, außer aus einzelnen kleinen Bundesländern wie Hamburg und Saarland [2], ausschließlich Mortalitätsstatistiken vorliegen. Da sich jedoch die Letalität und die Prognose des Magenkarzinoms in den letzten 2 Dekaden nur unwesentlich vermindert haben mit einer durchschnittlichen Fünfjahresüberlebensrate von weniger als 15%, ist es insbesondere für die Verlaufsbeurteilung statthaft, von den Mortalitätsstatistiken auf die jeweiligen Inzidenzen zu schließen.

Bundesrepublik Deutschland

Im Jahr 1980 stellte das Magenkarzinom bei der männlichen Bevölkerung mit 11,6% nach dem Lungenkarzinom die zweithäufigste Krebstodesursache dar, gefolgt von Kolon- und Mastdarmkrebs, dem Prostatakrebs und dem Bauchspeicheldrüsenkrebs. Bei der weiblichen Bevölkerung nahm das Magenkarzinom im gleichen Jahr mit 9,7% die dritte Stelle ein nach dem Brustkrebs und dem kolorektalen Karzinom [2]. In Abb. 1 a, b läßt sich eine hochsignifikante Abnahme der Magenkarzinomsterblichkeit vom Jahr 1952-1982 für Männer und Frauen ablesen. Gleichzeitig fand sich eine Zunahme des Lungenkarzinoms beim Mann und des Brustkrebses bei der Frau. In diesem Zeitraum hat auch die Kolonkarzinomsterblichkeit fast um das Doppelte zugenommen bei gleichbleibender Rektumkarzinommortalität. Die Abnahme der Magenkarzinomsterblichkeit pro Jahr beläuft sich bei Männern von 47 pro 100000 auf 20 pro 100000 in den 2 Dekaden von 1952-1982. Die neuesten Zahlen für das Jahr 1985 liegen bei 16 pro 100000; demnach setzt sich der Trend auch in den letzten Jahren fort. Für Frauen liegt die Gesamtrate insgesamt deutlich niedriger mit einer Abnahme von ca. 30 im Jahr 1952 auf unter 10 Sterbefälle pro 100000 Einwohner pro Jahr im Jahr 1982. Wie in den übrigen Ländern läßt sich auch in der Bundesrepublik Deutschland ein Kohortenphänomen feststellen, d.h. die jüngeren Generationen zeigen eine insgesamt deutlich geringere Abnahme der Magenkarzinomsterblichkeit im Vergleich zu den älteren Populationen. Diesen unterschiedlichen Abnahmetrend bei den Geburtskohorten von jeweils 5 Lebensjahren, der bei den älteren Patienten im Alter zwischen 60 und 64 Jahren deutlich stärker ausgeprägt ist als bei den jüngeren Geburtskohorten, zeigt Abb. 2. Dies läßt vermuten, daß insbesondere starke Einflüsse möglicher Risikofaktoren in der Jugend der Geburtskohorten vor 1920 vorgelegen haben könnten. Ältere Generationen zeigen demnach ein höheres Risiko für die Entwicklung eines Magenkarzinoms im Vergleich zu jüngeren Generationen, bei denen offensichtlich die Entwicklung eines Magenkarzinoms selektiv durch bestimmte, noch näher zu identifizierende Faktoren zum Teil verhindert wurde.

Die Mortalitätsstatistiken für das Magenkarzinom weisen innerhalb der Bundesrepublik Deutschland erhebliche geographische Unterschiede auf mit einer deutlichen Häufung in Bayern (über 28,5 für Männer und über 15 pro 100000 für Frauen im Jahr 1978), Nordrhein-Westfalen und Teilen von Niedersachsen (24-28 bzw. 12-15 pro 100000), während oft in direkt benachbarten Regionen wie Hessen

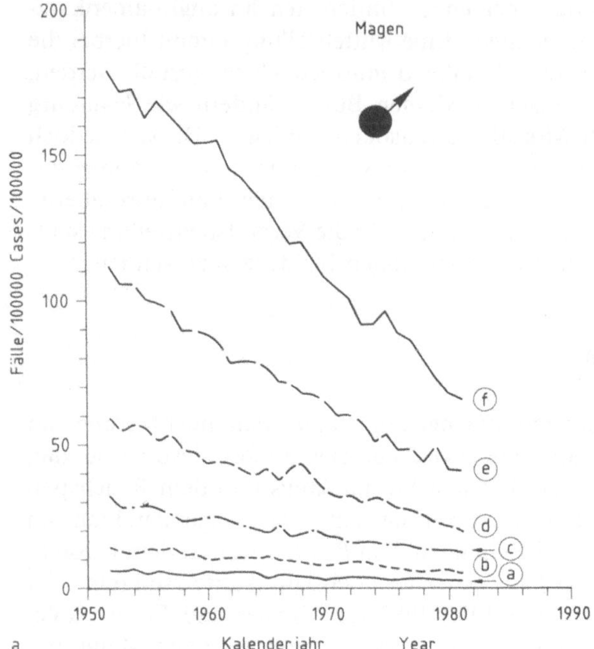

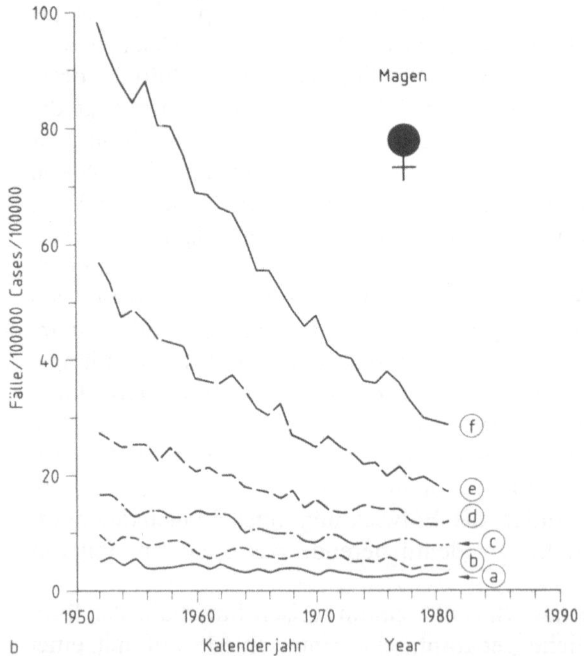

Abb. 2 a, b. Zeitlicher Trend der Mortalität in einzelnen Altersgruppen. **a** Männer: ⓐ 35–39, ⓑ 40–44, ⓒ 45–49, ⓓ 50–54, ⓔ 55–59, ⓕ 60–64 Jahre. **b** Frauen: ⓐ 35–39, ⓑ 40–44, ⓒ 45–49, ⓓ 50–54, ⓔ 55–59, ⓕ 60–64 Jahre

oder Schwaben die Inzidenzen mit Werten unter 20 bzw. 10 pro 100000 deutlich niedriger ausfallen (alle Zahlen beziehen sich auf das Jahr 1978 [2]). Auf mögliche ernährungs- und umweltbedingte Faktoren wird unten eingegangen. Für die Bundesrepublik Deutschland läßt sich zusammenfassend feststellen, daß die Magenkarzinomsterblichkeit und damit die Inzidenz bei beiden Geschlechtern deutlich abnimmt mit Überwiegen des männlichen Geschlechts, wobei regionale Unterschiede erhalten bleiben.

Migrantenstudien

Es gibt in der Literatur zahlreiche Hinweise darauf, daß die weltweit wie auch regional beobachteten stark unterschiedlichen Häufigkeiten des Magenkarzinoms weniger auf ethnische, rassische oder genetische Faktoren als vielmehr auf Umwelteinflüsse zurückzuführen sind. Die Umweltfaktoren sind hierbei sehr wahrscheinlich im wesentlichen in den ersten 2-3 Lebensjahrzehnten eines Menschen relevant. Diese Annahme leitet sich aus den sogenannten Migrantenstudien ab [16, 26]. Hierbei lassen sich erhebliche Unterschiede bei Immigranten und deren Nachkommen in den für das Ursprungsland geltenden Inzidenzraten und denen des Einwanderungslands nachweisen. Besonders eindrucksvoll zeigt sich

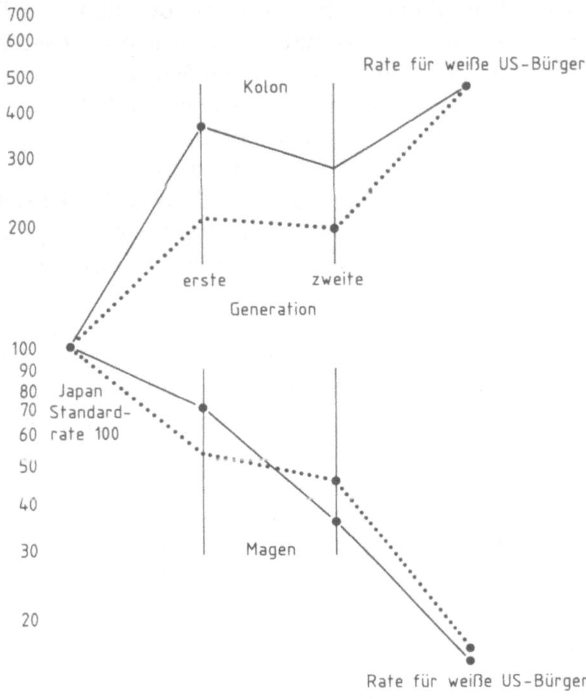

Abb. 3. Mortalitätstrends für Magen und Kolonkrebs bei Emigranten aus Japan in die USA über zwei Generationen. -•- männlich, ····· weiblich. (Nach [15])

dies bei Immigranten in den USA aus Ländern mit hohem Erkrankungsrisiko wie Japan, Polen und Island. Diese Einwanderer selbst weisen ein ähnlich hohes Magenkarzinomrisiko wie im Ursprungsland auf, während die Nachkommen der ersten und besonders der zweiten Generation zunehmend geringere Inzidenzraten zeigen, die sich der für die USA geltenden niedrigen Inzidenzrate nähert. Habs und Schmähl [15] haben das Erkrankungsrisiko für ein Magenkarzinom für japanische Immigranten und deren 2 nachfolgenden Generationen dem Erkrankungsrisiko für einen Dickdarmkrebs gegenübergestellt (Abb. 3): Während die Einwanderer selbst ähnliche Inzidenzen für beide Tumorformen wie im Ursprungsland Japan aufweisen, nimmt das Risiko für die Entwicklung eines Magenkarzinoms in der Weise ab, wie das für den Dickdarmkrebs zunimmt.

Zwei epidemiologisch unterschiedliche Tumortypen?

Es gibt in der Literatur Hinweise darauf, daß in Ländern mit sehr hoher Inzidenz, wie z. B. in Japan, die prozentuale Gesamtletalität des Magenkarzinoms wesentlich geringer ist, nämlich nur bei ca. 50% liegt im Vergleich zu Ländern mit niedriger Inzidenz wie der Bundesrepublik Deutschland und den USA, in denen die Letalität bei über 80% zu veranschlagen ist. Dies führt zu der Überlegung, daß die verschieden häufig auftretenden Magenkarzinomtypen möglicherweise eine unterschiedliche Prognose haben, wobei der häufigere Typ eher durch exogene Faktoren vermittelt sein könnte mit einem prognostisch günstigeren Verlauf im Vergleich zu den selten auftretenden Magenkarzinomformen, die weniger umweltbedingt, prognostisch aber ungünstiger sind. Auf 2 morphologisch unterschiedliche Typen hatten schon frühe finnische Untersuchungen durch die Arbeitsgruppe von Lauren hingewiesen [19, 21]. Der wesentliche Unterschied besteht in dem Ausmaß der Zellzusammengehörigkeit im Tumor. Findet sich noch ein ausreichender Zellverband mit drüsenähnlichen Strukturen, so spricht man vom intestinalen Typ, fehlen diese Zellverbände im Tumor und ist dieser gekennzeichnet durch Infiltration in die subepithelialen intramuralen Strukturen, so spricht man vom diffusen Typ. Wegen des unterschiedlichen Ausbreitungstyps wurde auch die Bezeichnung expansiv für den intestinalen Typ und infiltrativ für den diffusen Typ vorgeschlagen [25]. Epidemiologische Untersuchungen haben gezeigt, daß der diffuse, expansive Typ besonders in Ländern mit hoher Magenkarzinominzidenz anzutreffen ist, weshalb dieser Typ auch epidemisch bezeichnet wurde. Dagegen ist die Inzidenzrate für den diffusen, infiltrativen Tumortyp in den meisten Populationen ähnlich hoch, weshalb dieser Typ auch endemisch bezeichnet wurde [3]. Weiterhin ist auffallend, daß die in den letzten Jahrzehnten beobachtete Abnahme der Magenkarzinominzidenzen weltweit im wesentlichen auf die Abnahme des intestinalen, expansiven, epidemischen Typs zurückzuführen ist. All diese Beobachtungen führen zu der Annahme, daß besonders für diesen Zelltyp Umweltfaktoren eine wichtige pathogenetische Rolle spielen, deren Veränderung auch zu einer Veränderung des Risikos für diesen Tumortyp nach sich ziehen kann. Weitere epidemiologische Charakteristiken der beiden verschiedenen Magenkarzinomtypen sind in Tabelle 1 zusammengefaßt. Der intestinale, expansive, epidemische Typ findet sich überwiegend bei Männern mit einem Altersgipfel über 60 Jahre. Die

Tabelle 1. Charakteristiken des Magenkarzinoms je nach dem histologischen Typ. (Nach Lauren 1965)

Intestinal (expansiv)		Diffus (infiltrativ)
Epidemisch		Endemisch
♂ > ♀		♀ ~ ♂
Alter Patient		Junger Patient
Exzeß-Inzidenz + Inzidenzabnahme +		Exzeß-Inzidenz − Inzidenzabnahme −
Prognose relativ gut		Prognose schlecht
Präkanzerose	+	−?
Familiäre Disposition (Blutgruppe)	−	+

Prognose ist relativ günstig, und es lassen sich Präkanzerosen identifizieren, die in ein Karzinom diesen Typs übergehen können (siehe unten). Einc familiäre Disposition läßt sich nicht sichern. Dagegen zeigt der diffuse, infiltrative, endemische Typ keine Bevorzugung des Geschlechts bei einem deutlich niedrigeren Altersgipfel für die Erkrankungshäufigkeit. Auffallend ist, daß dieser Typ in Ländern mit hoher Magenkarzinominzidenz absolut gesehen nicht häufiger auftritt als in Ländern mit niedriger Inzidenz. Die Prognose der oft relativ jungen Patienten ist ausgesprochen schlecht. Dies geht auch aus einer neuen Publikation von Tso aus dem Arbeitskries von Correa [32] hervor: Von insgesamt, in dem Zeitraum von 1948-1983 beobachteten 1710 Fällen von Magenkarzinomen waren 38 unter 35 Jahre alt. Die Geschlechterverteilung war gleich und histologisch dominierte der diffuse, szirrhös infiltrative Typ. Obwohl die Resektabilität ähnlich häufig gegeben war wie in den höheren Altersklassen, war die Prognose ausgesprochen schlecht, da nur einer der 38 Patienten die Fünfjahresüberlebenszeit erreichte. Ähnliche Erfahrungen wurden auch von anderen Autoren mitgeteilt [24, 12]. Für den diffusen Typ läßt sich auch eine familiäre Disposition, z. B. mit dem Überwiegen der Blutgruppe A, feststellen, während Präkanzerosen für diesen Typ bisher nicht gesichert wurden [3].

Umweltfaktoren - Ernährung

Obwohl es bis heute keine Beweise dafür gibt, daß bestimmte Umweltfaktoren, insbesondere diätetische Einflüsse, die Entstehung eines Magenkarzinoms verursachen, führt doch die weltweit unterschiedliche Häufigkeitsverteilung des Magenkarzinoms zu der Annahme, daß verschiedene Umwelteinflüsse in der pathogenetischen Kette der Entwicklung eines Magenkarzinoms zumindest eine permissive Rolle spielen können, insbesondere die Beobachtung, daß sehr benachbarte, rassisch ähnliche Populationen dann Unterschiede in der Inzidenz eines Magenkarzinoms aufweisen, wenn kulturelle und nicht rassische Unterschiede bestehen. Andererseits finden sich deutliche Unterschiede in der Ernährungsweise

Tabelle 2. Umwelt- und Ernährungsfaktoren, die die Entwicklung eines Magenkarzinoms begünstigen (Risikofaktoren) bzw. das Risiko vermindern (Schutzfaktoren)

Risikofaktoren	Schutzfaktoren
Wenig Fett/Eiweiß	Vitamin-C-/Vitamin-A-reiche Kost
Getreideprodukte	Frischgemüse/Obst
Salz (Pökelfleisch/Fisch)	Hoher Eiweiß-/Fettkonsum (?)
Nitrate (Trinkwasser)	Tiefkühlkonservierung
Wenig Salate, Gemüse, Obst	schonende Lebensmittelbereitung
Favabohnen	Bessere Trinkwasserversorgung
Räucherwaren (Schinken, Fisch)	

bei Populationen in verschiedenen Kontinenten, die ein ähnliches Erkrankungsrisiko haben. So ließ sich durch vergleichende Untersuchungen keine spezifische Substanz bzw. kein Nahrungsmittel identifizieren, sondern es fällt lediglich ein bestimmtes Ernährungsmuster auf, welches vorwiegend in Ländern mit erhöhtem Magenkrebsrisiko beobachtet wurde. Gleichzeitig wurden auch Ernährungsgewohnheiten in Ländern mit typisch niedrigem Erkrankungsrisiko als sogenannte Schutzfaktoren eingeführt (Tabelle 2). Diesen Untersuchungen zufolge ist die Risikoernährung charakterisiert durch einen niedrigen Anteil an tierischem Fett und Eiweiß bei hohem Anteil von schwer aufschließbaren Kohlenhydraten, stark gesalzenen Speisen, insbesondere gepökeltem Fleisch und Fisch, hohem Anteil an geräucherten Fleisch- und Fischwaren, hohem Anteil an Favabohnen sowie auffallend geringerem Anteil an Salaten, Gemüsen und Obst. Korrespondierend hierzu fallen in Ländern mit niedriger Karzinominzidenz, wie insbesondere den USA, als sogenannte Schutzfaktoren eine Vitamin-C- und Vitamin-A-reiche Kost mit hohem Anteil an Frischgemüse und Obst sowie ein hoher Eiweiß- und Fettkonsum auf. Der Nitrierung von Trinkwasser wurde ebenfalls eine ursächliche Bedeutung für die Entstehung eines Magenkarzinoms zugesprochen, insbesondere nachdem eine Abnahme des Risikos bei Umstellung auf eine moderne Trinkwasserversorgung beobachtet wurde [9, 11, 6]. In ähnlicher Weise wurde die Abnahme der Magenkarzinomfrequenz in Japan mit der Abnahme der Pökelei bei weiter Verbreitung von Kühlschränken in Zusammenhang gebracht [18]. Weiterhin wird ein erhöhter Alkohol- und Nikotinkonsum als Risikofaktor für die Entwicklung eines Magenkarzinoms diskutiert [8].

Für Bergarbeiter wurde ein erhöhtes Magenkarzinomrisiko bei lang dauernder Exposition gegenüber Kohlenstaub bei gleichzeitig erhöhtem Zigarettenkonsum registriert [1, 22], während eine erhöhte Asbestexposition kein erhöhtes Risiko darstellt [27]. Letztere Tatsache ist insofern von Bedeutung, da die erhöhte Magenkarzinomrate in Japan u. a. auf den erhöhten Konsum von mit Asbest kontaminiertem Reis in Zusammenhang gebracht wurde. Außerdem spricht gegen die „Reishypothese" die Tatsache, daß in anderen Ländern mit hohem Reiskonsum, wie z. B. Indien, eher eine niedrige Magenkarzinominzidenz zu verzeichnen ist [26].

Pathogenese

Für den diffusen, infiltrativ-szirrhösen Typ des Magenkarzinoms ist die Pathogenese völlig unklar. Gesicherte Erkenntnisse über prämaligne Läsionen fehlen. Dagegen scheint der intestinale Typ das Endprodukt einer Serie von Mutationen und Zelltransformationen zu sein [4]. Als Frühstadium für diesen Vorgang können bestimmte Typen einer chronischen Gastritis gelten. Hierbei scheint die einfache, auch hypersekretorisch genannte chronische Oberflächengastritis bzw. chronisch-atrophische Gastritis mit pylorokardialer Ausbreitung, die vorwiegend auf das Antrum beschränkt ist, keine wesentliche Rolle zu spielen. Vielmehr gilt einmal die Autoimmun-Typ-A-Gastritis, die auf das Korpus beschränkt ist, als mögliche Präkanzerose. Als mögliche dritte Gastritisform, die wiederum als präkanzerös gelten kann, wurde von Correa die sog. umweltbedingte chronische Gastritis eingeführt [5]. Sie ist durch eine diffuse herdförmige Verteilung charakterisiert, die sowohl im Antrum als auch im Korpus, in Frühstadien bevorzugt an der Korpus-Antrum-Grenze, auftreten kann. In typischer Weise gehen die gastritischen Veränderungen bei der Typ-A-Gastritis und der umweltbedingten Gastritis mit Atrophie einer intestinalen Metaplasie und gelegentlichen Dysplasie der Magenschleimhaut voraus, im Gegensatz zur chronisch-atrophischen Gastritis, die gehäuft bei peptischen Ulzerationen auftritt, bei der die Atrophie das Endstadium der gastritischen Veränderungen darstellt. Die Atrophie ist deshalb offensichtlich das wesentliche Bindeglied der Entwicklung einer Gastritis zu einer Schleimhautneoplasie. In Abb. 4 sind die möglichen Entwicklungsschritte schematisch dargestellt. Die Typ-A-Gastritis oder die umweltbedingte chronische Gastritis führt zur Schleimhautatrophie mit Ausbildung entweder einer intestinalen Metaplasie oder einer Dysplasie. Die intestinale Metaplasie, d.h. die Umwandlung der Magenschleimhautzellen in enterozytenähnlichen Zellen, kann 2 Wege gehen. Entweder es entstehen reife enterozytenähnliche Zellen mit einem dem Dünndarmepithel vergleichbaren

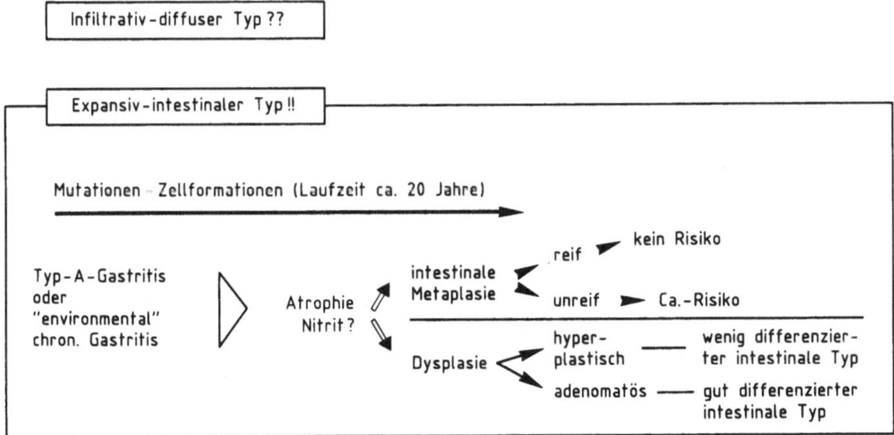

Abb. 4. Pathogenese des Magenkarzinoms unterteilt nach diffusem und intestinalem Typ nach Laurén. (Nach [7])

Enzymbesatz (dieser Zelltyp hat keine Entartungstendenz), oder es entwickeln sich unreife intestinale Zellen mit Verlust des typischen Enzymbesatzes. Eine derartige intestinale Metaplasie mit unreifen Kolontypzellen besitzt eine maligne Entartungstendenz. Im Fall der Entwicklung einer Atrophie zur Dysplasie lassen sich hyperplastische und adenomatöse Dysplasien unterscheiden. Beide Veränderungen sind als Präkanzerosen anzusprechen. Weitere Einzelheiten zur Pathogenese siehe Beitrag Hermanek.

Magenresektion als Präkanzerose?

Nach Billroth-II-Resektionen wurde in verschiedenen Studien nach einem Intervall von mehr als 15 Jahren ein erhöhtes Karzinomrisiko im Magenstumpf beobachtet. In einer norwegischen Studie aus dem Jahr 1971 stieg das relative Risiko in dem Intervall 15-35 Jahre nach der Resektion von 5 auf 10 an im Vergleich zu einer Normalpopulation mit dem Risiko 1. Diese Annahme wurde in Folgeuntersuchungen bestätigt [28]. Als pathogenetisch bedeutsam wurde hierbei der Gallereflux angesehen, wie dies in Abb. 5 dargestellt ist. In diesem hypothetischen Modell soll die Resektion durch Anhebung des pH-Werts über die Besiedelung mit nitratreduzierenden Bakterien zu einem erhöhten Nitritgehalt im Magensaft führen. Hierbei stammt das zu Nitrit reduzierte Nitrat aus der aufgenommenen Nahrung. Nitrite verbinden sich dann mit den aus der zuführenden Schlinge refluierten Gallensalzen, insbesondere der Taurocholsäure, zu N-Nitroso-Gallensalzen bzw. N-Nitroso-Taurocholsäure, die tierexperimentell als mutagen und möglicherweise

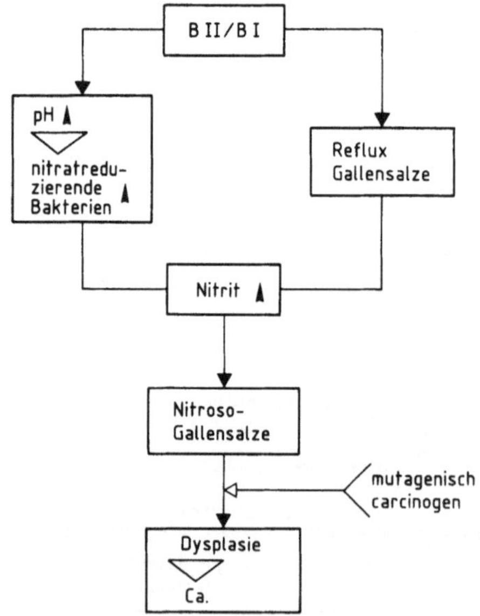

Abb. 5. Pathogenese des Magenoperationsfolgekarzinoms nach Resektionen (Billroth-I- und -II). Hypothetisches Modell

kanzerogen erkannt wurden. Über diesen Mechanismus könnte dann eine Dysplasie bis hin zum Karzinom verursacht werden [10, 20, 31]. Der Hypothese eines erhöhten Magenstumpfkarzinomrisikos, welches auch Operationsfolgekarzinom genannt wird, sind jüngere Studien entgegengetreten. So fanden Schafter et al. [30] in einer sorgfältigen Untersuchung einer definierten Population kein erhöhtes Stumpfkarzinomrisiko bei 338 Patienten, bei denen in der Zeit von 1935 bis 1959 eine Magenteilresektion wegen Gastroduodenalulkus durchgeführt wurde. Nur 2 Fälle von Stumpfkarzinom wurden gefunden. In einer weiteren prospektiven Studie aus Japan wurden bei 387 Patienten mit einer über 10 Jahre anhaltenden Nachbeobachtungszeit eher weniger Magenkarzinome als in einer Normalpopulation gefunden [33]. Eine weitere Negativstudie wurde aus den USA mitgeteilt, die ebenfalls keine erhöhte Karzinominzidenz im Restmagen nachweisen konnte. Dagegen wurde aus einer jüngeren italienischen retrospektiven Studie eine Erhöhung des Gesamtrisikos für ein Magenstumpfkarzinom nach Billroth-I- und -II-Operation mitgeteilt [13]. Interessanterweise ist die Cholezystektomie nicht mit einem erhöhten Magenkarzinomrisiko nach einem Intervall von mehr als 15 Jahren assoziert [14]. Gegen einen Kausalzusammenhang spricht auch, daß der Altersgipfel der Patienten mit Magenstumpfkarzinom ähnlich verteilt ist wie derjenige bei intaktem Magen. Außerdem ist die Verteilung von intestinalem und diffusem Zelltyp beim Operationsfolgekarzinom ähnlich ausgeprägt wie beim Karzinom im intakten Magen (P. Hermanek, 1987, persönliche Mitteilung). Eventuell spielen auch exogene Faktoren, wie erhöhter Alkohol- und Nikotinkonsum bei der in einigen Studien gehäuft beobachteten Karzinominzidenz im Magenstumpf eine Rolle.

Schlußbetrachtung

Zusammenfassend führen die wichtigsten epidemiologischen und pathogenetischen Kenntnisse bezüglich des Magenkarzinoms zu folgenden Schlußfolgerungen. Die weltweit stark variierenden Inzidenzen dieses Krebstyps sind eher durch unterschiedliche Belastung mit bestimmten Umweltfaktoren bedingt als durch ethnisch-genetische oder rassische Unterschiede. Hierbei finden sich bei den Risikopopulationen histologisch häufiger der intestinale, expansive Typ, die Bevorzugung des männlichen Geschlechts und des höheren Alters sowie eine bessere Prognose im Vergleich zum diffusen Typ. Typisch für die Population mit niedrigem Magenkarzinomrisiko sind dagegen der relativ häufigere diffuse-infiltrative, histologische Typ, die leichte Bevorzugung des weiblichen Geschlechts sowie des jüngeren Patientenalters bei deutlich schlechterer Prognose. Als wesentliche bestimmende Umweltfaktoren werden in den Risikopopulationen ernährungsbedingte Belastungen der Magenschleimhaut angenommen, die sehr wahrscheinlich in den ersten 2-3 Lebensjahrzehnten das höhere Risiko für die Entwicklung eines Magenkarzinoms im höheren Lebensalter bestimmen. Angeschuldigt werden hierbei stark gesalzene und geräucherte Speisen, eine getreidereiche, jedoch Vitamin-C-arme Ernährung und die Konservierung durch Nitrite. Präkanzeröse Konditionen sind möglicherweise in den Risikopopulationen bestimmte Arten der atrophischen Gastritis oder eine intestinale Metaplasie, während das Risiko eines

Magenstumpfkarzinoms nach Billroth-I- oder -II-Operationen durch jüngere Studien in Zweifel gezogen wird.

Aus diesen Kenntnissen lassen sich bestimmte, klinisch relevante Konsequenzen ableiten. Für eine Senkung des Magenkarzinomrisikos in einer gegebenen Population sind bestimmte Ernährungsrichtlinien einzuhalten wie salzarme, Vitamin-C-reiche Kost, der Verzicht auf geräucherte Speisen und künstliche Konservierung, z. B. mit Nitriten, und der Verzehr möglichst nicht veränderter, nicht konservierter Lebensmittel. Außerdem sollten Risikogruppen regelmäßig Follow-up-Untersuchungen unterzogen werden wie Patienten mit nachgewiesener Dysplasie und anderen präkanzerösen Läsionen. Die Zusammenhänge, insbesondere zwischen dem Dysplasiegrad und der Entwicklung eines Magenkarzinoms, sind noch nicht ausreichend erforscht. Aus diesem Grund sind insbesondere für diese Fragestellung gezielte, langfristige wissenschaftliche Untersuchungen notwendig.

Literatur

1. Ames RG (1983) Gastric cancer and coal mine dust exposive: a case control study. Cancer 52: 1346
2. Becker N, Frentzel-Beyme, Wagner G (1984) Krebsatlas der BRD, 2. Aufl. Springer, Berlin Heidelberg New York, S 50-65
3. Correa P, Sasano N, Stemmermann GN et al. (1973) Pathology of gastric carcinoma in Japanese populations: comparison between Miyagi Prefecture, Japan and Hawaii. JNCI 51: 1449-1459
4. Correa P, Haenszel W, Cuello C et al. (1975) A model for gastric cancer epidemiology. Lancet 2: 58-60
5. Correa P (1980) The epidemiology and pathogenesis of chronic gastritis: Three etiologic entities. Front Gastroenterol Res 6: 98-108
6. Correa P, Haenszel W, Tannenbaum S (1982) Epidemiology of gastric carcinoma. Natl Cancer Inst Monogr 62: 129-134
7. Correa P (1985) Carcinoma of the stomach. Proc Nutr Soc 44: 111-112
8. Correa P, Fontham E, Pickle LW, Chen V, Lin Y, Haenszel W (1985) Dietary determinants of gastric cancer in South Louisiana inhabitants. JNCI 75: 645-654
9. Cuello C, Correa P, Haenszel W et al. (1976) Gastric cancer in Colombia: cancer risk and suspected environmental agents. JNCI 57: 1015-1020
10. Dahm K, Werner B, Mischke H (1979) Experimental cancer of the gastric stump. In: Herfarth Ch, Schlag P (eds), Gastric cancer. Springer, Berlin Heidelberg New York, pp 44-59
11. Fraser P, Chilvers C, Beral V et al. (1980) Nitrate and human cancer: a review of the evidence. Int J Epidemiol 9: 3-11
12. Grabiec J, Owen DA (1985) Carcinoma of the stomach in young persons. Cancer 56: 388-396
13. Giarelli L, Melato M, Stanta G et al. (1983) Gastric resection: a cause of high frequency of gastric carcinoma. Cancer 52: 1113
14. Gustavsson S, Adami HO, Meirik O et al. (1984) Cholecystectomy as a risk factor for gastric cancer: a cohort study. Dig Dis Sci, 29: 116
15. Habs M, Schmähl D (1979) Karzinogene Substanzen in der Nahrung. Inn Med 6: 237-249
16. Haenszel WM (1961) Cancer mortality and incidence among the foreign born in the United States. JNCI 26: 37-132
17. Higginson J (1977) Worldwide review of epidemiology of gastric cancer. In: Hirayama T (ed) Epidemiology of stomach cancer: key questions and answers. WHO CC - Monograph, pp 81-92
18. Hirayama T (1984) Epidemiology of stomach cancer in Japan with special reference to strategy for the primary prevention, Jpn J Clin Onkol 14: 159
19. Jarvi O, Lauren P (1951) On the role of heterotopias of the intestinal epithelium in the pathogenesis of gastric cancer. Acta Pathol Microbiol Scand 29: 26-44

20. Langhans P, Heger RA, Hobenstein et al. (1981) Operationsequel carcinoma. An experimental study. Hepatogastroenterology 28: 34-37
21. Lauren P (1965) The two histological main types of gastric carcinoma: diffuse and so-called intestinal-type carcinoma: An attempt at a histoclinical classification. Acta Pathol Microbiol Scand 64: 31-49
22. Matolo NM, Klauber MR, Gorishek WM, Dixon JA (1972) High incidence of gastric carcinoma in a coal mining region. Cancer 29: 733
23. Ming SC (1977) Gastric carcinoma: a pathobiologic classification. Cancer 39: 2475-2485
24. Mori M, Sugimachi K, Ohiwa T, Okamura T, Tamura S, Inokuchi K (1985) Early gastric carcinoma in Japanese patients under 30 years of age. Br J Surg 72: 289-291
25. Muñoz N, Connelly R (1971) Time trends of intestinal and diffuse types of gastric cancer in the United States. Int J Cancer 8: 158-164
26. Naujoks-Heinrich S, Dölle W (1982) Die Epidemiologie der häufigsten Tumoren des Verdauungskanals, Internist 23: 1-9
27. Neuberger M, Kundi M, Friodl HP (1984) Environmental asbestos exposure and cancer mortality. Arch Envirom Health 39: 261
28. Nichols JC (1979) Stump cancer following gastric surgery. World J Surg 3: 731-736
29. Sandler RS, Johnson MD, Holland KL (1984) Risk of stomach cancer after gastric surgery of benign conditions: a case-control study. Dig Dis Sci 29: 703
30. Schafter LW, Larson DE, Melton III LS et al. (1983) The risk of gastric carcinoma after surgical treatment for benign ulcer disease: a population-based study in Olmstead Country, Minnesota. N Engl J Med 309: 1210
31. Schlag P, Bockler R, Meyer H et al. (1979) Nitrite and N-nitrosocompounds in the operated stomach. In: Herfarth Ch, Schlag P (eds) Gastric cancer. Springer, Berlin Heidelberg New York pp 120-128
32. Stalsberg H, Taksdal S (1971) Stomach cancer following gastric surgery for benign condition. Lancet 2: 1175-1177
33. Tokudome S, Suminori K, Masato I et al. (1984) A prospective study on primary gastric stump cancer following partial gastrectomy for benign gastroduodenal diseases. Cancer Res 44: 2208
34. Tso PL, Bringaze III WL, Dauterive AH, Correa P, Cohn I Jr (1987) Gastric carcinoma in the young. Cancer 59: 1362-1365

Magenkarzinom - Präkanzerosen, Klassifikation und Prognose

P. Hermanek

Präkanzerosen

Auch beim Magen sollte man wie bei anderen Organen heute den Begriff „Präkanzerose" weiter unterteilen. Als *präkanzeröse Bedingung* bezeichnen wir einen klinisch definierten Zustand mit gegenüber der Normalbevölkerung erhöhtem Krebsrisiko. Demgegenüber ist eine *präkanzeröse Läsion* als histopathologische Abnormität definiert, in der sich Krebs häufiger entwickelt als im Normalgewebe der gleichen Örtlichkeit. Histologisches Substrat der präkanzerösen Läsion ist die Epitheldysplasie (Hermanek 1987).

Das Hauptproblem präkanzeröser Bedingungen und Läsionen im Magen besteht darin, daß die beiden histologischen Haupttypen des Magenkarzinoms, nämlich Intestinal- und diffuser Typ nach Laurén, sich epidemiologisch und pathogenetisch unterscheiden und daß unsere Kenntnisse über präkanzeröse Bedingungen und Läsionen sich im wesentlichen nur auf den Intestinaltyp beziehen, während wir über das diffuse Karzinom keine verbindlichen Aussagen machen können.

Präkanzeröse Bedingungen

Als präkanzeröse Bedingung im Magen kann vor allem die chronische atrophische Gestritis mit intestinaler Metaplasie angesehen werden. Im allgemeinen ist die chronische atrophische Gastritis mit anderen Bedingungen kombiniert (Abb. 1), z. B. perniziöser Anämie, Polypen im Magen, Zustand nach Magenresektion u. ä.

Vor allem Formen der intestinalen Metasplasie mit hohem Anteil von Sulfomuzinen scheinen mit einem Karzinom verbunden zu sein (Heilmann 1978; Jass 1983; Segura u. Montero 1983), Formen, die nach der WHO-Klassifikation (Morson et al. 1985) als inkomplette intestinale Metaplasie, nach Heilmann (1978) als enterokolischer Typ der intestinalen Metaplasie bezeichnet werden.

Als präkanzeröse Bedingungen kommen auch alle klinischen Situationen mit allgemein erhöhtem Krebsrisiko in Frage, wie z. B. entsprechende Familienanamnese, Zugehörigkeit zu sog. Krebsfamilien, Acanthosis nigricans und Dermatomyositis.

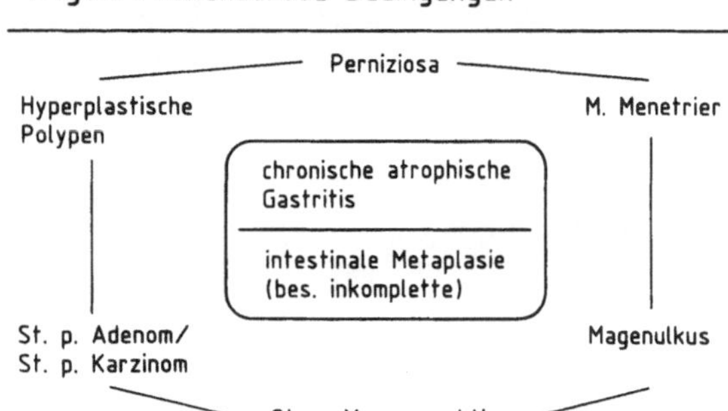

Abb. 1. Übersicht über präkanzeröse Bedingungen im Magen

Präkanzeröse Läsionen

Die präkanzeröse Läsion im Magen ist - wie auch im übrigen Gastrointestinaltrakt - histologisch durch die Epitheldysplasie gekennzeichnet (Abb. 2). Man begegnet ihr im Magen in 3 Erscheinungsformen:

1. In flacher Schleimhaut, dies insbesondere bei chronischer atrophischer Gastritis mit intestinaler Metaplasie (besonders beim inkompletten Typ) und im Magenstumpf, wobei meist auch eine chronische atrophische Gastritis vorliegt.
2. In polypoiden Veränderungen, dann zumeist in Form eines Adenoms und nur ganz selten als herdförmige Dysplasie innerhalb eines nichtneoplastischen hyperplastischen Polypen (regenerativen oder hyperplasiogenen Polypen).
3. In Riesenfalten eines Morbus Menetrier.

Dysplasien können auch im Magen *Mitläufer, Ausläufer oder nur Vorläufer eines Karzinoms* sein. Als Mitläufer sind sie herdförmige Veränderungen in einem Magen, der an anderer Stelle bereits ein Karzinom aufweist. Als Ausläufer stellen sie Randphänomene eines Karzinoms dar. Als Vorläufer finden sich Dysplasien als rein intraepitheliale, nichtinvasive neoplastische Läsionen mit dem Potential des späteren invasiven Wachstums und damit eines Übergangs in ein metastasierungsfähiges Karzinom.

Konsequenzen der Dysplasiediagnose an Gastrobiopsien

Die primäre Konsequenz einer Biopsiediagnose Dysplasie sollte eine *baldige neuerliche Gastroskopie* sein. Ihr Ziel ist die Suche nach einem übersehenen kleinen Frühkarzinom. Es ist also auszuschließen, daß die gefundene Dysplasie Ausläufer oder Mitläufer eines Karzinoms ist.

Wenn die *Dysplasie in einer polypoiden Läsion* gefunden wurde, so muß diese Läsion komplett entfernt werden, um mit Sicherheit ein bereits bestehendes Karzinom ausschließen zu können. Nicht selten sehen wir in der ersten Biopsie aus einer polypoiden Läsion nur nichtinvasive Epithelproliferationen, bei Untersuchung der komplett entfernten polypoiden Läsion jedoch ergibt sich dann herd-

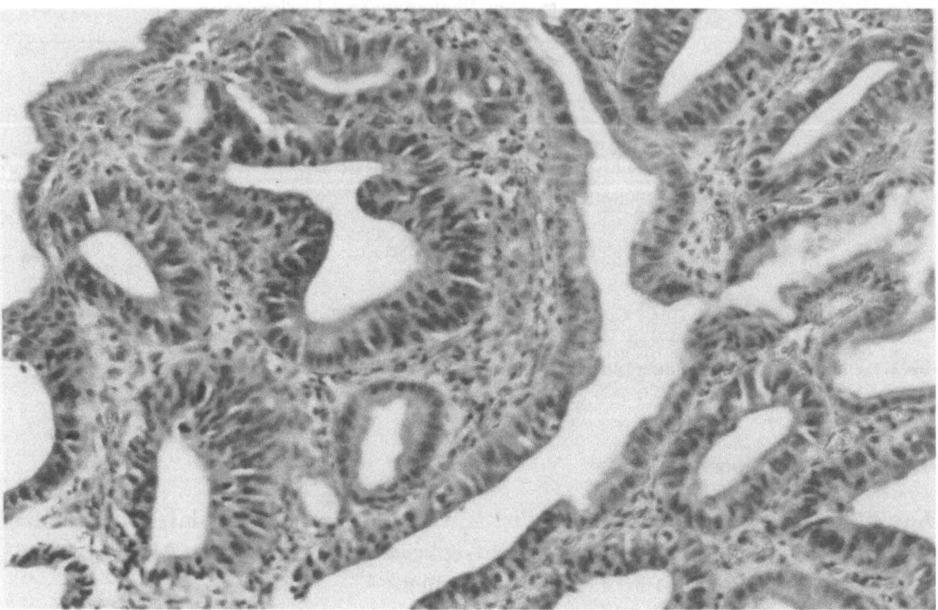

Abb. 2. Polypoide Dysplasie im Magen (Farbhistogramm). *Farbabbildung s. Anhang S. 209*

förmig ein invasives Karzinom. Die komplette Entfernung kann vielfach endoskopisch erfolgen, falls dies nicht möglich ist, besteht die Notwendigkeit der chirurgischen Entfernung, wobei je nach Lokalisation entweder eine lokale Exzision oder eine aborale Resektion durchgeführt wird. Solche Eingriffe sollten nur dort vorgenommen werden, wo eine anschließende intraoperative histologische Untersuchung möglich und verläßlich ist. Je nach dem Befund wird man ggf. in gleicher Sitzung eine Ausweitung der Operation zu einer klassischen Krebsoperation vornehmen.

Wurde die *Dysplasie in flacher Schleimhaut oder in Riesenfalten* gefunden und ergibt sich im Magen auch bei neuerlicher Gastroskopie kein Karzinom, so empfiehlt sich ein sog. „Mapping". Dabei versucht man, sich durch multiple topographisch gekennzeichnete Biopsien ein Bild darüber zu verschaffen, wie ausgedehnt die Dysplasie ist und wo sie lokalisiert ist. Im übrigen ergibt sich die Notwendigkeit eines sorgfältigen engmaschigen Follow-up, wobei je nach der Schwere der Dysplasie („low grade" oder „high grade") die Nachuntersuchungsintervalle zwischen 6 und 12 Monate betragen.

Klassifikation des Magenkarzinoms

Wie auch bei Tumoren anderer Organe umfaßt die Klassifikation sowohl die Histomorphologie als auch die Tumorausbreitung zum Zeitpunkt der Diagnose. Für die Klassifikation der Histomorphologie (Typing und Grading) stehen die WHO-Klassifikationen und jene nach Laurén zur Verfügung. Die Tumorausbreitung wird nach dem TNM/pTNM-System und der darauf beruhenden Stadiengruppierung (Staging) bestimmt.

WHO-Klassifikation (Oota u. Sobin 1977)

Nach der WHO-Klassifikation werden die Magenkarzinome (wenn man von Raritäten absieht) unterteilt in

1. Adenokarzinom: a) tubulär,
   b) papillär,
   c) muzinös;
2. Siegelringzellkarzinom
3. undifferenziertes Karzinom.

Da bei Magenkrebsen häufig unterschiedliche Strukturen vorkommen, ist in der WHO-Klassifikation ausdrücklich festgelegt, daß die Einordnung nach den überwiegenden Strukturen erfolgen soll.

Innerhalb der Adenokarzinome kann weiter in gut (G1), mäßig (G2) und schlecht differenzierte (G3) Tumoren unterteilt werden. Vielfach finden sich im gleichen Tumor auch unterschiedliche Differenzierungsgrade, wobei nach den Empfehlungen der WHO der Tumor nach dem ungünstigsten (schlechtest differenzierten) Anteil klassifiziert werden soll.

Die WHO-Klassifikation ist in Hinblick auf ihre prognostische Aussagekraft wenig befriedigend. Zwar unterscheidet sich das undifferenzierte Karzinom von den meisten übrigen WHO-Typen durch eine schlechtere Prognose, aber zwischen dem Siegelringzellkarzinom und den verschiedenen Adenokarzinomen bestehen keine signifikanten Unterschiede. Auch gibt das Grading der Adenokarzinome keine wesentlichen prognostischen Hinweise (Hermanek 1986a; Craven 1987).

Laurén-Klassifikation (Laurén 1965; Giedl 1980)

Entsprechend der Laurén-Klassifikation unterscheiden wir zwischen Intestinaltyp und diffusem Typ (Tabelle 1, Abb. 3, 4). Die Zuordnung erfolgt ausschließlich nach histologischen Kriterien. Bei Tumoren, die hinsichtlich des Laurén-Typs nicht homogen gebaut sind, soll nach den Vorschlägen von Muñoz et al. (1968) die Zuordnung nach dem überwiegenden Typ erfolgen.

Aus klinisch-chirurgischer Sicht ist vor allem das Verhalten der beiden Laurén-Typen am makroskopischen Tumorrand von größter Bedeutung. Dieses ist im Stadium des Frühkarzinoms (Infiltration in Mukosa oder in Submukosa) nicht unterschiedlich, wohl aber bei den weiter fortgeschrittenen Tumoren. Beim Intestinaltyp wird ein Wachstum jenseits des makroskopischen Tumorrands nur auf einer kurzen Strecke von mehreren mm gefunden. Demgegenüber sehen wir beim fortgeschrittenen diffusen Typ häufig, vor allem nach oral zu, eine nur histologisch festzustellende Ausbreitung in die makroskopisch normale Magenwand und zwar oft etliche cm vom makroskopischen Tumorrand entfernt. Diese Ausbreitung erfolgt dabei in Form von diskontinuierlichen Tumorinseln zumeist in Submukosa und Subserosa. Sie greift bei entsprechendem Tumorsitz nach oral auch auf den

Tabelle 1. Klassifikation des Magenkrebses nach Laurén

	Intestinaltyp	Diffuser Typ
Histologische Kriterien (= Definition)	s. Abb. 3	s. Abb. 4
„pattern“	Überwiegend Drüsen mit Zellen ähnlich den intestinalen Zylinderzellen	Überwiegend einzeln oder in schmalen Strängen gelagerte Zellen
Begrenzung	Meist scharf	Unscharf
Zellkohäsion	Gut	Schlecht
Makroskopisches Bild	Überw. Borrmann-I- und -II	Überw. Borrman-III- und -IV
WHO-Klassifikation	Adenokarzinom (Gl-3)	Siegelringzellkarzinom, undifferenziertes Karzinom, Adenokarzinom G3
Ausbreitung in angrenzender makroskopisch normal erscheinender Magenwand (gemessen in situ)	Wenige mm	Mehrere (bis 8) cm
Epidemiologie		
geographische Unterschiede in Inzidenz	+ + +	–
Inzidenzanstieg im Alter	+ + +	+
Überwiegen des männlichen Geschlechts	+ + +	+
Ätiologische Hauptfaktoren	Umwelt	Genetisch
Pathogenese: chronische atrophische Gastritis	Fast immer	Durchaus nicht obligat

Ösophagus über, während zumindest bei kurativ operablen Patienten die Ausbreitung in das Duodenum durchweg beschränkt bleibt. Dieses unterschiedliche Wachstumsverhalten erfordert daher unterschiedlich weite Sicherheitsabstände beim Intestinal- und beim diffusen Typ, wobei insbesondere der Sicherheitsabstand nach oral von besonderer Bedeutung ist.

Tabelle 2 zeigt die sich ergebenden klinischen Konsequenzen. Ausdrücklich sei darauf hingewiesen, daß bei der Wahl eines geringeren Sicherheitsabstands auch eine intraoperative Schnellschnittuntersuchung des oralen Resektionsrands nicht zielführend ist. Denn diese kann nur eine kontinuierliche Tumorausbreitung bis zum Resektionsrand erkennen, nicht aber in der Magenwand verbliebene diskontinuierliche Tumorinseln. Um diese auszuschalten bzw. mitzuentfernen, sind entsprechend ausgedehnte Sicherheitsabstände notwendig.

Die Forderung, die Sicherheitsabstände entsprechend des Stadiums und Laurén-Typs unterschiedlich zu gestalten, leitet sich primär aus dem unterschiedlichen Wachstumsverhalten ab, wie es vor allem bei der histologischen Untersuchung von Großflächenschnitten erkannt wurde. Die Analyse des Krankheitsverlaufes bei den eigenen Patienten bestätigt diese Forderungen. Durch Einhaltung entsprechender Sicherheitsabstände kann die Häufigkeit von Lokalrezidiven signifikant

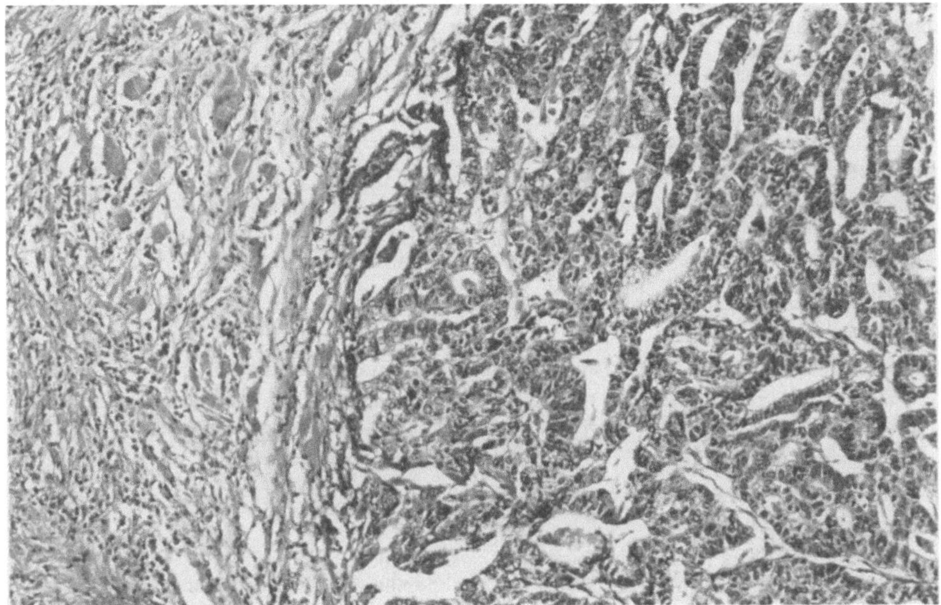

Abb. 3. Magenkarzinom vom Intestinaltyp (Farbhistogramm). *Farbabbildung s. Anhang S. 209*

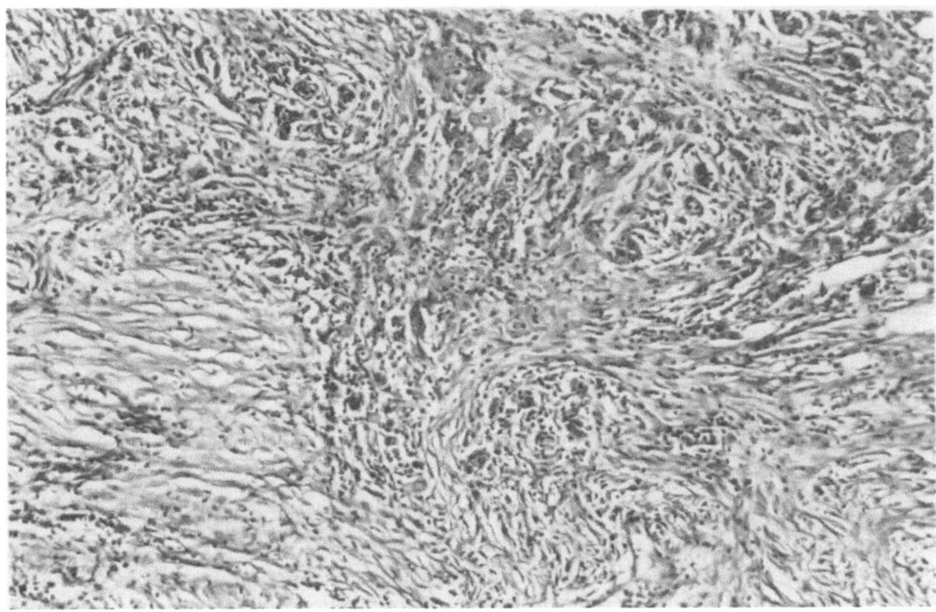

Abb. 4. Magenkarzinom vom diffusen Typ (Farbhistogramm). *Farbabbildung s. Anhang S. 210*

Tabelle 2. Sicherheitsabstände in Abhängigkeit vom Laurén-Typ. (Bei Angaben über Sicherheitsabstände im Gastrointestinaltrakt ist stets zu beachten, daß die Werte sich je nach Meßbedingung stark unterscheiden)

Erforderliche orale Sicherheitsabstände	In situ	Am frischen, nicht ausgespannten Resektat
Frühkarzinom		
Fortgeschrittenes Karzinom vom Intestinaltyp	>4-5 cm	>2-3 cm
Fortgeschrittenes Karzinom vom diffusen Typ	>8-10 cm	>4-5 cm

Operationsplanung

1) Magenfrühkarzinom (jeder Typ) und fortgeschrittenes Intestinalkarzinom

Lokalisation in oberer Hälfte	Gastrektomie i. allg. abdominal, bei Übergreifen auf Kardia abdominothorakal
Lokalisation unterer Hälfe	Subtotale aborale Resektion

2) Fortgeschrittenes Karzinom vom diffusen Typ

In der Regel Gastrektomie

Lokalisation unteres Magendrittel	Abdominal
Lokalisation mittleres und/oder oberes Drittel	Abdominothorakal (entsprechend weite Mitresektion des thorakalen Ösophagus)

Bei kleinem präpylorischem Tumor eventuell subtotale aborale Resektion

Tabelle 3. Prognose nach kurativer Entfernung von Karzinomen des diffusen Typs. Abhängigkeit vom oralen Sicherheitsabstand (gemessen am frischen, nicht ausgespannten Resektat). Fünfjahresüberlebensraten (nach actuarial method, alterskorrigiert) und mediane Überlebenszeit. Postoperative Todesfälle ausgeschlossen. Chir. Univ. Klinik Erlangen 15.6. 1977-31.12. 1984/31.12. 1986

Stadien	Oraler Sicherheitsabstand [cm]	n	Fünfjahresüberlebensraten mit 95%-Vertrauensbereich	Mediane Überlebenszeit (Monate)	Statistisch signifikante Unterschiede (p)
Stadium II	≤5 cm	32	40±24%	31,7	n.s.
	>5 cm	18	60±40%	59,4	
Stadium III	≤5 cm	58	7±11%	13,2	<0,01
	>5 cm	32	50±23%	21,7	

herabgesetzt (Husemann u. Altendorf 1987a, b) und entsprechend die Fünfjahresüberlebensrate signifikant erhöht werden (Hermanek u. Gall 1986, Hornig et al. 1987). Auch wenn man das Krankengut entsprechend den neuen UICC-Stadien (UICC 1987) unterteilt, zeigt sich beim diffusen Karzinom eine bessere Langzeitprognose, wenn ein oraler Sicherheitsabstand von mehr als 5 cm (gemessen am frischen nicht ausgespannten Resektat eingehalten wird (Tabelle 3).

Prognose

Tumorentfernung (Resektabilität)

Die Prognose nach Diagnose eines Magenkrebses wird in erster Linie davon beeinflußt, ob es gelingt, den Tumor operativ zu entfernen (Tabelle 4, A). Während keiner der Patienten ohne Tumorentfernung 5 Jahre überlebte, war dies bei immerhin 44% der Patienten mit Tumorresektion der Fall. Die medianen Überlebenszeiten sind entsprechend unterschiedlich (3,1 gegenüber 24,9 Monate).

R-Klassifikation

Innerhalb der Patienten mit Tumorentfernung ergeben sich zunächst ganz wesentliche Unterschiede in der Prognose entsprechend der R-Klassifikation (Tabelle 4, B). In dieser (UICC 1987) wird unterschieden zwischen:

R0 kein Residualtumor,

R1 mikroskopischer Residualtumor,

R2 makroskopischer Residualtumor.

R0 entspricht der potentiell kurativen Resektion. Nur bei ihr ist mit angemessenen Ergebnissen zu rechnen, während die Prognose bei verbleibendem Residualtumor sehr ungünstig ist.

pTNM-Klassifikation

Die Gruppe der potentiell kurativ entfernten Tumoren (R0) ist durchaus nicht homogen. In ihr finden sich Untergruppen mit Fünfjahresüberlebensraten, die von 90% auf 0% absinken. Daher ist es erforderlich, bei R0-Patienten eine weitere Unterteilung vorzunehmen. Hierfür bewährt sich die ab 1987 gültige Stadiengruppierung der UICC (Tabelle 5). Es zeigt sich hierbei eine hoch signifikante Abhängigkeit der Prognose vom Stadium (Tabelle 6).

Tabelle 4. Prognose in Abhängigkeit von Resektabilität und R-Klassifikation. Fünfjahresüberlebenraten (nach actuarial method, alterskorrigiert) und mediane Überlebenszeit. Postoperative Todesfälle ausgeschlossen. Chir. Univ. Klinik Erlangen 15.6. 1977-31.12. 1984/31.12. 1986

Patientengruppen	n	Fünfjahresüberlebensrate mit 95%-Vertrauensbereich	Mediane Überlebenszeit (Monate)	Statistisch signifikante Unterschiede (p)
A) Resektabilität				
Alle Patienten	905	32± 4%	12,7	
Tumor nicht entfernt	244	0%	3,1	0,01
Tumor entfernt	661	44± 5%	24,9	
B) R-Klassifikation				
R0	519	54± 6%	42,1	R0/R1 und R0/R2: <0,01
R1	39	8±10%	13,1	
R2	103	5± 5%	6,8	R1/R2: n.s.
R1 u. R2	142	6± 5%	7,7	

Tabelle 5. pTNM-Klassifikation und Stadiengruppierung der UICC, 4. Auflage (1987)

TNM: Klinische Klassifikation

T - Primärtumor

TX Primärtumor kann nicht beurteilt werden
T0 Kein Anhalt für Primärtumor
Tis Carcinoma in situ: intraepithelialer Tumor ohne Infiltration der Lamina propria
T1 Tumor infiltriert Lamina propria oder Submukosa
T2 Tumor infiltriert Muscularis propria oder Subserosa[a]
T3 Tumor penetriert Serosa (viszerales Peritoneum)[b, c], infiltriert aber nicht benachbarte Strukturen
T4 Tumor infiltriert benachbarte Strukturen[b, c]

N - Regionäre Lymphknoten

Regionäre Lymphknoten sind die perigastrischen Lymphknoten entlang der kleinen und großen Kurvatur und die Lymphknoten entland der A. gastrica sinistra, A. hepatica communis, A. lienalis und A. coeliaca.
Befall von anderen intraabdominalen Lymphknoten, wie hepatoduodenalen, retropankreatischen, mesenterialen oder paraaortalen Lymphknoten, gilt als Fernmetastasierung.

NX Regionäre Lymphknoten können nicht beurteilt werden
N0 Keine regionären Lymphknotenmetastasen
N1 Metastasen in perigastrischen Lymphknoten innerhalb 3 cm vom Rand des Primärtumors
N2 Metastasen in perigastrischen Lymphknoten weiter als 3 cm vom Rand des Primärtumors oder in Lymphknoten entlang der A. gastrica sinistra, A. hepatica communis, A. lienalis oder A. coeliaca.

M - Fernmetastasen

MX Das Vorliegen von Fernmetastasen kann nicht beurteilt werden
M0 Keine Fernmetastasen
M1 Fernmetastasen

pTNM - Pathologische Klassifikation

Die pT-, pN- und pM-Kategorien entsprechen den T-, N- und M-Kategorien.

Stadiengruppierung

Stadium 0	Tis	N0	M0
Stadium IA	T1	N0	M0
Stadium IB	T1	N1	M0
	T2	N0	M0
Stadium II	T1	N2	M0
	T2	N1	M0
	T3	N0	M0
Stadium IIIA	T2	N2	M0
	T3	N1	M0
	T4	N0	M0
Stadium IIIB	T3	N2	M0
	T4	N1	M0
Stadium IV	T4	N2	M0
	jedes T	jedes N	M1

Anmerkungen:

[a] Ein Tumor kann sich über die Muscularis propria in das Ligamentum gastrocolicum oder hepatogastricum oder in das große und kleine Netz ausbreiten, ohne das diese Strukturen bedeckende viszerale Peritoneum zu penetrieren. In diesem Fall wird der Tumor als T2 klassifiziert. Findet sich eine Perforation des viszeralen Peritoneums über den gastrischen Ligamenten oder dem großen oder kleinen Netz, ist der Tumor als T3 zu klassifizieren.

[b] Benachbarte Strukturen des Magens sind Milz, Colon transversum, Leber, Zwerchfell, Pankreas, Bauchwand, Nebennieren, Niere, Duodenum und Retroperitoneum.

[c] Intramurale Ausbreitung in Dudenum oder Ösophagus wird nach der tiefsten Infiltration in diesen Organen oder im Magen klassifiziert.

Tabelle 6. Prognose nach kurativer Tumorentfernung (R0). Abhängigkeit vom UICC-Stadium. Fünfjahresüberlebensraten (nach actuarial method, alterskorrigiert), und mediane Überlebenszeit. Postoperative Todesfälle ausgeschlossen. Chir. Univ. Klinik Erlangen 15.6. 1977-31.12. 1984/ 31.12. 1986

Stadium	n	Fünfjahres-überlebensrate mit 95%-Vertrauensbereich	Mediane Überlebenszeit (Monate)
IA	85	85 ± 14%	Undef.
IB	104	89 ± 12%	Undef.
II	114	47 ± 14%	40,9
IIIA	99	34 ± 14%	20,1
IIIB	69	21 ± 13%	13,8
IV	24	0%	10,0

Weitere prognostische Faktoren

Die derzeitige Stadiengruppierung der UICC berücksichtigt ausschließlich die anatomische Ausbreitung des Tumors. Für die Prognose nach kurativer Tumorentfernung kommen aber auch andere prognostische Parameter in Frage. Diese können einerseits dem Tumor selbst (wie insbesondere Lokalisation im Organ und Histomorphologie), andererseits aber auch dem Patienten (Alter, Geschlecht, Komorbidität und anderes) zugeordnet werden, aber auch das Behandlungsverfahren muß stets mitberücksichtigt werden.

Bei der Analyse dieser vielen möglichen prognostischen Faktoren muß stets bedacht werden, daß zwischen den verschiedenen Faktoren vielfache Wechselbeziehungen bestehen, die Einflüsse auf die Prognose vortäuschen können, die de facto überhaupt nicht bestehen.

Eine Aufhellung dieser komplizierten Zusammenhänge ist nur unter Anwendung von multivariaten statistischen Methoden wie insbesondere dem Cox-Modell und logistischen Regressionsanalysen mit Modellierung nicht proportionaler Hazards möglich (Guggenmoos-Holzmann u. Hermanek 1986, Hermanek 1986b).

Eine derartige Pilotstudie (Hermanek u. Guggenmoos-Holzmann 1987, 1988) wurde an einem streng selektionierten und dadurch homogenen Krankengut vorgenommen. Das Design dieser Studie ist in Tabelle 7 zusammengestellt. Aufgabe war es, innerhalb jedes UICC-Stadiums zusätzliche selbständige Prognosefaktoren mit dem Zielparameter Fünfjahresüberlebensrate zu eruieren. Als solche konnten festgestellt werden:

Stadium I: Komorbidität, Lokalisation (unteres und mittleres Drittel günstiger).
Stadium IIIA: Planmäßiger Sicherheitsabstand, Anzahl befallener Lymphknoten (bis 3/mehr als 3).
Stadium IIIB: Geschlecht (weiblich günstiger), Anzahl befallener Lymphknoten.

Bei derartigen Analysen sind große Patientenkollektive erforderlich, um auch solche Faktoren zu erkennen, die zwar einen signifikanten, jedoch nicht sehr großen

Tabelle 7. Multivariate Analyse prognostischer Faktoren nach kurativer Operation des Magenkrebses. Pilotstudie (Hermanek u. Guggenmoos-Holzmann 1987, 1988)

Patientenselektion: (n = 533)	- Ersterkrankung - keine vorangegangene Magenresektion - Adenokarzinom, Siegelringzellkarzinom oder undifferenziertes Karzinom - Behandlung durch Gastrektomie oder subtotale aborale Resektion - kurative Operation (R0) - kein postoperativer Exitus
Analysierte Faktoren:	
Patientenassoziiert:	Geschlecht Alter Komorbidität
Tumorassoziiert:	präoperative Komplikationen Lokalisation Tumorgröße histologischer Typ WHO Differenzierungsgrad WHO Laurén-Typ Zahl befallener Lymphknoten
Therapieassoziiert:	Jahr der Operation planmäßiger oraler Sicherheitsabstand (Definition s. Tabelle 2) Gastrektomie vs. subtotale aborale Resektion Splenektomie Mitresektion von Nachbarorganen Ausmaß der Lymphknotendissektion

selbständigen Einfluß auf die Prognose ausüben. Daher ist im Rahmen der UICC geplant, derartige Untersuchungen an größerem Material und multizentrisch-international durchzuführen. Auf diese Weise sollen die für jedes Stadium maßgeblichen zusätzlichen Prognosefaktoren erkannt werden. Das Endziel besteht darin, die bisherigen allein die anatomische Ausbreitung berücksichtigenden *Stadien* durch Einbeziehung zusätzlicher selbständiger prognostischer Faktoren einschließlich der Therapie zu *prognostischen Gruppen* zu erweitern. Auf diese Weise werden eine exaktere Beurteilung des Verlaufs und eine genauere Schätzung der Prognose möglich sein. Damit können aber auch wesentliche Voraussetzungen für die Beurteilung von Therapieverfahren wie auch zur so wichtigen Präzisierung der Indikation zur adjuvanten Chemotherapie geschaffen werden.

Literatur

Craven J (1987) Prognostic indices in stomach cancer. In: Stoll BA (ed) Pointers to cancer prognosis. Martinus Nijhoff, Dordrecht

Giedl J (1980) Klinische Bedeutung der histologischen Typenbestimmung beim Magenkrebs. M M W 122: 205-208

Guggenmoos-Holzmann I, Hermanek P (1986) Multivariate Analyse der Therapieergebnisse bei kolorektalen Karzinomen. In: Hermanek P (Hrsg) Bedeutung des TNM-Systems für die klinische Onkologie. Zuckschwerdt, München

Heilmann K (1978) Gastritis - intestinale Metaplasie - Karzinom. Thieme, Stuttgart
Hermanek P (1986a) Magenkarzinom - Typing, Grading, Staging. In: Gall FP, Hermanek P, Hornig D (Hrsg) Magenkarzinom. Epidemiologie, Pathologie, Therapie, Nachsorge. Zuckschwerdt, München
Hermanek P (1986b) Klinische Krebsforschung. In: Gall FP, Hermanek P, Tonak J (Hrsg) Chirurgische Onkologie. Histologie- und stadiengerechte Therapie maligner Tumoren. Springer, Berlin Heidelberg New York London Paris Tokyo
Hermanek P (1987) Dysplasia in the gastrointestinal tract: definition and clinical significance. Surg Endoscop 1: 5-10
Hermanek P, Gall FP (1986) Intestinal and diffuse type of gastric carcinoma. Two clinical entities. J Cancer Res Clin Oncol 111 [Suppl] 82
Hermanek P, Guggenmoos-Holzmann I (1987) Multivariate analysis of prognosis following curative tumour resection of stomach carcinoma. Abstracts ECCO Madrid
Hermanek P, Guggenmoos-Holzmann I [in Vorbereitung] Prognosis following curative tumor resection of stomach carcinoma
Hornig D, Hermanek P, Gall FP (1987) The significance of the extent of proximal margin of clearance in gastric cancer surgery. Scand J Gastroenterol 22 [Suppl] 133: 69-71
Husemann B, Altendorf A (1987a) Magenkarzinomrezidiv - eine vermeidbare Komplikation? In: Jakesz R (Hrsg) Derzeitiger Stand in Diagnose und Therapie des Magenkarzinoms. Facultas Wien
Husemann B, Altendorf-Hofmann A (1987b) Hat der histologische Typ nach Laurén für die Planung des operativen Vorgehens bei kurativer Therapie des Magenkarzinoms Bedeutung? Langenbecks Arch Chir 372: 867-868
Jass JR (1983) A classification of gastric dysplasia. Histopathology 7: 181-193
Laurén P (1965) The two histological main types of gastric carcinoma: Diffuse and so-called intestinal-type carcinoma. Acta Pathol Microbiol Scand 64: 31-49
Morson BC, Jass JR, Sobin LH (1985) Precancerous lesions of the gastrointestinal tract. A histological classification. Bailliere Tindall, London
Muñoz N, Correa P, Cuello C, Duque E (1968) Histologic types of gastric carcinoma in high- and low-risk-areas. Int J Cancer 3: 809-818
Oota K, Sobin LH (1977) Histological typing of gastric and oesophageal tumours. International histological classification of tumours. No. 18. WHO, Geneva
Segura DI, Montero C (1983) Histochemical characterization of different types of intestinal metaplasia in gastric mucosa. Cancer 52: 498-503 (1983)
UICC (1987) TNM Classification of malignant tumours, 4th edn. Hermanek P, Sobin LH (eds) Springer, Berlin Heidelberg New York London Paris Tokyo
UICC (1987) TNM-Klassifikation maligner Tumoren, 4. Aufl. Hermanek P, Scheibe O, Spiessl B, Wagner G (Hrsg) Springer, Berlin New York London Paris Tokyo 1987

Diagnostik

Endoskopische Kriterien der prämalignen Läsionen und des Magenfrühkarzinoms

W. Rösch

Seit Einführung der Fiberendoskopie Ende der 60er Jahre läßt sich ein grundlegender Wandel in der Magenkarzinomdiagnostik nicht verkennen: Während in der vorendoskopischen Ära nur weniger als 3% aller diagnostizierten Krebse sich im Frühstadium befanden, sind dies heute an einigen Zentren bereits 15-20%, in Japan, wo man sehr früh mit endoskopischen Screeningprogrammen begonnen hat, sogar über 60%. Die Güte einer Endoskopieabteilung wird heute, einem Vorschlag von Heinkel folgend, an der Zahl der diagnostizierten Magenfrühkarzinome gemessen, die mindestens 10% aller diagnostizierten Krebse ausmachen sollte.

Trotz vieler kritischer Einwände hat sich die 1962 von der Japan Gastrointestinal Endoscopic Society und 1963 von der Japanese Cancer Research Society übernommene Klassifikation der Magenfrühkarzinome weltweit durchgesetzt (Abb. 1), wobei von einem Magenfrühkarzinom dann gesprochen wird, wenn das Krebswachstum auf die oberflächlichen Wandschichten, also Mukosa oder Mukosa und Submukosa beschränkt ist. Lymphknotenmetastasen, sonst als Kriterium des fortgeschrittenen Karzinoms betrachtet, finden keine Berücksichtigung. Die Berechtigung für die Sonderstellung des Magenfrühkarzinoms ergibt sich aus seiner exzellenten Prognose. So geben Takasugi et al. (1977) eine Zehnjahresüberlebensrate bei 723 Fällen von Magenfrühkrebs von 100% für das Schleimhautkarzinom und von 95% bei Infiltration der Submukosa an.

Die endoskopische Diagnostik erlaubt lediglich die Verdachtsdiagnose auf das Vorliegen eines Frühkarzinoms, wenn es sich offensichtlich um eine recht kleine Läsion handelt. Bestätigt wird der Verdacht am Resektionspräparat, wobei in rund 20% der Fälle ein „downstaging" vorgenommen werden muß. Trotzdem sollte der Verdacht auf das Vorliegen eines Frühkrebses aufgrund des klassischen endoskopischen Aspekts, auf den im folgenden eingegangen wird, bewußt ausgesprochen werden, da davon das operative Vorgehen und eine besonders subtile histologische Aufarbeitung abhängen (Abb. 2).

Frühkarzinome werden nur dann diagnostiziert, wenn man sich mit dem makroskopischen Erscheinungsbild vertraut gemacht hat. Neben den in Abb. 1 aufgezeigten Typen gibt es natürlich auch Kombinationsformen, z. B. Typ IIa + IIc, das heißt eine flach prominente Läsion mit leichter zentraler Einsenkung, wobei der dominierende Anteil zuerst genannt wird.

Das Magenfrühkarzinom vom polypoiden Typ (Typ I) ragt mindestens 5 mm über die Schleimhautoberfläche (Abb. 3), eine Größenlimitierung besteht nicht.

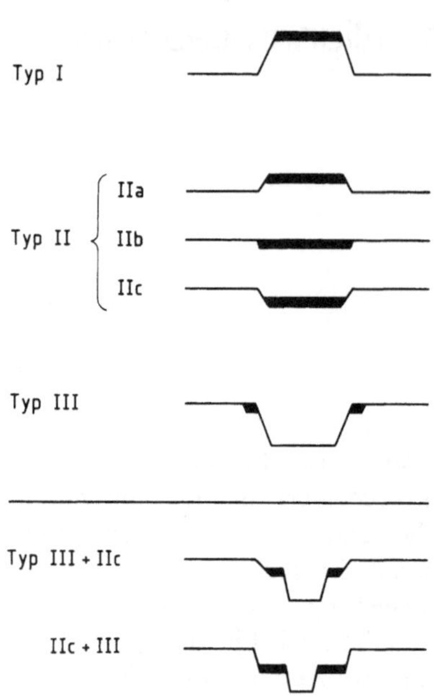

Abb. 1. Klassifikation der Magenfrühkrebse

Nicht selten lassen sich im Tumor noch präkanzeröse Strukturen nachweisen, histologisch liegt ein hochdifferenziertes Adenokarzinom vor. In der Tumorumgebung findet sich fast immer eine ausgeprägte chronisch atrophische Gastritis mit intestinaler Metaplasie.

Das Magenfrühkarzinom Typ IIa (Abb. 4) ragt maximal 5 mm über das Schleimhautniveau. Auch hier handelt es sich um ein gut differenziertes Adenokarzinom. Während das Typ-I-Karzinom wahrscheinlich aus einem tubulären Adenom hervorgegangen ist, dürfte beim Typ-IIa-Krebs ein flaches Adenom (borderline lesion, protruded type) die Matrix darstellen.

Das Typ-IIb-Karzinom stellt gewöhnlich ein reines Schleimhautkarzinom dar, eine Infiltration der Submukosa ist extrem selten (Fernando u. Nakamura 1986). Die Diagnostik ist schwierig (Abb. 5), das das Krebswachstum allenfalls durch eine Verfärbung der Mukosa identifizierbar ist. In der Regel handelt es sich um ein Siegelringzellkarzinom, das nicht selten von einer normalen Mukosa bedeckt ist (Yamashina 1986).

Die häufigste Form eines Magenfrühkarzinoms ist der Typ IIc, eine flach eingesenkte, mitunter recht ausgedehnte Läsion mit zentraler Exulzeration (Abb. 6). Der makroskopische Aspekt, insbesondere die Faltenkonfiguration (Abb. 7) sind so kennzeichnend, daß sich nur selten differentialdiagnostische Probleme ergeben. Klassischerweise handelt es sich um ein schleimbildendes Adenokarzinom, wobei die Tumorgrenzen nicht immer präzise zu erfassen sind.

Beim Typ III liegt ein sogenanntes malignes Ulkus vor: das Karzinomwachstum erstreckt sich in erster Linie auf den Ulcusrand; es handelt sich um die peptische Andauung eines Oberflächenkarzinoms bzw. ein benignes Ulkus in einer karzinomatös umgewandelten Mukosa (Abb. 8). Häufig liegen jedoch Mischformen

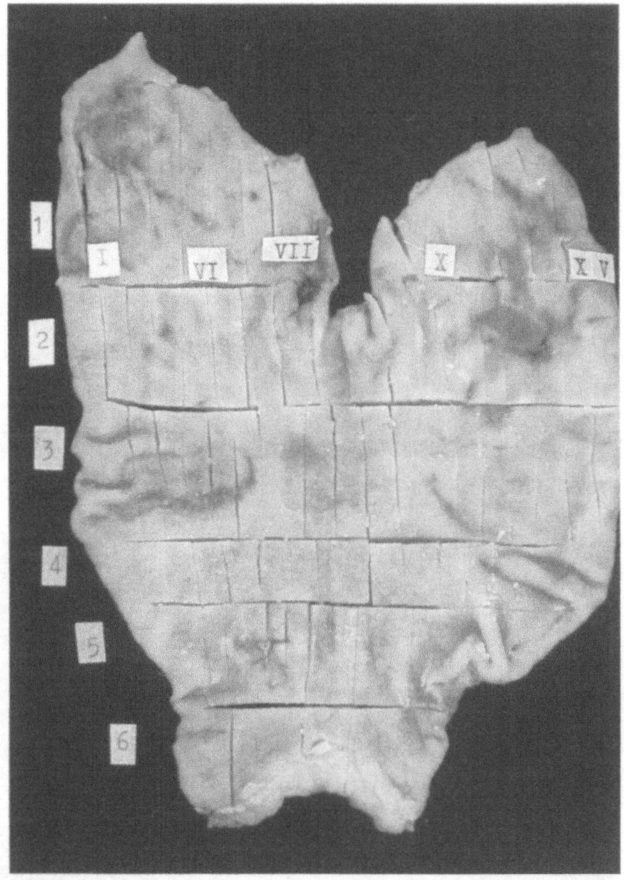

Abb. 2. Histologische Aufarbeitung eines Magenfrühkarzinoms. *Farbabbildung s. Anhang S. 211*

zwischen IIc und III vor, die einen malignen Zyklus (Sakita et al. 1971) durchlaufen, der bis zur Ulkusnarbe mit konsekutivem Rezidiv gehen kann.

Für das weitere Vorgehen und insbesondere die prognostische Beurteilung entscheidend ist die Laurén-Klassifikation: Typ I und IIa sind praktisch ausschließlich Intestinalzellkarzinome (Elster u. Seifert 1979), bei den Typen IIb, IIc und III dominierte das diffuse Karzinom.

Repräsentative Biopsiepartikel lassen sich nur nach einem standardisierten Vorgehen gewinnen (Abb. 9). Während man noch vor einigen Jahren bei erhabenen Läsionen die diagnostische Polypektomie forderte, geht man heute wieder zur Zangenbiopsie über, da sie, einen erfahrenen Pathologen vorausgesetzt, eine hinreichende diagnostische Sicherheit bietet.

Färbeverfahren (dye scattering, intravital staining) zur Identifizierung kleiner Schleimhautkrebse haben sich nicht durchsetzen können. Durch Aufsprühen von Farbstoffen lassen sich suspekte Läsionen zwar besser darstellen, eine exaktere Bestimmung der Tumorgrenzen ist jedoch nicht möglich, da insbesondere das diffuse Karzinom häufig diskontinuierlich unterminierend wächst (Rösch 1980).

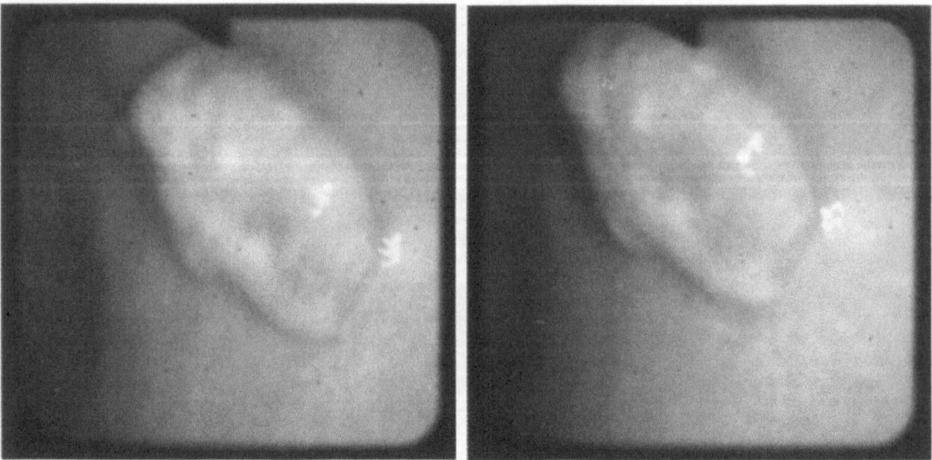

Abb. 3. Frühkarzinom Typ I. *Farbabbildung s. Anhang S. 211*

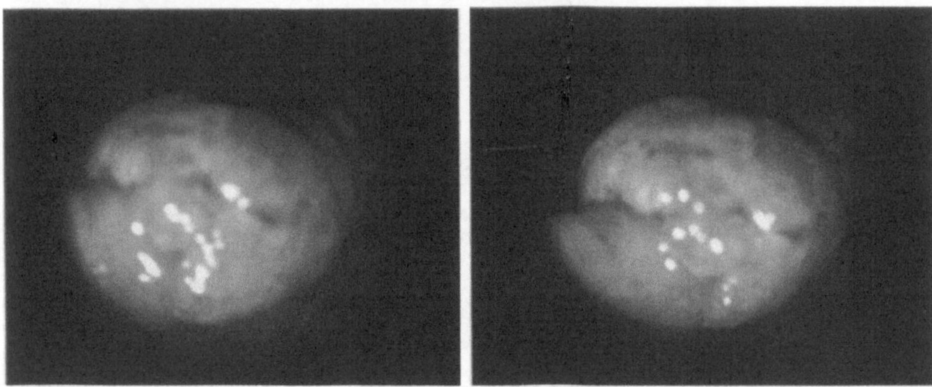

Abb. 4. Magenfrühkarzinom Typ II a. *Farbabbildung s. Anhang S. 212*

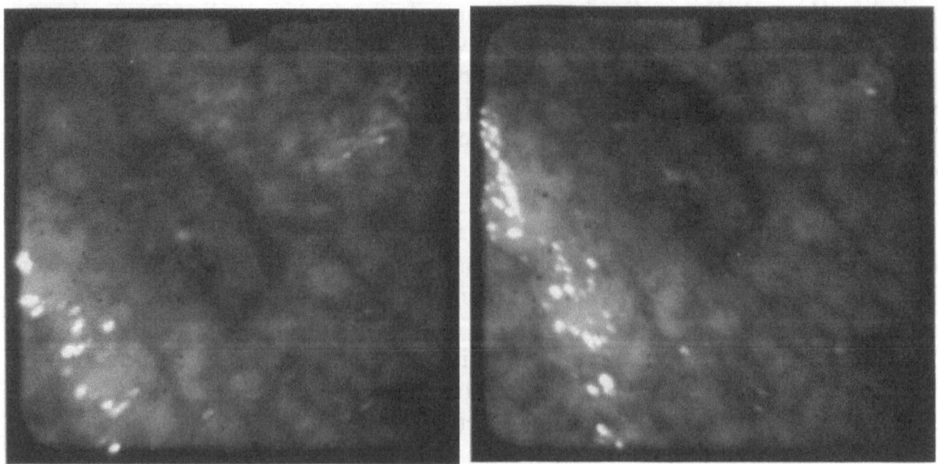

Abb. 5. Magenfrühkarzinom Typ II b. *Farbabbildung s. Anhang S. 212*

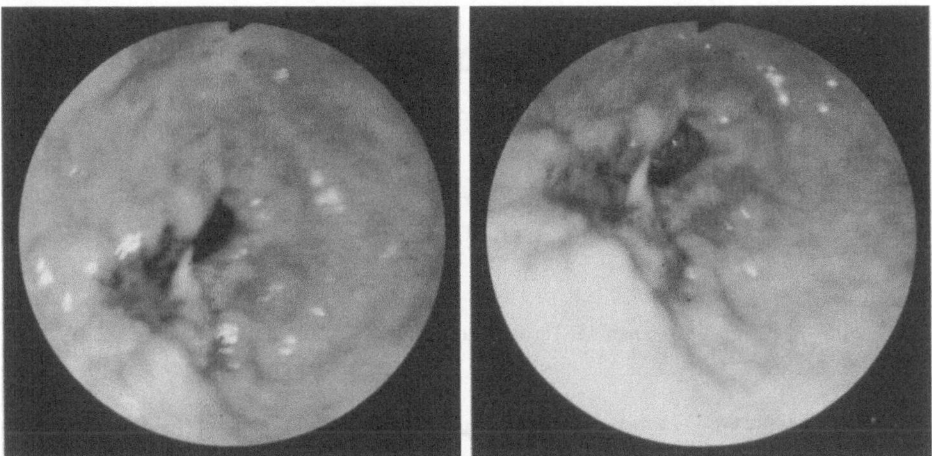

Abb. 6. Magenfrühkarzinom Typ IIc. *Farbabbildung s. Anhang S. 212*

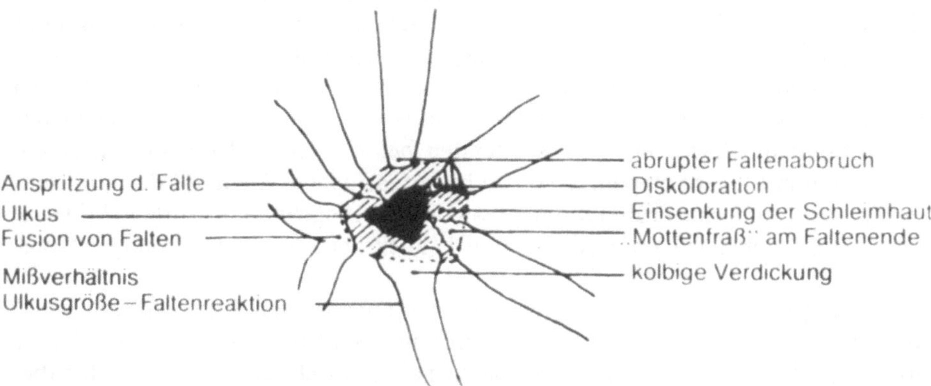

Abb. 7. Faltenkonfiguration beim malignen Ulkus

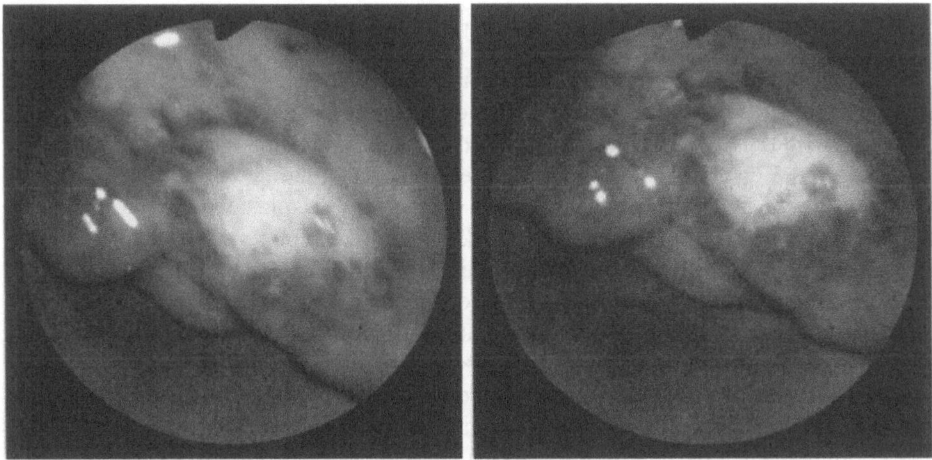

Abb. 8. Magenfrühkarzinom Typ III. *Farbabbildung s. Anhang S. 213*

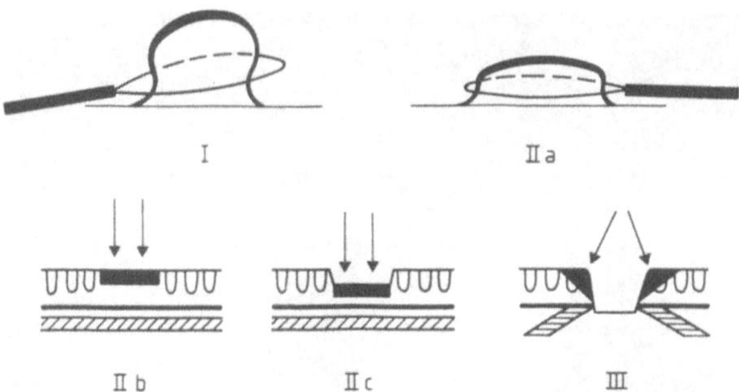

Abb. 9. Standardisiertes Vorgehen bei Verdacht auf Magenfrühkrebs

Auch die Methylenblau-Intravitalfärbung hat die in sie gesetzten Erwartungen nicht erfüllen können, da sich nach Untersuchungen von Hashimoto et al. (1976) nur 46% der Frühkrebse anfärben ließen. Die Differenzierung der intestinalen Metaplasie mittels Alcianblau-PAS-Färbung in saure und neutrale sulfatierte Muzine zur Identifizierung der intestinalen Metaplasie vom Kolontyp (Turani et al. 1986) wird vorzugsweise an Resektionspräparaten praktiziert. Auf die Assoziation von benignen und malignen Läsionen ist mehrfach hingewiesen worden. So betonen Neeman et al. (1987) die Assoziation von Magenfrühkarzinomen mit Ulcera duodeni, Biasco et al. (1987) fanden bei 22 von 80 Patienten mit einem Frühkarzinom Magenpolypen, davon 16 hyperplasiogene. Auch auf das multizentrische Wachstum von Frühkrebsen ist wiederholt hingewiesen worden (Miller u. Gloor 1986), wobei Zahlenangaben um 10% auch der eigenen Erfahrung entsprechen.

Die gastroskopische Untersuchung des symptomatischen Patienten (nur 6-8% aller Magenfrühkarzinome verlaufen asymptomatisch) beinhaltet eine sorgfältige Inspektion des gesamten Magens mit Biopsie aller umschriebenen Schleimhautbefunde nach einem standardisierten Vorgehen. Dies trifft insbesondere für alle Magenulzera zu, wo 6-8 Gewebsproben aus dem Ulkusrand und 1-2 aus dem Ulkusgrund entnommen werden sollten. Auch bei winzigen solitären fibrinbedeckten Läsionen lohnt sich die Biopsie (Abb. 10), da die Fibrinausschwitzung ein Frühzeichen einer abnormen Mukosa darstellt. Chronische, fast immer multipel auftretende Erosionen sind davon natürlich ausgenommen.

Schwieriger ist die Situation bei den obligaten Präkanzerosen der Magenschleimhaut (Rösch u. Elster 1976). Zum einen herrscht keine einheitliche Nomenklatur (Tabelle 1), zum anderen spielt hier der Dysplasiebegriff mit hinein (Tabelle 2), der nur zum Teil ein makroskopisch erkennbares Korrelat beinhaltet. Die Tendenz geht heute dahin, das tubuläre Adenom (Tabelle 3) vom flachen Adenom zu unterscheiden, wobei es sich bei der erstgenannten Läsion um einen Analogbefund zum Kolonadenom handelt (Abb. 11), während das flache Adenom nur Zellatypien in der oberflächennahen Mukosa erkennen läßt. Der makroskopische Aspekt dieser nur selten 2 cm im Durchmesser übersteigenden, bevorzugt im Antrum lokalisierten Veränderung ist recht kennzeichnend (Abb. 12). Verlaufsbeobachtungen aus Japan zeigen, daß sich diese Läsion zu einem Karzinom, aber auch in die reife Form einer intestinalen Metaplasie entwickeln kann.

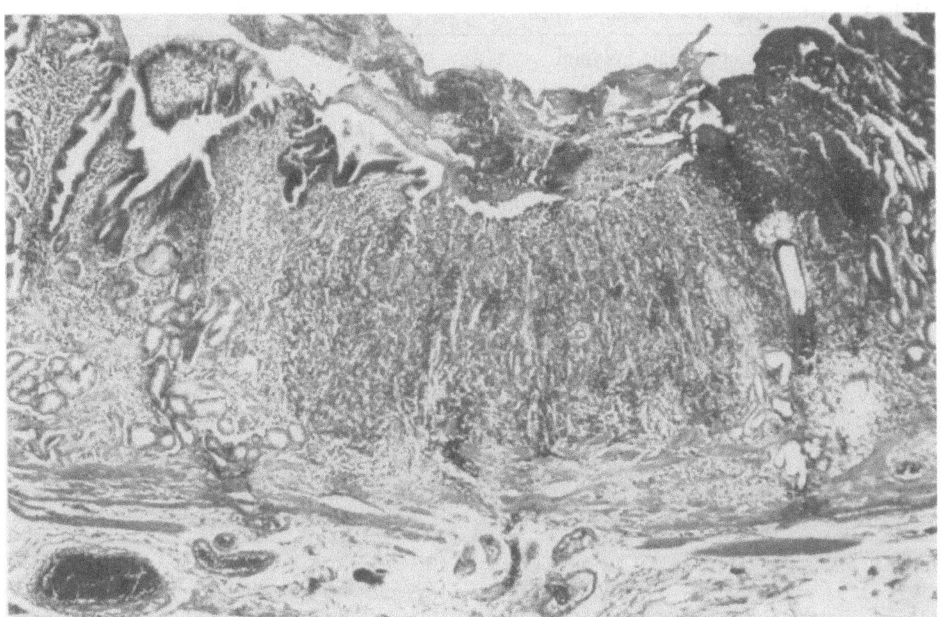

Abb. 10. Magenfrühkarzinom von 1 × 2 mm Durchmesser, als Erosion imponierend. *Farbabbildung s. Anhang S. 213*

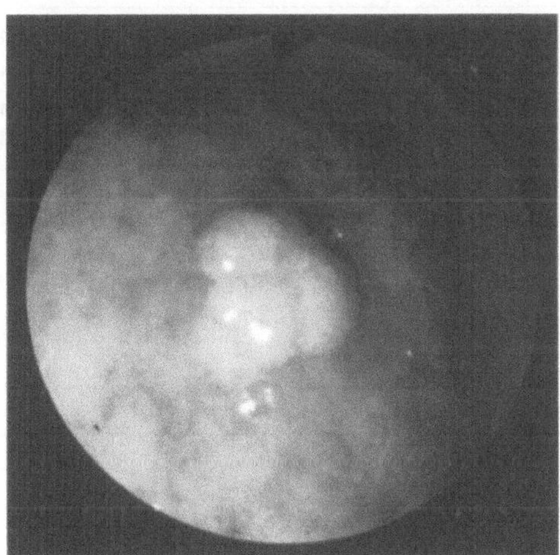

Abb. 11. Adenom der Magenschleimhaut *Farbabbildung s. Anhang S. 214*

Man wird versuchen, diese beiden obligaten Präkanzerosen trotz ihrer zugegebenermaßen niedrigen Malignitätsrate mit der Diathermieschlinge zu entfernen oder resezieren zu lassen (lokale Exzision oder Magenteilresektion). Auch eine Lasertherapie erscheint beim flachen Adenom möglich. Der Patient, in dessen Magen sich eine solche präkanzeröse Läsion entwickelt hat, bedarf einer gastroskopischen Überwachung, zumal die Assoziation mit einem Frühkrebs oder ein

Tabelle 1. Terminologie der Magenpolypen

1. Nichtneoplastische epitheliale Polypen
   hyperplasiogen (Elster)
   regenerativ (Morson)
   hyperplastisch (Ming)
2. Neoplastische Polypen
   Adenom: hoch differenziert
   mäßig differenziert
   Borderline lesion, protruded type (Nagayo)
   Flat adenoma (Ming)
   Type III polyp (Nakamura)
   I a subtype (Fukuchi)

Tabelle 2. Klassifikation der Magenschleimhautdysplasien

Nagayo-Gruppe	1 (Normal)	2 (Geringe Atypie)	3 (Borderline lesion)	4 Wahrscheinlich Karzinom)	5 (Sicher Karzinom)
Ming	1 Regenerative Veränderungen	2 Proliferative Veränderungen	3 Dysplasie	4 Borderline	
WHO-Gruppe	Regenerative Veränderungen	Geringe ⟵	Dysplasie ⟶	Schwere	
ISGGC	Einfache Hyperplasie	Atypische Hyperplasie	Dysplasie	Borderline lesion	

Nomenklatur der Magendysplasien der International Study Group for Gastric Cancer (ISGGC)

Charakteristika	Einfache Hyperplasie	Atypische Hyperplasie	Dysplasie	borderline lesion
Zystische Dilatation	+ +	+ +	+	+
Drüsenverzweigungen	+ +	+ +	+	+
Mukus	+ + +	+ +	±	–
N/C-Ratio			↑	↑
Kernform	Normal	Normal	Stäbchenförmig	Stäbchenförmig
Kernlokalisation	Basal	Basal	Zentral/oberflächlich	Zentral/oberflächlich
Pseudostratifikation	±	+	+ + +	+ + +
Mitosen	±	+	+ +	+ + +

Tabelle 3. Makroskopischer Aspekt von hyperplasiogenem Polypen und Adenom

Charakteristika	Hyperplasiogener Polyp	Adenom
Multiplizität	Häufig	Gelegentlich
Lokalisation	Im gesamten Magen	Antrum, Kardia
Durchschnittliche Größe	1 cm	4 cm
Form	Rund oder oval	Papillär oder villös
Kontur	Glatt	Irregulär
Einkerbungen	Fehlen	Vorhanden
Basis	Scharf abgegrenzt	Fließend
Stiel	Dünn	Breitbasig

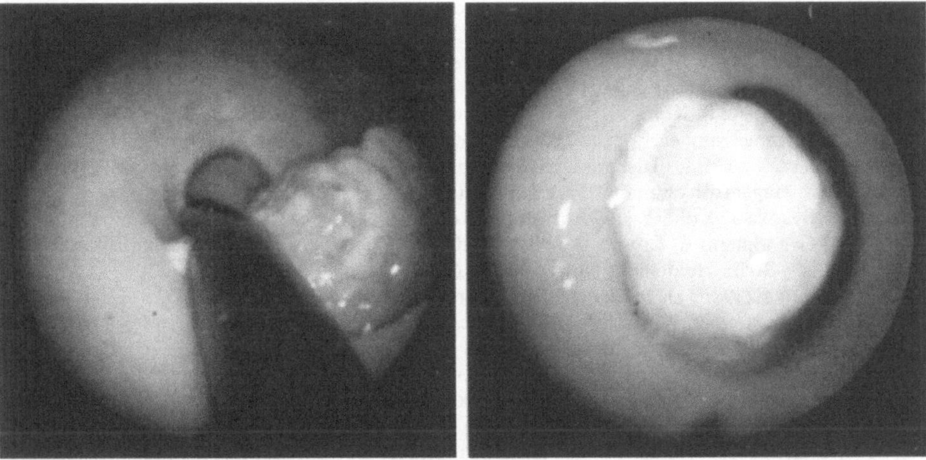

Abb. 12. Borderline lesion, protruded type (flaches Adenom). *Farbabbildung s. Anhang S. 214*

multizentrisches Wachstum keine Rarität darstellt (Rösch u. Frühmorgen 1981). Wahrscheinlich reichen Kontrollen in 6- bis 12monatigem Intervall nach endoskopischer Resektion aus, um Rezidive zu erkennen.

Eine endoskopische Therapie des Magenfrühkrebses ist nur in Ausnahmefällen erlaubt, auch die in jüngster Zeit propagierte Lasertherapie (Tajiri et al. 1987) ist nicht unproblematisch. Nach unserer Erfahrung kann eine lokale Resektion eines polypoid wachsenden Magenfrühkrebses unter folgenden Prämissen diskutiert werden: 1. Mukosakarzinom; 2. hohes Operationsrisiko; 3. Lokalisation im oberen Magendrittel; 4. hoher Differenzierungsgrad; 5. regelmäßige Nachkontrollen gewährleistet. Grundvoraussetzung ist natürlich, daß es gelingt, den Krebs im Gesunden zu entfernen. Selbst dann muß noch mit der Möglichkeit einer bereits erfolgten regionären Lymphknotenmetastasierung in 2-3% gerechnet werden.

Die Früherkennung des Magenkarzinoms ist problemlos möglich bei einem frühzeitigen Einsatz endoskopischer Untersuchungstechniken. Noch ist unklar, warum die Magenanamnese eines Patienten mit einem Frühkrebs nicht selten wesentlich länger geht als die Symptomatik bei einem Patienten mit einem fortgeschrittenen Karzinom. Offensichtlich gibt es ein langsames Oberflächenwachstum und eine rasche Tiefeninfiltration (Fujita u. Ashihara 1970), wobei Kawai et al. (1974) für das Magenfrühkarzinom eine Tumorverdoppelungsrate von 577 bis 3462 Tagen errechnet haben. Für die Diagnostik bleibt somit viel Zeit, die jedoch sinnvoll genutzt werden muß, nicht durch eine symptomatische Therapie, sondern durch eine gezielte endoskopische Diagnostik.

Literatur

Biasco G, Paganelli GM, Azzaroni D (1987) Early gastric cancer in Italy. Clinical and pathological observations on 80 cases. Dig Dis Sci 32: 113-120

Elster K, Seifert E (1979) Magenfrühkarzinom Witzstrock, Baden-Baden

Fernando SSE, Nakamura K (1986) Japanese technique of early gastric cancer diagnosis. Am J Gastroenterol 81: 757-763

Fujita S, Ashihara T (1970) Growth and proliferation. In: Sugano H, Kobayashi J (eds): Tumor pathology. Asakura, Tokyo, pp 39-60

Hashimoto Y, Takada S, Kohli Y, Kawai K, Masuda M (1976) Application of blue dye scattering method for recognizing early gastric cancer. 2nd Asian Pacific Congress of Endoscopy, p 202

Heinkel K, Kimmig JM, v. Gaisberg U, Spanknebel H, Kleen U, Hiltner H, Schürholz J, Winter P (1976) Das Magenfrühkarzinom (Eigene Statistik). Aktl gastrol 5: 227-235

Kawai K, Miyaoka T, Kohli Y (1974) Evaluation of early gastric cancer from the clinical point of view. In: Grundmann E, Grunze H, Witte S (eds) Early gastric cancer, current status of diagnosis. Springer, Berlin Heidelberg New York, pp 63-66

Miller G, Gloor F (1986) Das Magenfrühkarzinom. Schweiz Med Wochenschr 116: 1366-1370

Neeman A, Shoenfeld Y, Kadisch U (1987) Does duodenal ulcer lead to an early diagnosis of gastric cancer? J Clin Gastroenterol 9: 37-39

Rösch W (1980) Endoskopische Bestimmung der Tumorausdehnung im Magen. In Berger HG, Bergemann W, Oshima H (Hrsg) Das Magenkarzinom. Frühdiagnose und Therapie. Thieme, Stuttgart

Rösch W, Elster K (1977) Gastrointestinale Präkanzerosen. Witzstrock, Baden-Baden

Rösch W, Frühmorgen P (1980) Endoscopic treatment of precanceroses and early gastric carcinoma. Endoscopy 12: 109-113

Sakita T et al. (1971) Observations on the healing of ulceration in early gastric cancer. Gastroenterology 60: 835-844

Takasugi T, Hirota T, Sasagawa M (1977) Actuarial survival rate of early gastric cancer. Stomach Intestine 12: 933-941

Tajiri H, Daikuzono N, Joffe SN, Oguro Y (1987) Photoradiation therapy in early gastrointestinal cancer. Gastrointest Endosc 33: 88-90

Turani H, Lurie B, Chaimoff Ch, Kessler E (1986) The diagnostic significance of sulfated acid mucin content in gastric intestinal metaplasia with early gastric cancer. Am J Gastroenterol 81: 343-345

Yamashina M (1986) A variant of early gastric carcinoma. Histologic and histochemical studies of early signet ring cell carcinomas discovered beneath preserved surface epithelium. Cancer 58: 1333-1339

Klinische Stadieneinteilung durch Sonographie, Computertomographie und Magnetresonanztomographie

R. Grote, H.-J. Meyer, H. Milbradt, J. Jähne, P. Heintz

Das Stadium einer malignen Erkrankung wird durch die Ausdehnung des Primärtumors sowie eventuell vorhandene Lymphknoten oder Organmetastasen bestimmt. Die in der Primärdiagnostik maligner Magenerkrankungen eingesetzten Methoden der Endoskopie und der röntgenologischen Doppelkontrastuntersuchung erfassen nur den endoluminären Anteil und somit nur einen Teilaspekt des Primärtumors.

Die „bildgebenden Verfahren", die Sonographie, die Computertomographie und in neuerer Zeit die Magnetresonanztomographie, können zusätzliche Informationen über den Befall parenchymatöser Organe oder von Lymphknoten erbringen. Es muß die Frage gestellt werden, ob mit Hilfe dieser „bildgebenden Verfahren" eine zuverlässige Stadieneinteilung maligner Magenprozesse möglich ist. Die endoskopische Sonographie, die sich z. Zt. noch im klinisch-experimentellen Stadium befindet, soll hierbei ausgeklammert werden.

Unsere eigenen Erfahrungen beruhen auf einer prospektiven Serie von 64 Computertomographien bei Malignompatienten, die wir 1983-1984 durchführten [5]. Um verschiedene Tumorstadien zu erfassen, wurde versucht, alle in der Medizinischen Hochschule Hannover zur Operation einer vermuteten Magenneoplasie (59 Karzinome, 3 Non-Hodgkin-Lymphome, 2 chronische Ulcera ventriculi) anstehenden Patienten zu untersuchen. Im Folgezeitraum wurden mehr als 200 Computertomogramme mit gleicher Fragestellung im Routineprogramm angefertigt, wobei der Anteil von Kardiatumoren relativ groß war.

Eine Sonographie wurde 1986-1987 präoperativ bei 97 Patienten mit histologisch gesichertem Karzinom durchgeführt, von denen 39 eine spezielle Vorbereitung mit Auffüllung des Magens erhielten. Wir haben bei der Befunderhebung sowohl der Sonogramme als auch der Computertomogramme die TNM-Einteilung in der Fassung von 1978 angewandt.

In der Literatur sind in den letzten 10 Jahren mehrere Arbeiten zum Thema Sonographie oder Computertomographie bei Erkrankungen des Magens erschienen [1-11, 13, 14]. Leider liegen diesen Publikationen unterschiedliche Tumorklassifikationen zugrunde oder es fehlt die operative Befundsicherung, so daß nur einige neuere Arbeiten verglichen werden können [3-5, 7, 10, 11].

Über den Einsatz der Magnetresonanztomographie bei Magentumoren existieren bisher nur Einzelveröffentlichungen [12]. Wir haben bisher 3 Patienten untersucht.

Vorbereitung

Die Anwendung bildgebender Verfahren in der Magendiagnostik erfordert gewisse Vorbereitungen. Um die Fehlinterpretation von Speiseresten zu vermeiden, muß der Patient nüchtern sein. In der Regel reicht eine 4stündige Nahrungskarenz aus. Bei einer Magenausgangsstenose muß das Intervall verlängert werden. Da die Dicke der Magenwand vom Füllungszustand abhängt und Falten einen Tumor vortäuschen können, streben wir eine vollständige Entfaltung des Magens an. Unmittelbar vor der Sonographie erhält der Patient 800-1000 ml Fruchtsaft oder einfaches Leitungswasser, dem zur Entschäumung Polydimethylsiloxan (Sab simplex, Ceolat) beigefügt wurde. Um die Magenentleerung zu verzögern, wird zusätzlich ein Spasmolytikum (z. B. 40 mg Buscopan, 1-2 mg Glukagon) injiziert. Als Vorbereitung für die Computertomographie verabreichen wir nach Gabe von Buscopan oder Glukagon zur Minderung peristaltikbedingter Artefakte 700 ml einer 2,75-3% Gastrografinlösung. Weitere 100 ml lassen wir dem im Gerät liegenden Patienten mit einem Strohhalm trinken, um eine Kontrastierung des Ösophagus zu erreichen. Die Magnetresonanztomographie erfolgt ebenfalls nach einer Flüssigkeitsauffüllung mit z. Zt. 800 ml Wasser und einer medikamentösen Ruhigstellung des Magens.

Primärtumor

Die normale Magenwand zeigt im Sonogramm einen mehrschichtigen Aufbau. Im Computertomogramm tritt die voll entfaltete Magenwand normalerweise nur als schmaler Streifen in Erscheinung, der insbesondere kardianah und im Antrum etwas kräftiger erscheinen kann [8].

Pathologische Veränderungen stellen sich im Sonogramm als Verdickung der Magenwand dar, im typischen Fall als zirkuläre Verbreiterung im Sinne einer

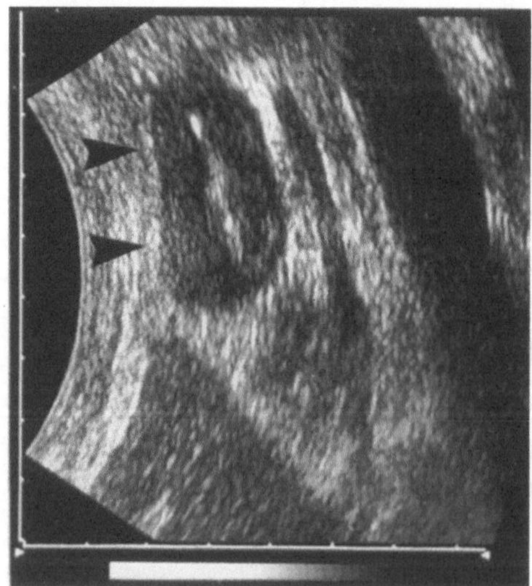

Abb. 1. Pathologische Kokarde im Corpus/Antrum ➤. Oberbauchlängsschnitt

Kokarde (Abb. 1). Diskrete pathologische Veränderungen zeigen eine Störung lediglich des Schichtaufbaus, so daß auch Frühkarzinome erfaßt werden können. In unserem Patientengut konnte ohne Füllung des Magens in 67%, mit Wasserfüllung in 85% eine Wandveränderung nachgewiesen werden. Prozesse in der Corpus-Antrum-Region waren einfacher zu diagnostizieren als in der Kardia-Fundus-Region. Die Infiltrationstiefe konnte in der Regel nicht zuverlässig beurteilt werden. In der Literatur wird der Anteil der nachweisbaren Tumoren mit 87-95% angegeben, die richtige Beurteilung der Infiltrationstiefe bei organüberschreitendem Wachstum mit 75-85% [1, 4]. Unsere relativ ungünstigen Ergebnisse lassen sich durch das Patientenkollektiv erklären, da der Anteil hochsitzender Karzinome mit 50% relativ groß war.

Im Computertomogramm konnten wir in unserer prospektiven Serie von 64 Patienten 95% der Karzinome als umschriebene oder diffuse Wandverdickung darstellen. Lediglich 2 von 6 T1-Tumoren fanden kein Korrelat. Die Ergebnisse unserer restlichen Untersuchungen liegen in der gleichen Größenordnung, wobei in diesem Kollektiv einerseits der Anteil fortgeschrittener Tumorstadien überwog, andererseits aber auch der Anteil hochsitzender Malignome größer war. Die Literaturangaben liegen bei einer Nachweisrate von ca. 90% [2, 3, 5, 10, 11]. Eine Differenzierung in ein T1-, T2- oder T3-Stadium war in Übereinstimmung mit anderen Arbeitsgruppen nicht möglich. Wir glaubten anfangs in einer unscharfen Randbegrenzung des Tumors mit feinen Ausläufern in das umgebende Fettgewebe ein Kriterium für ein T3-Stadium gefunden zu haben, konnten dann aber auch in 44% der T2-Tumoren derartige Veränderungen feststellen.

Der direkte Tumorkontakt mit Nachbarorganen oder eine Infiltration der trennenden Fettschicht reicht für die Diagnose eines T4-Stadiums allein nicht aus. Zusätzlich müssen Form- oder Strukturveränderungen gefordert werden. Besondere Probleme entstehen bei schlanken oder kachektischen Patienten, bei denen die Fettschicht insbesondere zwischen Magen und Pankreas schon natürlicherweise aufgehoben ist. Hier kann eine Umlagerung mit dem Nachweis einer Verschieblichkeit zwischen Tumor und Nachbarorganen hilfreich sein. Die richtige Klassifikation wurde in unserer prospektiven Serie in 85% vorgenommen. In 15% (2/13) wurde eine Pankreasinfiltration vermutet, die histologisch nicht bestätigt werden konnte. Operativ wurden Verwachsungen zwischen Magen und Pankreas gefunden. Die Angaben in der Literatur liegen bei 54-90% korrekter T4-Einstufungen, wobei sowohl falsch-positive als auch falsch-negative Beurteilungen angegeben werden [2, 3, 9, 10, 11].

Im Magnetresonanztomogramm findet sich dem Computertomogramm entsprechend eine Verdickung der Magenwand.

Differentialdiagnostisch ist sowohl bei der sonographischen wie auch computertomographischen Darstellung der Magenwand zu beachten, daß auch eine unvollständige Entfaltung der Magenwand, entzündliche Erkrankungen, Ulzera oder benigne Tumoren eine Wandverdickung hervorrufen können, die einem infiltrierenden oder polypösen Tumorwachstum gleichen.

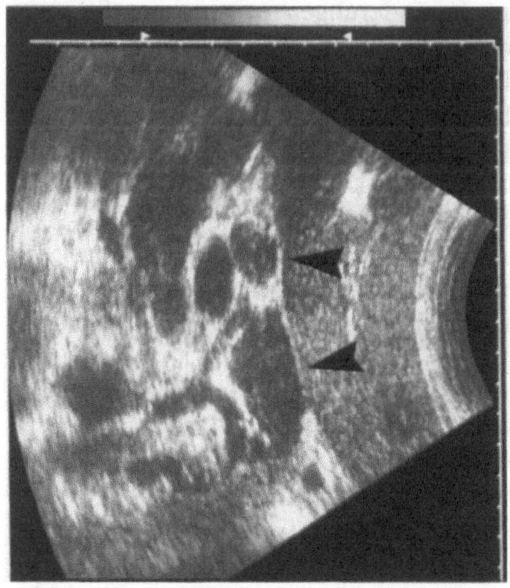

Abb. 2. Mehrere Lymphknoten im Bereich des Truncus coeliacus / A. Hepatica. Oberbauchquerschnitt

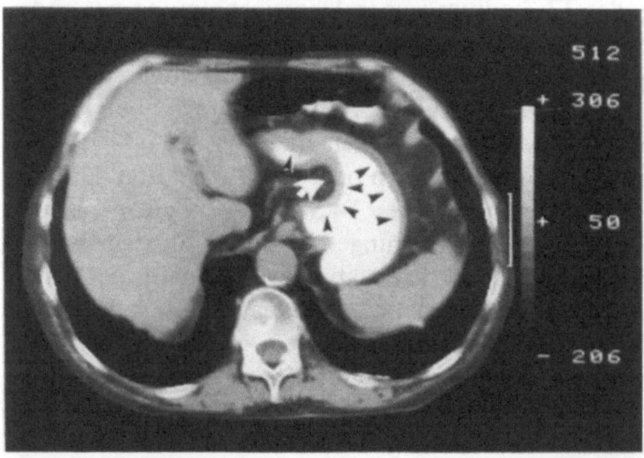

a

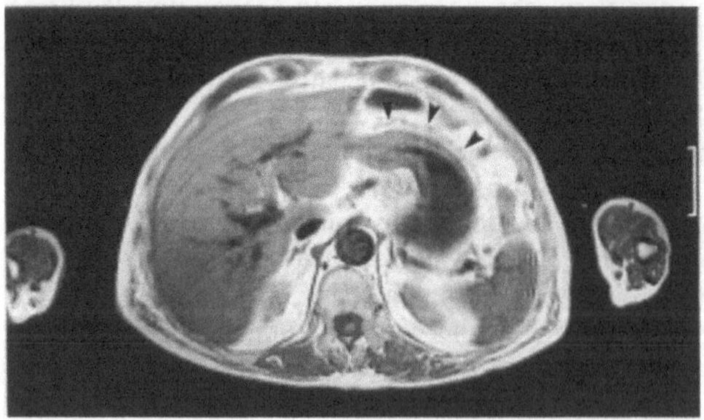

b

Abb. 3. **a** Karzinom im Corpus/Antrum ➤ mit kleinen lokalen Lymphknoten ➔ (pT2/N1/M0), **b** Magnetresonanztomogramm des gleichen Patienten, T-1-betonte Sequenz, TR 0,63 s / TE 28 ms

Lymphknoten

Pathologisch veränderte Lymphknoten an den Kurvaturen, im Leber- und Milzhilus, peripankreatisch, im Bereich des Truncus coeliacus und der A. mesenterica superior sowie paraaortal können mit allen 3 Verfahren nachgewiesen werden (Abb. 2-6). Paraösophageale und mediastinale Lymphknotenmetastasen, die bei kardianahen Neoplasmen auftreten, können nur computertomographisch oder mit der Magnetresonanztomographie abgebildet werden.

Sonographisch konnten wir bei einer Füllung des Magens mit Flüssigkeit in 69% richtig Lymphknotenmetastasen nachweisen, sonst nur in 33%. Mit der Computertomographie gelang die richtige Stadieneinteilung nach der TNM-Klassifikation in unserer prospektiven Serie in etwa 80%. Die Ergebnisse unserer Routinepatienten waren schlechter und entsprechen mit einer Sensitivität von 70-75% ebenso wie die sonographischen Werte den Literaturangaben [1-7, 9-14]. Paraaortale Lymphknoten und in Nähe des Truncus coeliacus gelegene Lymphknoten las-

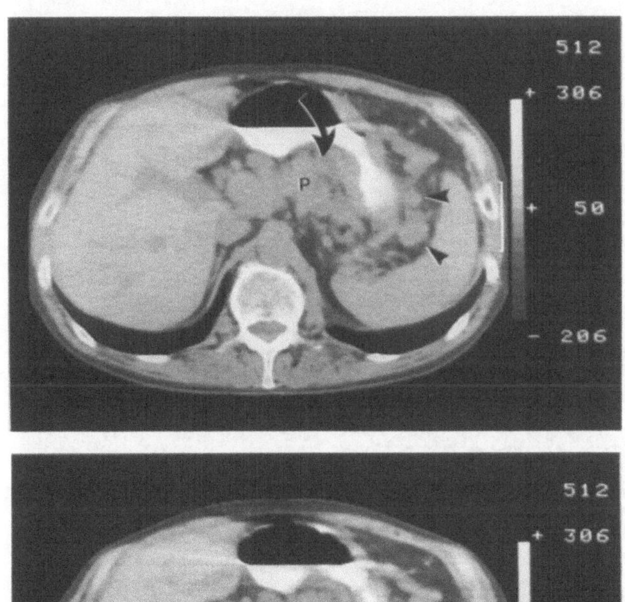

a

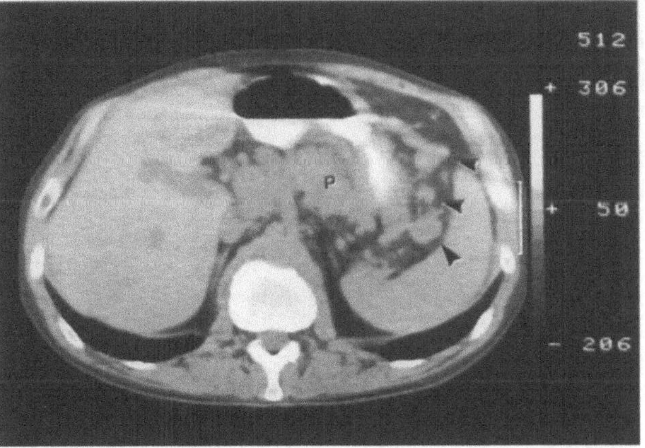

b

Abb. 4 a, b. Zirkulär wachsender Tumor im Korpus mit Infiltration ↷ des Pankreas *P* und **b** multiplen Lymphmknoten ➤ in 2 benachbarten Schichten. (pT4/N3/M0)

sen sich sicherer nachweisen als an den Kurvaturen gelegene. Die Differenzierung von Gefäßen und Lymphknoten kann im Computertomogramm die Bolusinjektion eines nierengängigen Kontrastmittels erforderlich machen. In der Sonographie und der Magnetresonanztomographie lassen sich Gefäße in der Regel gut abgrenzen.

Falsch-negative Befunde beruhen in unserem Patientengut in der Regel auf kleinen, unter 5 mm großen tumorösen Lymphknoten, deren Größe unterhalb des Auflösungsvermögens des Sonographie- und CT-Geräts lagen.

Im Gegensatz zu früheren Publikationen amerikanischer Autoren [2, 9] muß neben falsch-negativen auch mit falsch-positiven Befunden gerechnet werden. Wir fanden 2mal sonographisch und 4mal computertomographisch vergrößerte Lymphknoten, die operativ bestätigt wurden, histologisch aber tumorfrei waren und eine Größe bis 20 mm erreichten.

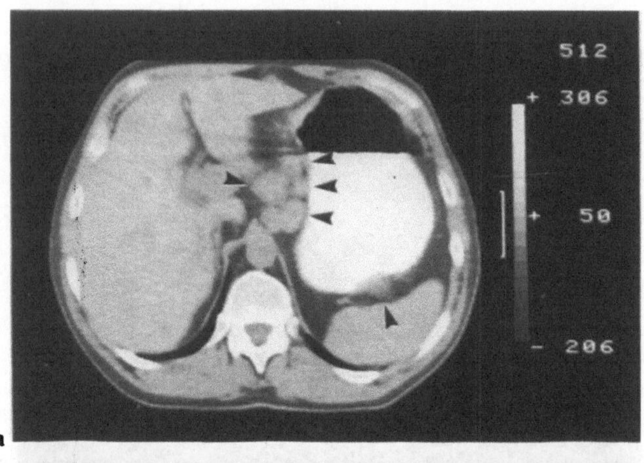

a

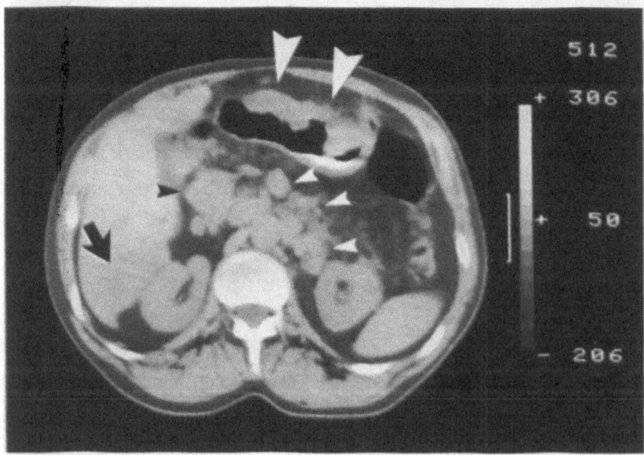

b

Abb. 5 a, b. Tumor der Magenvorderwand mit unregelmäßiger Begrenzung und Ausläufern ➤ in die Umgebung. Große Lymphknoten kleinkurvaturseitig ➤, paraaortal ➤, und in der Mesenterialwurzel. Lebermetastasen ➔. (pT3/N3/M+)

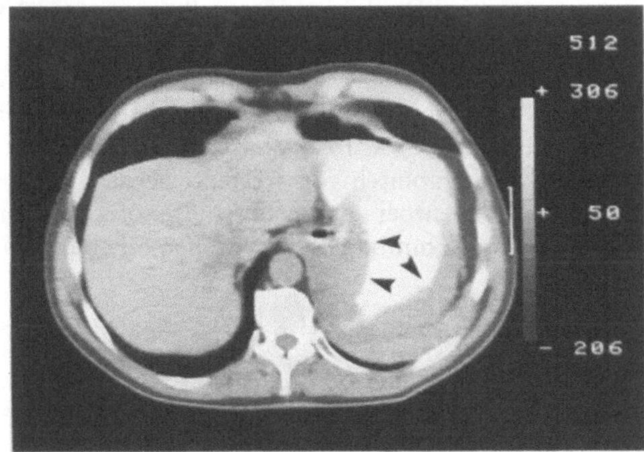

Abb. 6. Verdickung der Magenwand ➤ bei Non-Hodgkin-Lymphom

Fernmetastasen

Fernmetastasen in abdominellen Organen werden mit der Sonographie und der Computertomographie in etwa 80% richtig erfaßt (Abb. 5). Die Literaturangaben schwanken zwischen 60 und 90% [1-14]. Die als falsch-negativ eingestuften Befunde entsprachen zum Teil einer kleinherdigen, oberflächlichen Lebermetastasierung. Im Computertomogramm wurde auch eine intraparenchymatöse Lebermetastase übersehen, die auch bei retrospektiver Betrachtung nicht zu erkennen war. Eine Peritonealkarzinose muß bei Vorliegen eines Aszites angenommen werden. Im Computertomogramm weisen auch streifige Verdichtungen im peritonealen Fettgewebe auf eine Peritonealkarzinose hin, wobei das Ausmaß aber in der Regel unterschätzt wird.

Zusammenfassung

Sonographie und Computertomographie können in Abhängigkeit vom Tumorstadium den Primärtumor darstellen. Der korrekte Nachweis einer Infiltration in Nachbarorgane gelingt in ca. 70-80%. Es werden aber auch falsch-positive Diagnosen gestellt. Lymphknotenmetastasen werden in 70-80% richtig erfaßt, wobei neben falsch-negativen auch hier falsch-positive Befunde erhoben werden, die in unserem Krankengut durch reaktiv vergrößerte, aber tumorfreie Lympknoten zustande kamen. Organmetastasen werden in 80% richtig erkannt. Problematisch ist der Nachweis einer Peritonealkarzinose ohne Aszites. Insgesamt ist die Computertomographie der Sonographie überlegen, wobei sich beide Verfahren ergänzen.

Die Magnetresonanztomographie kann noch nicht ausreichend beurteilt werden. Bei geeigneter Technik sind der Computertomographie entsprechende Ergebnisse zu erwarten. Die bessere Darstellung von Gefäßen erweist sich als vorteilhaft.

Präoperativ sollte eine Sonographie durchgeführt werden. Der generelle Einsatz der Computertomographie kann nicht empfohlen werden. Eine besondere Stellung nehmen die gastroösophagealen Tumoren ein, deren mediastinale Metastasierung sonographisch nicht erfaßt werden kann. Probelaparotomien lassen sich in Einzelfällen bei ausgedehnten Tumoren vermeiden. Eine neue Indikation stellt die Verlaufskontrolle bei einer Chemotherapie dar.

Literatur

1. Derchie LE, Biggi E, Rollandi GA, Cicio GR, Neumaier CE (1983) Sonographic staging of gastric cancer. AJR 140: 273-276
2. Freeny PC, Marks WM (1982) Adenocarcinoma of the gastroesophageal junction: barium and CT-examination. AJR 138: 1077-1084
3. Grosser G, Wimmer B, Ruf G (1985) Diagnostischer Wert der Computertomographie beim Magenkarzinom. ROFO 142: 514-519
4. Grosser G, Brambs H-J, Wimmer B, Ruf G, Dinkel E, Beck A (1987) Sonographische Darstellung und Beurteilung von Magenwandveränderungen ROFO 147: 79-83
5. Grote R, Döhring W, Meyer H-J, Schmied W, Löhlein D (1984) Computertomographie bei malignen Tumoren des Magens. ROFO 141: 654-660
6. Komaki S (1982) Normal or benign gastric wall thickening demonstrated by computed tomography. J Comput Assist Tomogr 6: 1103-1107
7. Milbradt H, Jähne J, Meyer H-J, Galanski M (1988) Die Bedeutung der Sonographie beim präoperativen Staging des Magenkarzinoms. ROFO 148: 62-65
8. Marks WM, Callen PW, Moss AA (1981) Gastroesophageal region: source of confusion on CT. AJR 136: 359-362
9. Moss AA, Schnyder P, Marks W, Margulis AR (1981) Gastric adenocarcinoma: A comparision of the accuracy and economics of staging by computed tomography and surgery. Gastroenterology 80: 45-50
10. Schröder R, Triller J, Roder R (1986) Wert der Computertomographie beim fortgeschrittenen Magenkarzinom. Ist die Probelaparotomie vermeidbar? Schweiz Med Wochenschr 116: 956-957
11. Triller J, Roder R, Stafford A, Schröder R (1986) CT in advanced gastric Carcinoma: Is exploratory laparotomy avoidable? Eur J Radiol 6: 181-196
12. Winkler ML (1987) MR imaging of diffusely infiltrating gastric carcinoma J Comput Assist Tomogr 11: 337-339
13. Worlicek H, Lederer P, Lux G (1986) Ultrasonographic evaluation of the wall of the fluid filled stomach - case report of a leiomyoblastoma. Hepato-gastroentrol 33: 184-186
14. Yeh H-C, Rabinowitz JG (1981) Ultrasonography and computed tomography of gastric wall lesions. Radiology 141: 147-155

Chirurgische Therapie des Magenkarzinoms

Chirurgische Therapie des Magenkarzinoms: Stadiengerechtes Vorgehen oder Gastrektomie als Regeloperation

H.-J. Meyer, J. Jähne, R. Pichlmayr

Einleitung

Das Magenkarzinom weist nach epidemiologischen Erhebungen generell eine abnehmende Inzidenz auf; trotzdem führt dieser Tumor weiterhin zu einer der häufigsten malignombedingten Todesursachen [8, 13, 26, 27, 36]. Auch bei zunehmend differenzierten diagnostischen Verfahren und weiterer Angleichung histopathologischer Zuordnungen bzw. Klassifizierungen hat dabei die Forderung nach Diagnosestellung in frühen Tumorstadien und ausreichender chirurgischer Radikalität als therapeutische Grundvoraussetzung nichts an Aktualität verloren; um so weniger, da gerade das Ausmaß der chirurgischen Therapie, allerdings unter sich in der Akzentuierung verschiebenden Gesichtspunkten, immer wieder in der Diskussion steht. Abhängig vom jeweils vertretenen Standpunkt betrifft dies die Radikalität am tumortragenden Organ, d.h. hier die Bedeutung der Gastrektomie als Standard- oder Regeloperation im Vergleich zum stadiengerechten oder histologieorientierten Vorgehen, genauso wie den Einfluß oder therapeutischen Wert einer systematischen Lymphadenektomie bzw. einer obligaten Splenektomie [6-11, 16-28, 30-38, 40]. Da bisher keine oder nur erste valide Daten kontrollierter, klinischer Studien vorliegen, muß diese Diskussion weiter offen bleiben; es zeichnen sich allerdings konkrete Fakten ab, die zumindest die Wahl eines Therapieverfahrens objektivierbarer erscheinen lassen bzw. aufzeigen können, daß sich primär konträre Standpunkte deutlich einander angenähert haben.

Derzeitiger Stand zum chirurgischen Vorgehen

Erscheint die Indikation zur Gastrektomie aus Notwendigkeit seit langem unstrittig und weitgehend akzeptiert, dies auch wohl bei alleiniger Palliation [6-8, 11, 19, 25, 26, 31, 32, 36], so wird der Wert und die Bedeutung der Gastrektomie als Regeloperation in frühen Tumorstadien, besonders beim Magenfrühkarzinom, weiterhin kontrovers beurteilt, was sich in einer Vielzahl von Befürwortern dieses Verfahrens wie auch derer mit primär kontroverser Einstellung ausdrückt [6-9, 11, 14, 19, 21, 23-26, 30-36]. Das ursprüngliche Konzept der Gastrektomie „de principe" basierte vor allem auf der generellen Unsicherheit bzw. Schwierigkeit um die notwendige Radikalität bei Wahl der Resektionslinien am Magen, nicht zuletzt aufgrund der beobachteten hohen Rate an lokoregionären Rezidiven nach partiellen oder subtotalen, distalen Resektionen. Aber auch in neueren Berichten wird der Anteil an R1-Resektionen mit Tumorinfiltration des proximalen Resektionsrandes bis zu 20% angegeben [1, 2, 29, 38]. Eine insgesamt erweiterte Radikalität sollte die Frequenz dieser Rezidive reduzieren, mit dem weiteren Ziel, gleichzeitig die Überlebensraten generell verbessern zu können. Diese vom theoretischen wie klinischen Ansatz her sicher logische Zielsetzung wurde allerdings bei weiter ausstehendem Beweis einer deutlichen Prognoseverbesserung als eine von den onkologischen Forderungen her nicht notwendige Übertherapie mit zusätzlich erhöhten Risiken hinsichtlich Komplikations-, Letalitäts- und Morbiditätsraten angesehen. Hier läßt sich allerdings in den letzten Jahren eine deutliche Annäherung unterschiedlicher therapeutischer Standpunkte erkennen, um so mehr, da diese nicht nur durch jeweils entsprechende Gegenargumente, sondern auch durch Fakten aufgrund erzielter Kenntnisse und Ergebnisse untermauert werden können. Dies trifft besonders für das postoperative Risiko zu, denn aufgrund zunehmender Erfahrungen konnte die Technik der Gastrektomie einschließlich der Lymphadenektomie deutlich verbessert werden [5, 6, 19, 24-26, 30-32, 36-38], zum anderen aber liegen exaktere Daten bzw. histopathologische Kriterien zu den Wachstumseigenschaften des Primärtumors, zum Metastasierungsverhalten bzw. -muster etc. vor [1-3, 5, 6, 8, 12, 14, 29, 33].

Erhöhte Komplikations- oder Letalitätsraten sowie schlechte funktionelle Langzeitergebnisse nach einer Gastrektomie können heute somit kaum noch als ein Hauptargument gegen die Durchführung der Gastrektomie als Regeloperation angeführt werden (Tabelle 1) [8, 11, 13, 19, 24, 26, 31, 32, 36, 38]. Dies liegt nicht

Tabelle 1. Postoperative Letalität nach Gastrektomie (Literaturübersicht)

Autor		Gesamt (n)	Operative Letalität (%)
Peiper	(1978)[a]	2726	23,7
Hollender	(1982)[a]	1355	18,0
Re Mine	(1964)	242	24,0
Gunnlaugsson	(1970)	334	11,7
Bünte	(1973)	200	30,5
Eichfuß	(1984)	134	9,7
Suehiro	(1984)	103	3,8
Schulz	(1984)	217	8,8
Gall	(1985)	249	11,6
Günther	(1985)	188	6,3
Kujath	(1986)	63	4,7
Saario	(1986)	100	8,0
Siewert	(1986)	104	4,1
Walther	(1986)	151	9,3
Bittner	(1987)	137	2,2
Eigler	(1987)	97	6,2
eigenes Krankengut	(1986)	714	8,7

[a] Umfragen

zuletzt darin begründet, daß eine der häufigsten postoperativen Komplikationen nach einer Gastrektomie, die Insuffizienz der proximalen Anastomose, unabhängig von der Technik - manuelle oder maschinelle Naht - in ihrer Frequenz wie auch letalem Ausgang in aller Regel deutlich gesenkt werden konnte. Gleiches trifft für die Morbidität, besonders für eine ausgeprägte Refluxösophagitis mit gravierender klinischer Auswirkung zu. Bei entsprechender Wahl des Rekonstruktionsverfahrens kann dies weitgehend vermieden werden.

Zieht man nun unter dem Aspekt der Prognoseverbesserung als weiteres Beurteilungskriterium unterschiedlicher Therapieverfahren die kalkulierbaren oder erreichten Überlebensraten heran, so stehen solche mit global und auch statistisch signifikant schlechteren Ergebnissen nach Erweiterung der Radikalität im Vergleich zu den stadiengerechten, resezierenden Verfahren [6, 7, 9, 20, 33, 35] denen mit insgesamt besseren Überlebensraten nach Durchführung einer Gastrektomie als Regeloperation gegenüber [19, 21, 23-26, 30-32, 38]. Exemplarisch können hier die Ergebnisse von Mc Neer [23] und Papachristou [30] bei Tumorlokalisation im distalen Magendrittel herangezogen werden, wobei letzterer neben verbesserten Langzeitergebnissen auch eine Verminderung der lokalen Rezidivquote aufzeigen konnte. Die Diskrepanz aller Ergebnisvergleiche und gleichzeitig die Schwierigkeit ihrer Interpretation und Bewertung hinsichtlich der Argumentation für die Wahl des Therapieverfahrens erklärt sich nun darin, daß den meisten Mitteilungen unizentrische, historische Analysen mit unterschiedlichen Patientenselektionen, nicht exakt definiertem Ausmaß der Radikalität, besonders hinsichtlich der Lymphadenektomie sowie meist voneinander abweichende Stadieneinteilungen bzw. Klassifikationen zugrunde liegen [2, 12, 22, 26]. Als Ausnahme sind wohl allein die Untersuchungen von Schlag [39] oder Gouzi (Tabelle 2) zu nennen, die bei klar definiertem Studiendesign bzw. prospektiver Planung keine signifikante Erhöhung der Frequenz der lokoregionären Rezidive bzw. der Überlebensraten bei unterschiedlichen chirurgischen Therapieverfahren beobachten konnten.

Unterschiedliche Standpunkte bzw. Definitionen zum Ausmaß des chirurgischen Vorgehens betreffen, wie o.a., nicht nur das „tumortragende" Organ „Magen", sondern auch die Lymphadenektomie bzw. die Frage der Splenektomie oder des Milzerhaltes. Wird zwar generell eine Lymphadenektomie als Grundvoraussetzung für ein exaktes Staging und systematisches, radikales Vorgehen gefor-

Tabelle 2. Ergebnisse einer prospektiven Studie: Gastrektomie vs. subtotale, distale Resektion beim Antrumkarzinom [9a]

n gesamt = 201
Aufgenommene Fälle n = 169 (nur *kurative* Resektionen)

	Gastrektomie	Subtotale, distale Resektion
n gesamt	76	93
Postoperative Komplikationen	34%	33%
davon Nahtinsuff.	3 → kons. abgeheilt	5 → kons. abgeheilt
Postoperative Letalität	1 (1,3%)	3 (3,2%)
Fünfjahresüberlebensrate	49%	32%

Tabelle 3. Retrospektive Daten zum Ergebnisvergleich nach Magenresektion mit eingeschränkter oder ausgedehnter (systematischer) Lymphadenektomie (Literaturübersicht)

Autor		Fünfjahresüberlebensraten	
		Lymphadenektomie	
		eingeschränkt [%]	ausgedehnt [%]
Mine	(1970)	10,1	21,4
Soga	(1979)	30,0	50,6
Kodama	(1981)	18,0	45,0[a]
		18,0	39,0[b]
Ostertag	(1984)	75,0	92,0[c]

[a] Mit Serosainfiltration.
[b] Mit Lymphknotenmetastasen.
[c] Nur Magenfrühkarzinome.

dert [5, 8, 12, 17, 37], nicht zuletzt auch wegen der hohen Inzidenz falsch-negativer und falsch-positiver intraoperativer Einstufungen [5], so müssen die Ergebnisse einer europäischen sowie einer deutschen Umfrage überraschen, und dies unabhängig von einem u. U. erhöhten Operationsrisiko, möglichen Veränderungen der lokalen Immunantwort bzw. vermehrten Auftreten von Implantationsmetastasen: Lediglich in 27 bzw. 44% der Fälle wird generell eine systematische Lymphknotenexstirpation im Kompartment I und II durchgeführt [11, 34]. Dabei erscheint gerade bei einem solchen Vorgehen eine Verbesserung der Prognose möglich. Diese Ergebnisse basieren allerdings wiederum nur auf retrospektiven Analysen (Tabelle 3) [5, 6, 8, 17, 37].

Unter der Argumentation eines möglicherweise erhöhten Infektionsrisikos und einer u. U. veränderten immunologischen Situation wird eine obligate Splenektomie nur in 8 bzw. 23% der operierten Fälle durchgeführt [11, 34]; bei Berücksichtigung der Tumorlokalisation in höheren Magenabschnitten steigt die Frequenz auf etwa 70% an [11].

Bezüglich der erhöhten Radikalität der Lymphadenektomie, speziell im Milzhilusbereich bzw. der Langzeitergebnisse, wird hingegen der Einfluß der Splenektomie im Vergleich zum Milzerhalt äußerst unterschiedlich beurteilt. Eine signifikante Ausdehnung der Lymphknotenexstirpation erscheint wohl nur bei gleichzeitiger Pankreaslinksresektion realisierbar [37], während retrospektive Daten überwiegend beim Milzerhalt auf eine mögliche Prognoseverbesserung hinweisen [10, 18, 37, 40].

Eigenes Krankengut

Bereits o. a. Argumente haben uns im eigenen Vorgehen seit 1974 veranlaßt - also in einer Zeit mit noch nicht zur Verfügung stehenden bzw. fehlenden validen Daten klinischer Studien bzw. mit wenig exakten Definitionen zum histologieorientierten Vorgehen -, die Gastrektomie als Regeloperation einschließlich einer systematischen Lymphadenektomie im Kompartment I und II, Resektion vom

Tabelle 4. Maligne Magentumoren (eigenes Krankengut: 1968-1987)

n gesamt	1825
Magenfrühkarzinome	152 (8,3%)
Fortgeschrittene Karzinome	1358 (74,5%)
Karzinomrezidive	147 (8,1%)
Karzinome im operierten Magen	85 (4,6%)
Nichtepitheliale, maligne Tumoren	83 (4,5%)

Tabelle 5. Operationsverfahren und Klinikletalität bei 1510 Magenfrüh- und fortgeschrittenen Karzinomen (eigenes Krankengut: 1968-1987)

	Gesamt		Postoperative Letalität	
	n	[%]	n	[%]
Resektionen	1135	*75,2*	120	*10,6*
Subtotale, distale Resektion	313	20,7	40	12,8
Proximale Resektion	108	7,2	18	16,7
Gastrektomie	714	47,3	62	8,7
Ohne Resektion	375	*24,8*	67	*17,9*
Expl. Laparatomie	230	15,2	35	15,2
Gastroenterostomie	58	3,8	13	22,4
Endoprothese	87	5,8	19	21,8
Gesamt	1510	(100)	187	12,4

großen und kleinen Netz und einer obligaten Splenektomie weitgehend konsequent durchzuführen. Eine subtotale, distale Resektion kam dann vorwiegend als Palliativeingriff bzw. bei Patienten mit Tumorlokalisation im Antrum und erhöhtem Operationsrisiko zur Anwendung; eine solche Indikationsstellung lag z. B. in den letzten 5 Jahren in etwa 90% der distalen Resektionen vor.

Bei einer Resektionsquote von insgesamt 75% wurden bisher unter 1825 malignen Magentumoren 1510 Magenfrüh- und fortgeschrittene Karzinome operiert (Tabelle 4). Neben 313 subtotalen, distalen und 108 proximalen Resektionen wurden 714 Gastrektomien durchgeführt (Tabelle 5). Der Anteil der Gastrektomien unter den resezierenden Verfahren machte 62,9% aus, stieg in verschiedenen Zeitintervallen aber von 25,2% über 67,9% auf 81,1% in den letzten 5 Jahren (Tabelle 6). Die Klinikletalität der resezierenden Verfahren betrug insgesamt 10,6%. Ein direkter Vergleich der Letalitätsrate nach subtotaler, distaler Resektion und Gastrektomie läßt mit insgesamt 12,8 bzw. 8,7%, auch bei weiterer Spezifizierung und Berücksichtigung verschiedener Parameter, keine statistisch signifikanten Unterschiede erkennen (Tabelle 7). Die hohe Letalitätsrate nach distaler Resektion ist sicherlich auf die ungünstige Patientenselektion zurückzuführen. Nach erfolgter Gastrektomie hingegen konnte die Komplikations- und Letalitätsrate in den verschiedenen Zeitintervallen generell weiter gesenkt werden; dies trifft auch für die Insuffizienz der Ösophagojejunostomie mit resultierendem leta-

Tabelle 6. Verteilung der Resektionsverfahren bei 1510 Magenfrüh- und fortgeschrittenen Karzinomen in verschiedenen Zeitintervallen (Resektionsquote 75,2%; eigenes Krankengut: 1968-1987)

Resektionsverfahren / Zeitintervalle	Subtotale, distale Resektion		Proximale Resektion		Gastrektomie	
	n	[%]	n	[%]	n	[%]
1968-1973	136	55,3	48	19,5	62	25,2
1974-1981	120	23,1	47	9,0	353	67,9
1982-1986	57	15,4	13	3,5	299	81,1
1968-1986	313	27,6	108	9,5	714	62,9

Tabelle 7. Vergleich der Klinikletalität nach subtotaler, distaler Resektion und Gastrektomie beim Magenkarzinom (eigenes Krankengut: 1968-1987)

Resektionsverfahren / Postoperative Letalität	Subtotale, distale Resektion		Gastrektomie	
	n	[%]	n	[%]
Gesamt	40/313	12,8	62/714	8,7
1968-1973	22/136	16,2	11/62	17,7
1974-1981	11/120	9,2	30/353	8,5
1982-1986	7/57	12,3	21/299	7,0
Alter ≤69 Jahre	26/198	13,1	42/573	7,3
Alter ≥70 Jahre	14/115	12,1	20/141	14,2
Lokalisation mittleres u. unteres Magendrittel	23/179	12,8	11/215	5,1
Präpylorisch	3/47	6,4	0/25	–
Magenfrühkarzinome	7/58	12,1	2/87	2,3
	„Kurative“ Gastrektomie		28/411	6,8
	„Palliative“ Gastrektomie		34/303	11,2

len Ausgang zu (Tabelle 8). Als bevorzugte Rekonstruktionsverfahren wurden dabei die Jejunuminterposition nach Longmire bzw. die nach Roux-Y ausgeschaltete Jejunumschlinge angewendet, wobei die proximale Anastomose fast ausschließlich mit manueller Nahttechnik vorgenommen wurde.

Die Analyse der Überlebensraten erbrachte für alle operierten Patienten eine Fünfjahresüberlebensrate von 22,6%; diese konnte nach erfolgter Resektion auf 29,8% und beim Magenfrühkarzinom auf 78,1% gesteigert werden. Unter den verschiedenen resezierenden Verfahren ließen sich insgesamt keine statistisch signifikanten Unterschiede nachweisen; dies trifft auch bei Berücksichtigung von Tumorlokalisation und histomorphologischer Zuordnung für den erneuten direkten Vergleich zwischen distaler Resektion und Gastrektomie zu, aber auch hier müssen abermals die jeweils unterschiedlichen Patientenrekrutierungs- bzw. -selektionskriterien einer retrospektiven Auswertung Berücksichtigung finden. Generell kann wohl aber eine Fünfjahresüberlebensrate nach kurativ eingestufter

Tabelle 8. Klinikletalität, Frequenz der proximalen Nahtinsuffizienz und deren Verlauf nach 714 Gastrektomien wegen eines Magenkarzinoms in verschiedenen Zeitintervallen (eigenes Krankengut: 1968-1987)

	Gesamt n	Proximale Nahtinsuffizienz				Postoperative Letalität insgesamt	
		gesamt		letal			
		n	[%]	n	[%]	n	[%]
1968-1986	714	68	9,5	22	32,4	62	8,7
1968-1973	62	3	4,8	2	75,0	11	17,7
1974-1981	353	45	12,7	15	33,3	30	8,5
1982-1986	299	22	7,4	5	22,7	21	7,0

Tabelle 9. Überlebensraten nach 1510 Operationen wegen Magenfrühkarzinomen und fortgeschrittenen Karzinomen (Life-table-Methode [4]; incl. Klinikletalität; eigenes Krankengut: 1968-1987)

	Gesamt n	Überlebensraten (% ± SE)	
		5 Jahre	10 Jahre
Magenfrüh- u. fortgeschr. Karzinome	1510	22,6 ± 1,2	18,2 ± 1,2
fortgeschrittene Karzinome	1358	16,4 ± 1,1	12,6 ± 1,0
Magenfrühkarzinome	152	78,1 ± 3,7	68,8 ± 4,7
Resektionen	1135	29,8 ± 1,5	23,9 ± 1,5
- subtotale, distale Resektionen	313	33,2 ± 2,8	25,7 ± 2,7
- proximale Resektionen	108	21,7 ± 4,1	15,5 ± 3,7
- Gastrektomien	714	30,5 ± 2,0	26,3 ± 2,0
- „kurative“ Gastrektomien	411	47,6 ± 2,9	41,3 ± 3,2
- „palliative“ Gastrektomien	303	6,9 ± 1,6	6,3 ± 1,6
- „kurative“ Gastrektomien (ab 1974)	377	49,3 ± 3,2	43,1 ± 3,5

Tabelle 10. Vergleich der Überlebensraten nach subtotaler, distaler Resektion und Gastrektomie wegen Magenkarzinom unter Berücksichtigung von Tumortyp und -lokalisation (Life-table-Methode [4]; incl. Klinikletalität; eigenes Krankengut: 1968-1987)

	Gesamt n	Überlebensraten (% ± SE)	
		5 Jahre	10 Jahre
Lokalisation: mittleres u. distales Drittel			
- subtotale, distale Resektionen	179	39,8 ± 3,7	31,3 ± 3,6
- Gastrektomien	215	50,5 ± 3,7	45,9 ± 3,9
Histologie „intestinal“			
- subtotale, distale Resektionen	156	30,4 ± 4,1	23,3 ± 4,0
- Gastrektomien	246	29,0 ± 3,7	25,8 ± 3,8
Lokalisation u. Histologie: mittleres u. distales Drittel; „intestinal“			
- subtotale, distale Resektionen	85	34,1 ± 4,9	26,1 ± 4,7
- Gastrektomien	62	43,3 ± 7,3	39,9 ± 7,5

Gastrektomie von etwa 50% mit sich in den letzten Jahren stabilisierender bzw. ansteigender Tendenz als positive Entwicklung angesehen werden (Tabellen 9 und 10).

Schlußfolgerungen

Die derzeitige Situation zum Stand der chirurgischen Therapie des Magenkarzinoms ist exkursorisch aufgezeigt: Im eigenen Vorgehen wurde aufgrund der durch die erzielten Ergebnisse unterstützten, aber nicht beweisenden Argumentation für ein Behandlungsverfahren dieses in verschiedenen Entwicklungsstufen kontinuierlich und konsequent verfolgt [25, 26, 31, 32]. Obgleich sich nach genereller Auffassung in den letzten Jahren eine zunehmende Annäherung primär in der Interpretation onkologisch unterschiedlicher, per se aber wohl nicht gegensätzlicher Standpunkte und Meinungen angedeutet hat, müssen allerdings die Ergebnisse von Umfragen zum chirurgischen Vorgehen hinsichtlich einer adäquaten bzw. ausreichenden Radikalität kritisch beurteilt werden, wenn die Frequenz der Gastrektomie als bevorzugtes Operationsverfahren lediglich 20-40% ausmacht (Tabelle 11) [11, 34]. Dieses verwundert um so mehr, da bei exakter Definition und konsequenter Durchführung des histologieorientierten Vorgehens bezüglich Tumorklassifikation nach Laurén und Tumorlokalisation unter nachfolgender Beachtung der zu fordernden oralen Sicherheitsabstände eine Gastrektomiefrequenz von mehr als 60% resultiert [6]. Bei Vorgabe und Beachtung der Definitionen eines solchen Vorgehens lassen sich zudem numerisch recht exakt die Fälle beschreiben und erfassen, in denen eine Gastrektomie als Regeloperation gegenüber dem individuellen, histomorphologisch differenzierten Operationsverfahren eine Übertherapie darstellen mag bzw. zu fordern ist. Eine im Rahmen einer multizentrischen Studie sehr genaue Auswertung und Aufschlüsselung im eigenen Krankengut zeigt nun, daß bei liberaler Auslegung der histologisch orientierten Kriterien, d.h. beim Vorliegen eines intestinalen Karzinomtyps des mittleren und unteren Magendrittels sowie eines „diffusen" Karzinoms des distalen Magens, in etwa 30% alternativ zur durchgeführten Gastrektomie eine subtotale, distale Resektion möglich und auch von onkologischer Forderung her ausreichend sein kann. Bei weiterer Einengung der Indikationsstellung, d.h. jetzt alleiniger Berücksichtigung von intestinalen Antrumkarzinomen, reduziert sich dann der zur Diskussion stehende Anteil um alternativ mögliche chirurgische Therapieverfahren auf etwa 5% (Tabelle 12), wobei sich diese Relationsquoten im eigenen Material als sich zunehmend stabilisierend und konstant erwiesen haben [26].

Ein weiterer Rückgang alternativ möglicher Resektionsverfahren erscheint zudem bei Beachtung epidemiologischer Daten mit Absinken von intestinalen, distalen Magenkarzinomen bei gleichzeitig zunehmender Inzidenz von Karzinomen des ösophagogastrischen Übergangs möglich, ohne daß sich dabei ein Anstieg früher Tumorstadien abzeichnet [2, 8, 13, 27, 38]. Wenn auch die Beurteilungsparameter primär unterschiedlicher Therapieansätze objektivierbarer und transparenter geworden zu sein scheinen, hat weiterhin die Forderung nach klinischen, multizentrischen und interdisziplinären Studien nicht an Aktualität verloren; dies trifft in gleicher Weise für Untersuchungen zum therapeutischen und

Tabelle 11. Ergebnisse von Umfragen zur chirurgischen Therapie des Magenkarzinoms (Literaturübersicht [11, 16, 34])

- Kieninger et al. (1982)
  Umfrage in der BRD: 208 Kliniken - 6023 Patienten
  Gastrektomie „de principe" ~15%
  Gastrektomie „bevorzugt" ~32%
  (66 von 208 Kliniken)
- Raab et al. (1987)
  Umfrage in der BRD: 1141 Kliniken
  nichtunivers. Kliniken: Gastrektomie „bevorzugt" ~26%
  univ. Kliniken: Gastrektomie „bevorzugt" ~22%
- Günther et al. (1987)
  Umfrage in Europa: 62 Kliniken - 16594 Patienten
  Gastrektomie „de principe" ~1,6%
  (1 von 62 Kliniken)
  bei diffusem Karzinom: Gastrektomie „bevorzugt" ~44%

Tabelle 12. Tumorlokalisation und histologische Klassifizierung nach Laurén bei 96 Gastrektomien: Anteil alternativ möglicher distaler Resektionen bei histologieorientiertem Vorgehen (eigenes Krankengut: 15.4. 1986-31.08. 1987)

Histologische Klassifizierung / Tumorlokalisation	„intestinal"			„diffus"			Nicht-klass. bzw. Mischformen	
	n	[%]		n	[%]		n	[%]
Ausgedehnt	2	2,1		1	1,0		1	1,0
Proximales Magendrittel	31	32,3		6	6,3		3	3,1
Proximales/mittleres Magendrittel	3	3,1	2*	3	3,1		1	1,0
Mittleres Magendrittel	8	8,3		12	12,5	2*	–	–
Mittleres/unteres Magendrittel	2	2,1	1*	2	2,1		3	3,1
Unteres Magendrittel	6	6,3		12	12,5		–	–
Gesamt	52	54,2		36	37,5		8	8,3

* Postoperative Letalität n = 1 (1,04%).

Anteil distaler Resektionen bei histologieorientiertem Vorgehen

1* = 6/96 (6,3%)

2* = 30/96 (31,3%)

prognostischen Wert einer erweiterten Lymphadenektomie, z.B. im Kompartment III [15, 17, 28, 37, 40], wie auch für rein palliative chirurgische Maßnahmen zu, besonders auch unter dem Aspekt der möglichen Anwendung effektiver, neoadjuvant eingesetzter Chemotherapieverfahren. Nur dann können die immer noch primär argumentativ unterstützten Ausgangs- und Bewertungskriterien, ohne die hinreichend bekannten Spekulationen, durch entsprechend valide Ergebnisse be- oder widerlegt werden.

Literatur

1. Bonzetti F, Bonfanti G, Bufalino R, Menotti V et al. (1982) Adequacy of margins of resection in gastrectomy for cancer. Ann Surg 196: 685
2. Cunningham D, Hole D, Taggart DJ, Soukop M et al. (1987) Evaluation of the prognostic factors in gastric cancer: the effect of chemotherapy on survival. Br J Surg 74: 715
3. Cuschieri A (1986) Gastrectomy for gastric cancer: definitions and objectives. Br J Surg 73: 513
4. Cutler SJ, Ederer F (1958) Maximum utilization of the life table method in analyzing survival. J Chron Dis 8: 699
5. Gall FP, Hermanek P (1984) Indikation für die systematische Lymphknotendissektion beim Magenkarzinom. In: Rohde H, Troidl H (Hrsg) Das Magenkarzinom. Thieme, Stuttgart
6. Gall FP, Hermanek P (1985) New aspects in the surgical treatment of gastric carcinoma - a comparative study of 1636 patients operated on between 1969 and 1982. Eur J Surg Oncol 11: 219
7. Gennari L, Bozetti F, Bonfanti G, Morabito A et al. (1986) Subtotal versus total gastrectomy for cancer of the lower two thirds of the stomach: a new approach to an old problem. Br J Surg 73: 634
8. Gentsch HH (1986) Maligne Tumoren des Magens. In: Gall FP, Hermanek P, Tonak J (Hrsg) Chirurgische Onkologie. Springer, Berlin Heidelberg New York Tokyo
9. Gilbertsen VA (1969) Results of treatment of stomach cancer. Cancer 23: 1305

9a. Gouzi JL, Paquet JC (1987) Abstract 344. Proc 32nd World Congress of Surgery, Sidney

10. Grundmann R, Weber F, Raab M (1987) Splenektomie bei Gastrektomie? Eine Analyse der postoperativen Morbidität und des Patientenüberlebens. Aktuel Chir 22: 91
11. Günther B, Teichmann RK, Demmel N, Krämling H-J, Heberer G (1987) Aktuelle Chirurgie des Magenkarzinoms. MMW 129: 285
12. Hermanek P (1982) Magenkarzinom: Chirurgische Pathologie, TNM-Systeme. Langenbecks Arch Chir 358: 57
13. Hölscher AH, Siewert JR (1985) Surgical treatment of adenocarcinoma of the gastrooesophageal junction. Dig Surg 2: 1
14. Inberg MV, Laurén P, Viikari SJ (1980) Die Prognose des Magenkarzinoms vom intestinalen Typ und vom diffusen Typ nach Magenresektion. In: Beger DG, Bergemann W, Oshima H (Hrsg): Das Magenkarzinom. Thieme, Stuttgart
15. Keighley MRB, Moore J, Roginski C, Powell J, Thompsen H (1984) Incidence and prognosis of N_4 node involvement in gastric cancer. Br J Surg 71: 863
16. Kieninger G, Koslowski L, Kurz L, Breucha G et al. (1984) Derzeitige operative Strategie beim Magenkarzinom in Deutschland. Ergebnisse einer Umfrage. In: Häring R (Hrsg) Therapie des Magenkarzinoms. Edition medizin, Weinheim
17. Kodoma Y et al. (1981) Evaluation of extensive lymph node dissection for carcinoma of the stomach. World J Surg 5: 241
18. Lersch C, Schreiner J, Demmel N et al. (1985) Monitoring immunocompetent cells in the peripheral blood of stomach cancer patients after splenectomy and gastrectomy. J Cancer Res Clin Oncol 110: 225
19. Longmire WP (1947) Total gastrectomy for carcinoma of the stomach. Surg Gynecol Obstet 84: 21
20. Longmire WP (1980) Gastric carcinoma: is radical gastrectomy worth while? Ann R Coll Surg Engl 62: 25
21. Lortat-Jacob JL, Guili R, Estenne B, Clot P (1975) Intérèt de la gastrectomie totale pour le traitement des cancers de l'estomac. Chirurgie 101: 59
22. Lundh G, Burn JI, Kolig G (1974) A co-operative international study of gastric cancer. Ann R Coll Surg Engl 54: 219
23. Mc Neer, Bowden L, Booher RJ, Mc Peak ChJ (1974) Elective total gastrectomy for cancer of the stomach: end results. Ann Surg 180: 252
24. Merkle P (1978) Ausdehnung und Taktik bei der operativen Therapie des Magenkarzinoms. Klinkarzt 7: 381
25. Meyer H-J, Pichlmayr R, Geerlings H (1985) Die Gastrektomie als Regeloperation beim

Magenkarzinom. In: Bünte H, Langhans P, Meyer H-J, Pichlmayr R (Hrsg) Aktuelle Therapie des Magenkarzinoms. Springer, Berlin Heidelberg New York Tokyo

26. Meyer H-J, Jähne J, Pichlmayr R (1987) Magenkarzinom: Gastrektomie de principe. Langenbecks Arch Chir 372: 571
27. Meyers WC, Diaminano RJ, Rotolo FS, Postlethwait RW (1987) Adenocarcinoma of the stomach. Ann Surg 205: 1
28. Mishima Y, Hirayama R (1987) The role of lymph node surgery in gastric cancer. World J Surg 11: 406
29. Papachristou DN, Koras M, Fortner JG (1979) Anastomotic recurrence in the oesophagus complicating gastrectomy for adenocarcinoma of the stomach. Br J Surg 66: 609
30. Papachristou DN, Fortner JG (1982) Choice of the operative procedure for adenocarcinoma of the gastric antrum. J Surg Oncol 21: 241
31. Pichlmayr R, Meyer H-J (1979) Value of the gastrectomy „de principe". In: Herfarth Ch, Schlag P (eds) Gastric cancer. Springer, Berlin Heidelberg New York
32. Pichlmayr R, Meyer H-J (im Druck) Indication for total gastrectomy. Nutrition
33. Priesching A (1980) Die Therapie des Magenkarzinoms. Urban & Schwarzenberg, München
34. Raab M, Godehardt E (1987) Umfrage zur chirurgischen Behandlung des Magenkarzinoms. Med Klin 82: 186
35. Rush BF, Ravitch MM (1962) The evaluation of the total gastrectomy. Int Abst Surg 114: 411
36. Siewert JR, Ketterl R (1985) Chirurgische Standortbestimmung: Magenkarzinom. Z Gastroenterol 29: 100
37. Siewert JR, Lange J, Böttcher K, Becker K, Stier A (1986) Lymphadenektomie beim Magenkarzinom. Langenbecks Arch Chir 268: 137
38. Siewert JR, Lange J, Böttcher K, Hölscher M, Weiser HF, Gössner W (1987) Magenkarzinom - Bestandsaufnahme aus chirurgischer Sicht. Dtsch Med Wochenschr 112: 622
39. Schlag P, Herfarth Ch (1984) Beziehung zwischen Ausdehnung des operativen Primäreingriffs und locoregionären Rezidiven. In: Rhode H, Troidl H (Hrsg) Das Magenkarzinom. Thieme, Stuttgart
40. Yoshino K, Haruyama K (1983) Bedeutung der Splenektomie für die Lymphknotenausräumung beim Magenkarzinom. Aktuel Chir 18: 81

Chirurgische Therapie des Magenkarzinoms: Karzinome des gastroösophagealen Übergangs

A. H. Hölscher, M. Schüler, J. R. Siewert

Die chirurgische Therapie der Karzinome des gastroösophagealen Übergangs ist im Rahmen der Diskussion über das Magenkarzinom aus 2 Gründen von besonderem Interesse: Zum einen ist von Autoren aus verschiedenen Ländern in den letzten Jahren über eine relative Zunahme des sog. Kardiakarzinoms berichtet worden (Cady u. Choe 1977; Antonioli u. Goldman 1984; Kalish et al. 1984; Ottenjann 1984; Patterson 1987). Diese Verschiebung der Topographie des Magenkarzinoms, die im deutschen Sprachraum von Ottenjann beschrieben wurde, läßt sich auch im eigenen Krankengut der letzten 5 Jahre nachvollziehen. Zum anderen ist die chirurgische Verfahrenswahl beim sog. Kardiakarzinom ebenso umstritten wie die Definition dieses Begriffs (Abb. 1). In einer Umfrage an 22 chirurgischen Kliniken in Europa, die 1200 Patienten mit Kardiakarzinomen umfaßte, wurden allein hinsichtlich des Resektionsausmaßes 7 verschiedene Varianten genannt (Hölscher u. Siewert 1985).

Einige Autoren (Giuli u. Gignoux 1980; Kunath u. Joka 1983) befürworten eine totale Ösophagogastrektomie, andere Autoren betonen die Notwendigkeit einer prinzipiellen Gastrektomie (Kock 1972; Papachristou u. Fortner 1980), wieder andere geben sich mit einer regional begrenzten Kardiaresektion (Sasse et al. 1985) zufrieden. Ursache dieser therapeutischen Unsicherheit ist einmal ein Mangel an Fakten über die mit den verschiedenen Verfahren erreichbaren Therapieergebnisse, zum anderen aber auch die mangelhafte Definition des Begriffs „Kardiakarzinom" in der Literatur (Sasse et al. 1985; Siedeck 1981). Solange aber unter diesem Begriff unterschiedliche Tumortypen zusammengefaßt werden, sind die Behandlungsergebnisse schwer vergleichbar und es können auch keine klaren therapeutischen Richtlinien erwartet werden.

In der Chirurgischen Klinik der Technischen Universität München werden mit dem Begriff „Kardiakarzinom" Adenokarzinome des gastroösophagealen Übergangs bezeichnet, wobei als gastroösophagealer Übergang der Bereich 5 cm oral und aboral des unteren Ösophagussphinkters verstanden wird. Distale Ösophaguskarzinome und subkardiale Magenkarzinome werden nur in diese Kategorie aufgenommen, wenn sie die Kardia, d.h. den Bereich des unteren Ösophagussphinkters infiltrieren. Um diese Definition mehr einzuengen, gilt als zweites Kriterium die Notwendigkeit eines abdominothorakalen oder eines abdominotranshiatalen Vorgehens zum Zweck der radikalen Tumorresektion.

Folgt man dieser Definition, so beinhaltet der Begriff „Kardiakarzinom" 3 verschiedene Adenokarzinomtypen (Abb. 2):

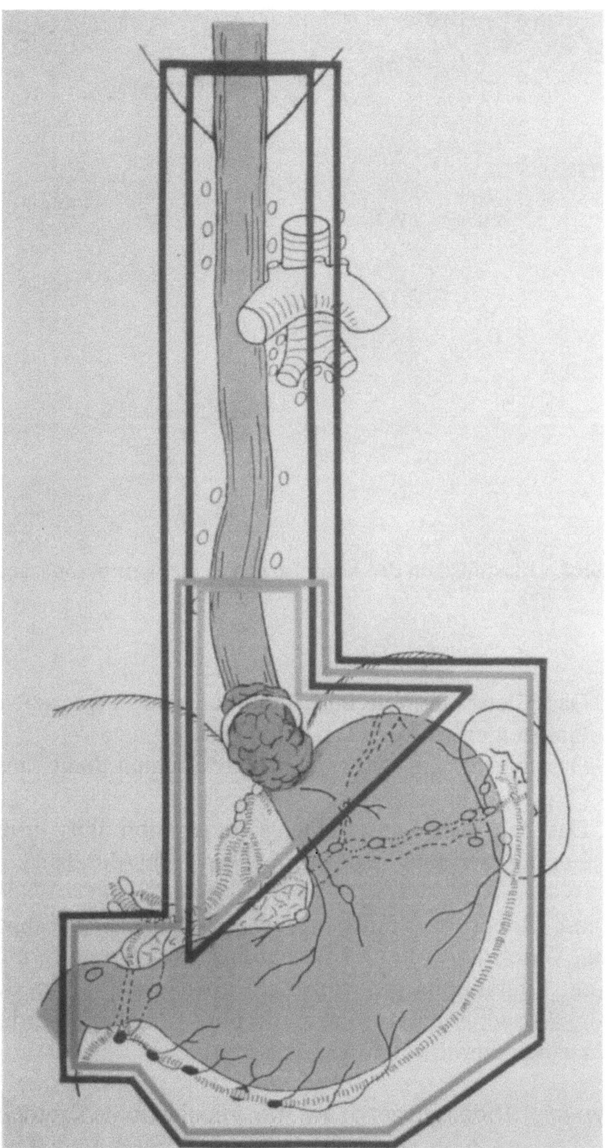

Abb. 1. Schematische Darstellung unterschiedlicher Resektionsausmaße beim Adenokarzinom des gastroösophagealen Übergangs: begrenzte Kardiaresektion, distale Ösophagektomie und totale Gastrektomie, subtotale Ösophagusresektion und proximale Gastrektomie, totale Ösophagogastrektomie

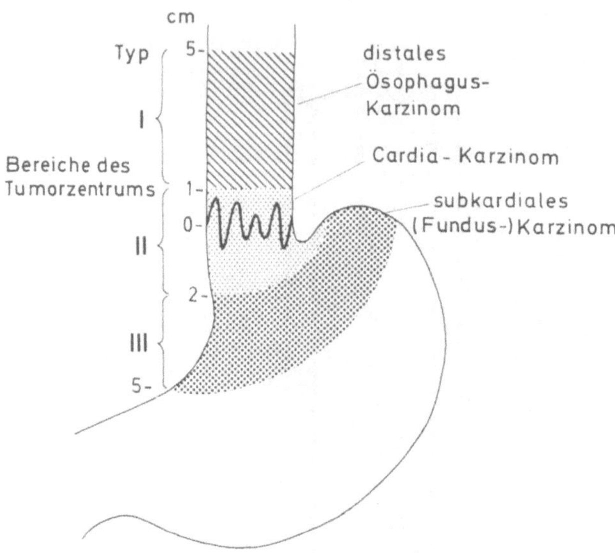

Abb. 2. Klassifikation der Adenokarzinome des gastroösophagealen Übergangs

1. Das Adenokarzinom im Endobrachyösophagus, soweit es sich in den genannten Grenzen entwickelt (Typ I) (Abb. 3 a).
2. Das eigentliche, von der Kardiaschleimhaut ausgehende Kardiakarzinom (Typ II) (Abb. 3 b).
3. Das den distalen Ösophagus meist submukös infiltrierende subkardiale oder Funduskarzinom des Magens (Typ III) (Abb. 3 c).

Diese Tumortypen machen eine unterschiedliche chirurgische Therapie notwendig. Verfahrenswahl und Resektionsausmaß sind in unserer Klinik 1982 aufgrund einer Literaturanalyse, vor allem aber orientiert an einer retrospektiven Analyse von 49 operierten Kardiakarzinomen festgelegt worden (Siewert et al. 1981). Im einzelnen wurde wie folgt verfahren:

Typ I: Abdominozervikale transmediastinale subtotale Ösophagektomie, proximale Gastrektomie (Fundektomie) und Lymphadenektomie des sog. Kompartments II (Siewert et al. 1986); Rekonstruktion der Intestinalpassage durch Magenschlauchbildung mit zervikaler Anastomose (Abb. 4).

Typ II: Im klinischen Stadium I/II (UICC, s. Hermanek et al. 1987) totale Gastrektomie mit distaler Ösophagusresektion (abdominothorakal) und Rekonstruktion durch gestielte Ösophagojejunoplikatio (Roux-Y) (Siewert u. Hölscher 1985). In fortgeschrittenen Stadien III und IV: totale Gastrektomie und subtotale Ösophagektomie; Rekonstruktion durch Koloninterposition (linke Kolonflexur mit Colon transversum gestielt an der A. colica sinistra) mit zervikaler Anastomose und Koloduodenostomie (Abb. 4).

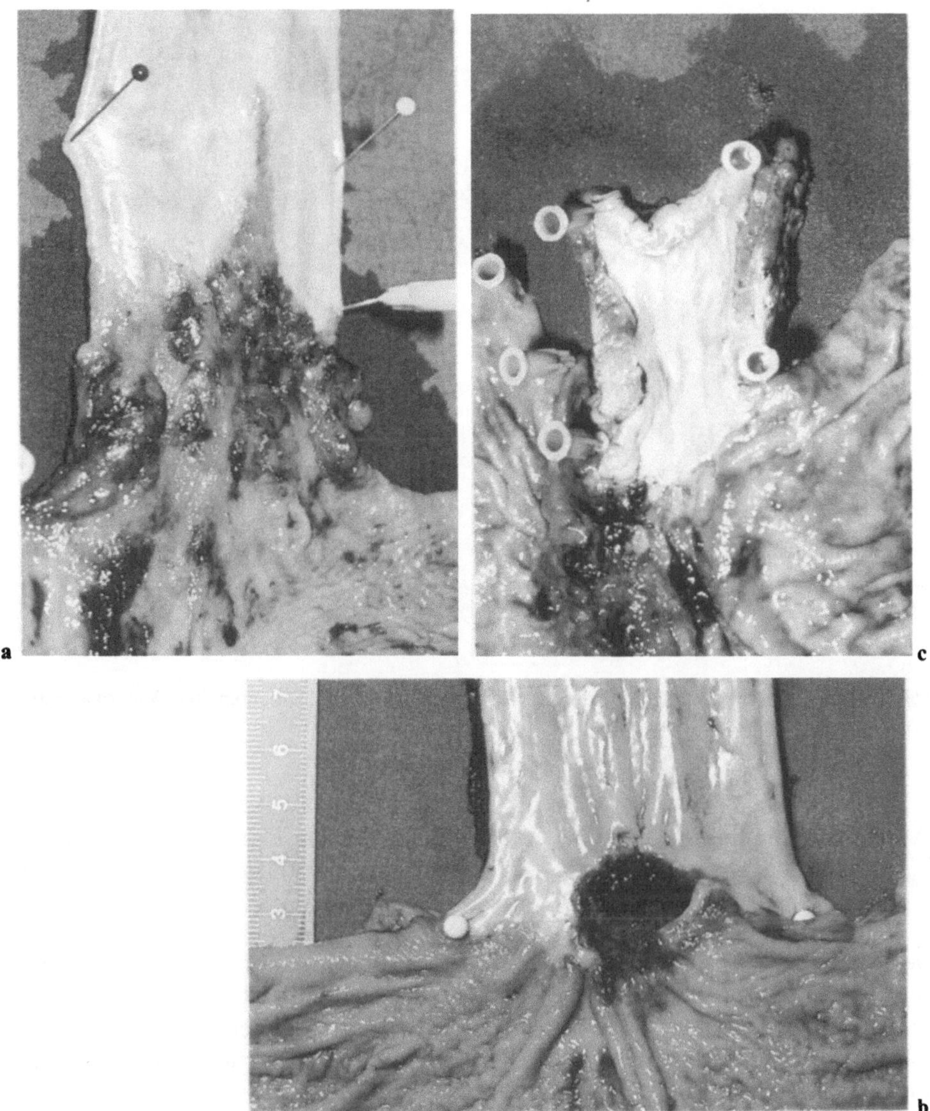

Abb. 3. **a** Typ I: Adenokarzinom im Endobrachyösophagus, **b** Typ II: Adenokarzinom der Kardiaschleimhaut, **c** Typ III: subkardiales Adenokarzinom

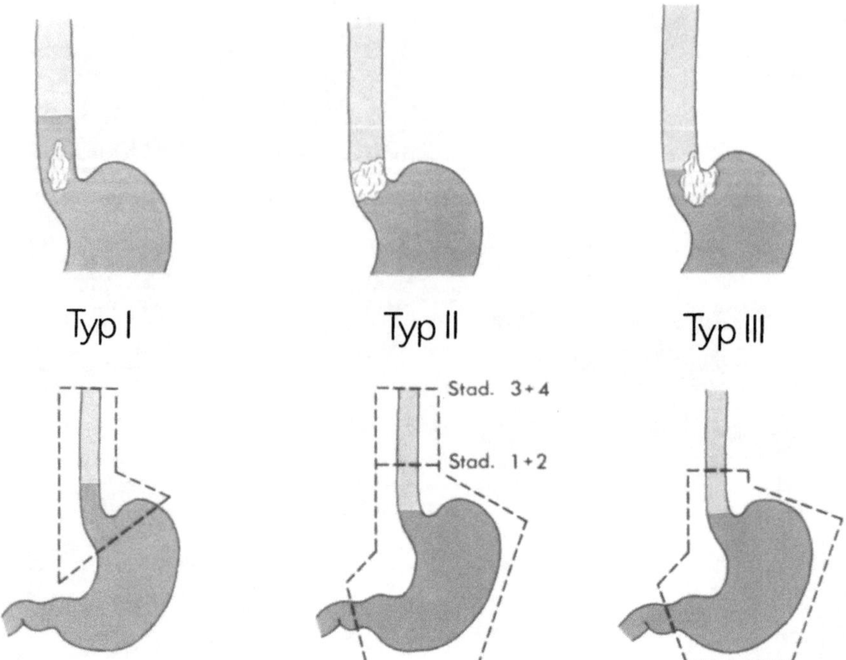

Abb. 4. Schematische Darstellung des Resektionsausmaßes bei Patienten mit Adenokarzinom des gastroösophagealen Übergangs

Typ III: Abdominothorakale bzw. abdominotranshiatale totale Gastrektomie mit distaler Ösophagusresektion, Rekonstruktion durch gestielte Ösophagojejunoplikatio (Roux-Y) (Abb. 4).

Der primär verwendete abdominolinksthorakale Zugang durch den Rippenbogen beim Typ II und III wurde im letzten Jahr durch getrennte abdominorechtsthorakale Inzisionen ersetzt. Dieser Zugang führt zu einer besseren Exposition proximaler Ösophagusabschnitte und ist hinsichtlich frühpostoperativer Beschwerden günstiger.

Seit dem 1. 7. 1982 wurden alle sog. Kardiakarzinome, die dieser Definition entsprachen, prospektiv in einem Protokoll erfaßt, dokumentiert und pathologisch-anatomisch aufgearbeitet. Die jetzige Auswertung der Protokolle erfolgte unter der Fragestellung, ob sich diese Klassifikation und die daraus gezogenen therapeutischen Konsequenzen bei kritischer Analyse bewährt haben.

Methodik

Sämtliche Patienten wurden einheitlich nach einem festgelegten Protokoll präoperativ diagnostiziert. Dazu wurde zum Zweck der topographisch-anatomischen Lokalisation des Tumors eine große Thoraxübersichtsaufnahme mit Kontrastmit-

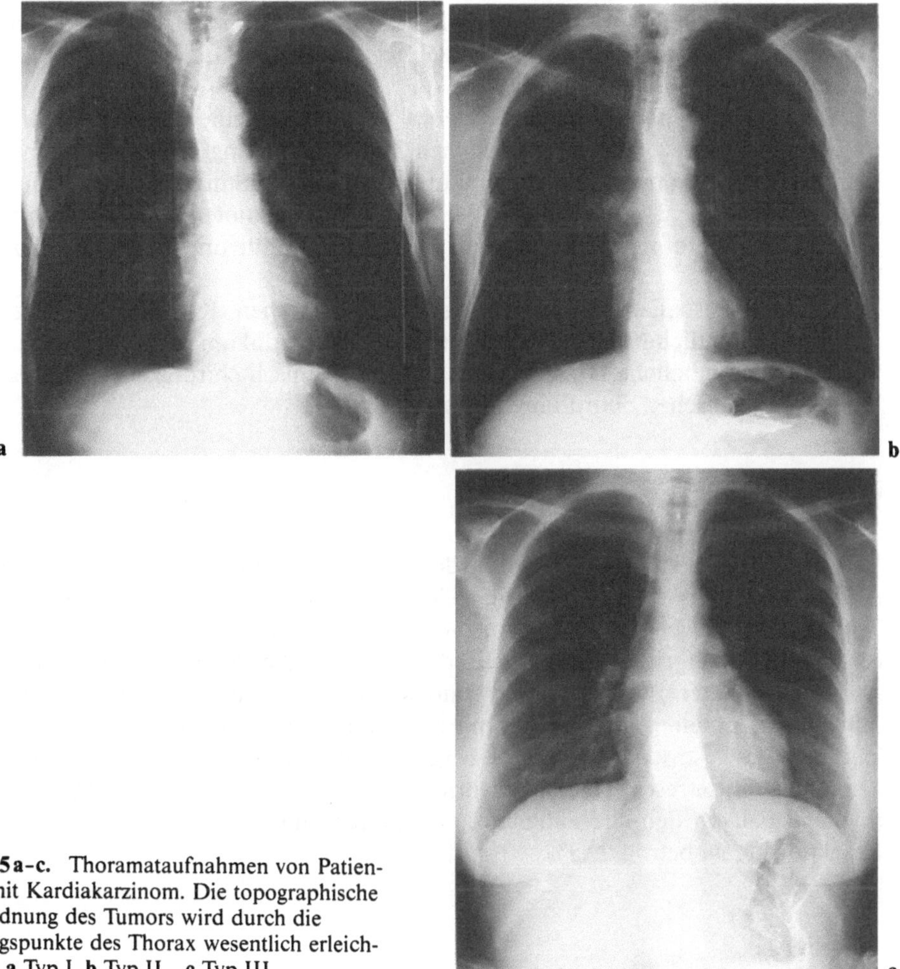

Abb. 5a–c. Thoramataufnahmen von Patienten mit Kardiakarzinom. Die topographische Zuordnung des Tumors wird durch die Bezugspunkte des Thorax wesentlich erleichtert. **a** Typ I, **b** Typ II, **c** Typ III

teldarstellung von Ösophagus und Magen in 2 Ebenen angefertigt (sog. Thoramataufnahme) (Abb. 5a–c). Weiterhin erfolgte die computertomographische Untersuchung von Thorax und Oberbauch sowie die Endoskopie. Aufgrund der so erhobenen Befunde wurde eine präoperative Zuordnung des jeweiligen Kardiakarzinoms zu einem der 3 Tumortypen vorgenommen.

Diese präoperative Zuordnung zu einem der Tumortypen wurde intraoperativ noch einmal überprüft und ggf. korrigiert. Die Verfahrenswahl erfolgte dann entsprechend dem eingangs aufgezeigten Schema.

Nach Abschluß der Operation wurde durch den Chirurgen eine exakte Tumordokumentation auf einem entsprechenden Formblatt durchgeführt. Darüber hinaus wurde jedes Präparat photographiert.

Abschließend erfolgt im pathologischen Institut die Xeromakrographie des Präparats (Schüler 1987) und nach Formalinfixation eine erneute Photodokumentation. Nach Vermessung des Tumors wurde aufgrund makroskopischer Kriterien auch durch den Pathologen eine Klassifikation des Tumors entsprechend den o.g. Tumortypen vorgenommen, wobei die Lokalisation des Tumorzentrums für die Zuordnung entscheidend war.

Die Operationspräparate wurden dann entsprechend einem vorgegebenen Protokoll aufgearbeitet. Neben der üblichen Tumorbefundung erfolgte die Untersuchung des Operationspräparats oral und aboral in 1-cm-Stufen zur Festlegung der Tumorausbreitung. Darüber hinaus wurden die Lymphknoten, die bei der Lymphadenektomie entfernt worden waren, präpariert, gezählt und histologisch untersucht.

In einer abschließenden chirurgisch-pathologischen Konferenz wurde die Zuordnung sämtlicher Präparate aufgrund der Tumordokumentation noch einmal überprüft und mögliche Diskrepanzen zwischen klinisch-chirurgischer und pathologisch-anatomischer Zuordnung aufgelöst.

Krankengut

Vom 1.7. 1982 bis zum 1.10. 1987 wurden insgesamt 189 Patienten mit einem Adenokarzinom des gastroösophagealen Übergangs in der Chirurgischen Klinik der Technischen Universität München zur Behandlung aufgenommen. 38 Patienten erwiesen sich aufgrund der Vorbefunde als inoperabel (schlechter Allgemeinzustand, hohes Alter, Fernmetastasen) und wurden einer Lasertherapie und intraluminalen Afterloading-Strahlentherapie zugeführt. 151 Patienten mit einem Adenokarzinom des gastroösophagealen Übergangs wurden operiert und in der eingangs genannten Weise reseziert. Das entspricht einer Operationsquote von 80%. Außer in einem Fall wurden alle Patienten, die operiert wurden, auch reseziert, d.h. die Resektionsquote betrug 99,3%.

Ergebnisse

Aufgrund der genannten Kriterien ergab sich die in Tabelle 1 dargestellte Verteilung der Tumortypen. Dabei wurde die in der abschließenden klinisch-chirurgisch/pathologisch-anatomischen Konferenz beschlossene Zuordnung zugrunde gelegt.

Epidemiologische Charakteristika und Tumorstadien dieser Patienten sind in den Tabellen 2 u. 3 wiedergegeben. Als Grundlage der TNM-Zuordnung diente die UICC-Klassifikation, nach der auch die vor 1987 operierten Karzinome reklassifiziert wurden.

Um die Lymphknotenmetastasierung in die verschiedenen Kompartments im einzelnen zu dokumentieren, wurde diese Klassifikation für die N-Stadien folgendermaßen modifiziert:

Für die Metastasierung in die regionären Lymphknoten (Kompartment I) wurde ein N1 angegeben, für die Metastasierung in Kompartment II ein N2 und in Kompartment III ein N3. Als regionäre Lymphknoten wurden beim Adenokarzi-

Tabelle 1. Eigenes Krankengut mit Verteilung der Tumortypen I-III bei 151 Patienten mit einem Adenokarzinom des gastroösophagealen Übergangs

	n
1.7.82-1.10.87	189
Palliative Behandlung (Laser/Afterloading)	38
Resektionen	151
Typ I	48 32%
Typ II	38 25%
Typ III	65 43%

Tabelle 2. Epidemiologische Charakteristika und Häufigkeit des Endobrachyösophagus

	Alter (Jahre)		Geschlecht ♂ : ♀	Endobrachy-ösophagus
	$\bar{x}$	(Bereich)		
Typ I	60	(29-74)	5 : 1	75%
Typ II	55	(25-77)	4,5: 1	5%
Typ III	64	(31-78)	2,6: 1	0%

Tabelle 3. Verteilung der Tumorstadien I u. II sowie III u. IV im eigenen Krankengut

Typ	n	I+II pT1-pT2 N0-1 M0 (+pT3 N0 M0)	III+VI pT3-pT4>N1 MX (+pT2≥N2 M0)
I	48	33,3%	66,7%
II	38	39,4%	60,6%
III	65	38,5%	61,5%

nom des distalen Ösophagus (Typ I) die thorakalen und perigastrischen Lymphknoten bewertet, für die Typen II und III wie beim Magenkarzinom nur die perigastrischen Lymphknoten in Kompartment I.

Die Häufigkeit und Verteilung von Lymphknotenmetastasen sind in Tabelle 4-6 aufgeführt, die Tumorinfiltration der oralen und aboralen Resektionsränder ist in Tabelle 7 dargestellt. Einige aus chirurgischer Sicht wichtige histologische Ergebnisse sind in Abb. 6 zusammengestellt.

Die Ergebnisse der chirurgischen Therapie wurden einmal orientiert am Tumortyp (Tabelle 8) und einmal orientiert am operativen Eingriff (Tabelle 9) analysiert. Schließlich wurde die Prognose der verschiedenen Tumortypen durch Überlebenskurven ermittelt (Abb. 7).

Tabelle 4. Durchschnittliche Zahl der exstirpierten Lymphknoten mit Anteil der befallenen Lymphknoten in Abhängigkeit vom Tumortyp

Typ	Gesamt	Befallen
I	36	14
II	38	11
III	43	14

Tabelle 5. Häufigkeit einer Lymphknotenmetastasierung in Abhängigkeit vom Tumortyp (N0 bzw. N ⩾ 1)

	Lymphknoten befallen [%]	Lymphknoten nicht befallen [%]
Typ I	77,1	22,9
Typ II	78,9	21,1
Typ III	76,9	23,1

Tabelle 6. Befall der unterschiedlichen Lymphknotenstationen nach dem TNM-System in Abhängigkeit vom Tumorstadium und Tumortyp (Auswertung der Fälle vom 1.10. 1986-1.10. 1987)

Typ	n	pT1-pT2				pT3-pT4			
		N0	N1	N2	N3 (%)	N0	N1	N2	N3 (%)
I	12	25	16,7	0	-	8,3	50	0	-
II	15	33,3	13,3	20	-	-	6,7	26,7	-
III	17	29,4	23,5	11,8	-	-	5,9	17	11,8

Tabelle 7. Tumorinfiltration der Resektionsränder beim Adenokarzinom des gastroösophagealen Übergangs

Typ	n	Tumor am oralen Resektionsrand		Tumor am aboralen Resektionsrand	
		n	[%]	n	[%]
I	48	2[a]	4,1	1	2,1
II	38	3[b] (totale Ösophago-gastrektomie 0%)	7,8	1	2,6
III	65	12[b]	18,4	3	4,6

[a] zervikaler Resektionsrand (subtotale Ösophagektomie).
[b] Resektionsrand bei distaler Ösophagusresektion.

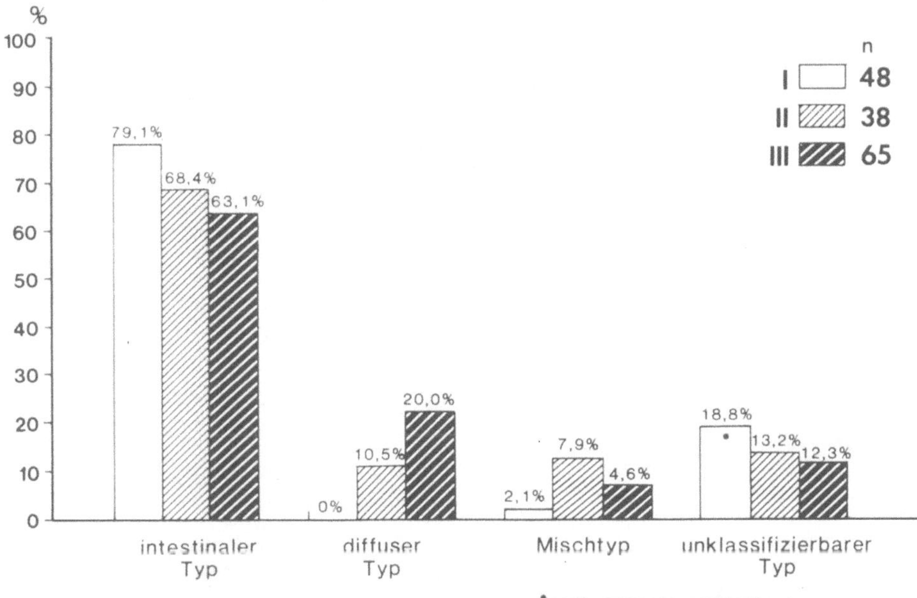

Abb. 6. Laurén-Klassifikation und weitere histologische Differenzierung von 151 Patienten mit Adenokarzinomen des gastroösophagealen Übergangs

Tabelle 8. Ergebnisse der chirurgischen Therapie von 151 Patienten mit Adenokarzinom des gastroösophagealen Übergangs entsprechend dem Tumortyp

Typ	Gesamt	30-Tage-Letalität		Klinikletalität	
		n	[%]	n	[%]
I	48	4	8,3	6	12,0
II	38	2	5,2	5	13,1
III	65	2	3,1	4	6,1
I-III	151	8	5,2	15	9,9

Tabelle 9. Letalität der verschiedenen chirurgischen Eingriffstypen bei 151 Patienten mit Adenokarzinom des gastroösophagealen Übergangs. Geringe zahlenmäßige Verschiebungen gegenüber den Daten aus Tabelle 8 ergeben sich durch Erweiterungen des Eingriffs aus operationstechnischen Gründen über das geplante Resektionsausmaß hinaus und durch Diskrepanzen zwischen präoperativ-chirurgischer und intra- bzw. postoperativer pathologisch-anatomischer Klassifikation

Operationsverfahren	n	30-Tage-Letalität		Klinikletalität	
		n	[%]	n	[%]
Transmediastinale Ösophagusdissektion	50	3	6	5	10,0
Totale Ösophagogastrektomie	21	3	14,2	3	14,2
Distale Ösophagektomie u. totale Gastrektomie	80	2	2,5	7	8,7
- abdominothorakal	−50	−1	− 2	−5	−10,0
– abdominotranshiatal	−30	−1	− 3,5	−2	− 6,6

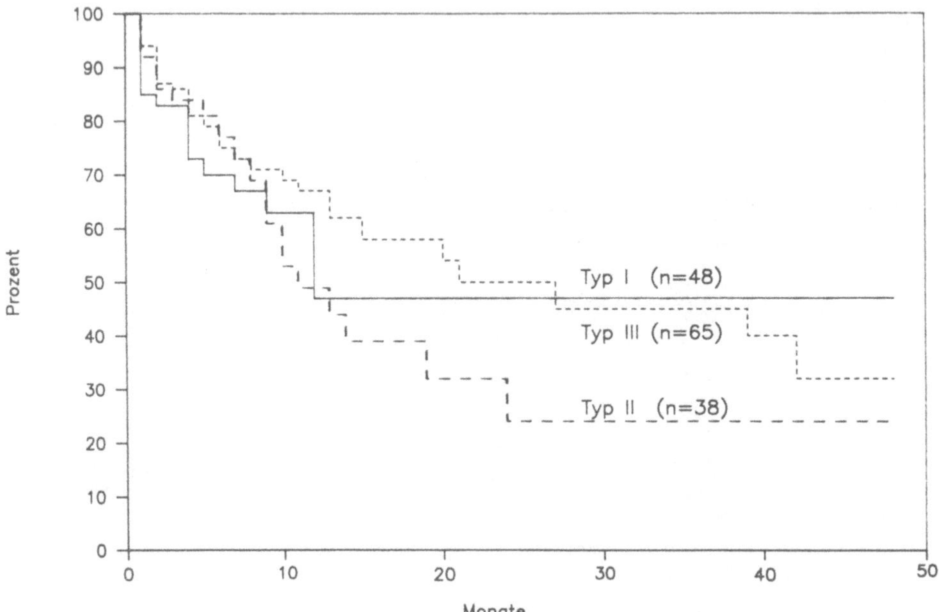

Abb. 7. Überlebenskurve in Abhängigkeit vom Tumortyp (Nach Kaplan u. Meier 1958). Da die 3 Karzinomtypen hinsichtlich der Verteilung ihrer Tumorstadien vergleichbar waren, wurden sie jeweils als Gesamtgruppe erfaßt

Diskussion

Zuverlässigkeit der Diagnostik und Klassifikation

Die Unsicherheit in Definition und Verfahrenswahl beim Kardiakarzinom hat uns veranlaßt, orientiert an einer retrospektiven Analyse unseres Krankenguts eine prospektive Beobachtungsstudie zu planen. Dabei wurden alle Adenokarzinome des gastroösophagealen Übergangs, soweit ihre Tumorzentren im Bereich von 5 cm oberhalb bzw. unterhalb der anatomischen Kardia bzw. der Schleimhaut-Z-Linie zu lokalisieren waren, prospektiv erfaßt, dokumentiert und entsprechend einem festgelegten Therapieprotokoll behandelt.

Die Zuordnung zu einem der 3 Tumortypen erfolgte aufgrund der präoperativen und intraoperativen Befunderhebung. Als besonders wertvoll für die Klassifikation der Tumoren hat sich uns dabei präoperativ die Röntgenthoraxaufnahme mit gleichzeitiger Bariumdarstellung von Ösophagus und Magen (sog. Thoramataufnahme) erwiesen (Abb. 5). Mit Hilfe dieser Röntgenaufnahmen war es in allen Fällen möglich, den Tumor aufgrund topographisch-anatomischer Kriterien einem der 3 Typen zuzuordnen.

Die Endoskopie erwies sich ebenfalls als bedeutsam, stand aber in der topographisch-anatomischen Aussagekraft gegenüber der Radiologie zurück. Wichtige Informationen lieferte die Endoskopie im Hinblick auf den Nachweis eines Endobrachyösophagus und von Schleimhautmetastasen im Ösophagus. Darüber hinaus konnte die subkardiale Ausdehnung eines Tumors bei retrograder Betrachtung der Kardia gut abgeschätzt werden. Auch aufgrund der Endoskopie wurde jeweils eine Klassifikation des Adenokarzinoms vorgenommen.

Computertomographie und NMR konnten zur Klassifikation der Kardiatumoren nur wenig beitragen. Ihr Informationswert betraf vor allem die extraluminale Tumorausdehnung und den Nachweis von Lymphknoten- bzw. Fernmetastasen. Die diagnostische Aussagekraft betrug dabei nur ca. 70% (Lehr et al. 1987).

Anhand dieser Diagnostik erfolgte in allen Fällen eine präoperative Klassifikation des Kardiakarzinoms durch den in der Beurteilung derartiger Karzinome erfahrensten Chirurgen. Dieser Befund wurde intraoperativ aufgrund des Situs überprüft. Eine intraoperative Korrektur der präoperativen Klassifikation war nur in 4 Fällen (2,5%) notwendig; dies bedeutet, daß mit Röntgenaufnahmen und Endoskopie präoperativ eine Klassifikation mit hoher Zuverlässigkeit gelingt.

Schließlich wurden die Tumoren anhand eines vorgegebenen Protokolls pathologisch-anatomisch erneut ohne direkte Kenntnis der Zuordnung durch den Chirurgen klassifiziert und aufgearbeitet. Dabei galt die Lokalisation des makroskopischen Tumorzentrums als entscheidende Grundlage für die Klassifikation. Die pathologisch-anatomische Klassifikation wurde abschließend mit den Chirurgen diskutiert. Danach mußte in 3,3% der Fälle eine Korrektur der klinischen Zuordnung vorgenommen werden.

Die nähere Analyse der Patientendaten der 3 verschiedenen Tumorgruppen zeigt bezüglich der Altersverteilung und der Tumorstadien keinen Unterschied. Auffällig ist, daß Adenokarzinome des distalen Ösophagus (Typ I) und das eigentliche Kardiakarzinom (Typ II) in unserem Krankengut deutlich häufiger beim Mann vorkamen. Diese Bevorzugung des männlichen Geschlechts ist auch in den Publikationen von Kalish und von Sons aufgezeigt worden (Kalish et al. 1984; Sons u. Bochard 1986).

Der Therapieplan für die verschiedenen Typen des Adenokarzinoms des gastroösophagealen Übergangs ist eingangs aufgezeigt worden. Nur in 4% der Fälle wurden diesem Schema nicht entsprechende therapeutische Konsequenzen gezogen, weil prä- oder intraoperativ eine unzutreffende Klassifikation vorgenommen worden war.

Bei der jetzigen Auswertung galt es, die Richtigkeit der Klassifikation und der daraus gezogenen therapeutischen Konsequenzen zu überprüfen. In erster Linie war zu klären, ob bei dem gewählten Resektionsausmaß Tumorfreiheit an den luminalen Resektionsrändern erzielt werden konnte.

Pathologisch-anatomische Ergebnisse

Die histologische Untersuchung der Resektionspräparate bewies Radikalität im Hinblick auf die intraluminale Tumorausdehnung in 94% beim Typ I, 90% beim Typ II und 80% beim Typ III.

Adenokarzinom im Endobrachyösophagus (Typ I)

Beim Typ I fand sich bei 2 Patienten mit fortgeschrittenen Tumoren am zervikalen Resektionsrand eine Lymphangiosis carcinomatosa. Dieses belegt die Notwendigkeit der subtotalen Ösophagektomie beim Typ-I-Karzinom, das in einem hohen

Prozentsatz zu einer Tumorausbreitung in der Submukosa oder in Lymphbahnen der Ösophaguswand neigt. Einmal war der aborale Resektionsrand aufgrund eines nur palliativ resezierten T4-Tumors befallen. In allen anderen Fällen konnte hier kein Tumor nachgewiesen werden, so daß die gewählte Resektionsgrenze im proximalen Drittel des Magens als adäquat angesehen werden kann.

Die Lymphadenektomie umfaßt bei diesem Vorgehen das sog. Kompartment II annähernd vollständig mit Ausnahme eines Teils der Lymphknoten am Ligamentum hepatoduodenale zur Schonung des Abgangs der A. gastrica dextra. Das Kompartment I wird dagegen nur im proximalen Drittel des Magens berücksichtigt (Erhaltung der A. gastrica dextra und der A. gastroepiploica dextra). Die Lymphadenektomie ist somit weniger radikal als bei der totalen Gastrektomie (s. u.), berücksichtigt aber das Hauptlymphabflußgebiet des Typ-I-Karzinoms entlang der A. gastrica sinistra zum Truncus coeliacus. Die intraoperative Revision der belassenen Lymphknotenstationen und deren Biopsie bei klinischem Verdacht ergab in keinem Fall einen Tumornachweis.

Die Auswertung der befallenen Lymphknotenstationen eines kleineren Kollektivs von 44 Patienten zeigte beim Typ I in keinem Fall eine N-2-Metastasierung. Dies bedeutet, daß das ausgeräumte Kompartment II bei dieser begrenzten Fallzahl nie von Metastasen befallen war. Dagegen wiesen insbesondere die fortgeschrittenen Tumorstadien in hohem Prozentsatz eine Metastasierung der Lymphknotenstation N1, also der regionären Lymphknotengruppen, insbesondere periösophageal auf.

Diese Fakten belegen einmal mehr, daß das Adenokarzinom im Endobrachyösophagus als ein Ösophaguskarzinom anzusehen ist und als solches behandelt werden muß.

Subkardiales Karzinom (Typ III)

Beim Typ-III-Karzinom mußte die intraoperative chirurgische Einschätzung hinsichtlich des Resektionsrands postoperativ in 20% der Fälle korrigiert werden. Die unzureichende Radikalität in diesen Fällen ist hauptsächlich auf die begrenzte Exposition beim transhiatalen Zugang mit einem hohen Anteil an bewußt palliativen Resektionen zurückzuführen. Dabei ist allerdings zu berücksichtigen, daß die Eingriffe mit diesem Zugang mit einer Letalität von nur 3,5% bei 30 Patienten ausgeführt wurden (Tabelle 9).

Die pathologisch-anatomische Analyse der Tumorausdehnung nach aboral hat bis auf 3 Fälle fortgeschrittener diffuser Karzinome in allen anderen Fällen ergeben, daß ein mehr oder minder großer Magenanteil tumorfrei war und aus theoretischer Sicht hätte belassen werden können. Die Erhaltung des distalen Magens bzw. Antrums bringt unseres Erachtens aber funktionell für den Patienten keine Vorteile. Im Gegenteil, die direkte Anastomose vom distalen intraabdominell lokalisierten Magenrest mit dem Ösophagus führt zu schlechten Langzeitergebnissen (hohe Rate alkalischer Refluxösophagitis). Darüber hinaus ist die Radikalität der Lymphadenektomie bei der totalen Gastrektomie größer als bei der proximalen Teilresektion (Notwendigkeit der Erhaltung der A. gastroepiploica dextra sowie der A. gastrica dextra) (s. o.). Wir haben bei exakter Analyse der Lymphknotenzahlen bei totaler Gastrektomie (Kompartment I und II) im Durchschnitt 32 Lymphknoten, bei proximaler Gastrektomie dagegen nur 20 Lymphknoten gefunden (Kompartment II, partiell Kompartment I). Beide Argumente sprechen unseres Erachtens zugunsten einer totalen Gastrektomie. Die Therapie entspricht damit der des Magenkarzinoms. Zu der gleichen Aussage kommt Papachristou (1980) aufgrund der von ihm ermittelten Überlebensraten. Seine Argumentation ist jedoch nicht sehr überzeugend, da die Daten einer unkontrollierten retrospektiven Analyse entstammen. Darin wurde von Papachristou das Ausmaß der Lymphadenektomie nicht beschrieben. Es ist daher nicht auszuschließen, daß die unterschiedlichen Überlebenszeiten nach proximaler bzw. totaler Gastrektomie auf einer unterschiedlich ausgedehnten Lymphadenektomie beruhen.

Eigentliches Kardiakarzinom (Typ II)
Schließlich seien die eigentlichen Kardiakarzinome (Typ II) besprochen. Für diese hat die in der Literatur gelegentlich erhobene Forderung nach der totalen Ösophagogastrektomie noch die größte Berechtigung. Dieses Verfahren ist das radikalste Therapiekonzept; bei allen Resektionspräparaten dieser Ausdehnung fanden sich tumorfreie Resektionsränder. Auf der anderen Seite muß aber bedacht werden, daß das operative Risiko dieses Eingriffs größer ist als das der beiden anderen gewählten Verfahren (s. Tabelle 9). Darüber hinaus sind postoperative Folgekrankheiten zu bedenken. Deswegen war es unser Bestreben, dieses invasive Verfahren nur dort zur Anwendung zu bringen, wo es unumgänglich erschien. Das ist unseres Erachtens bei fortgeschrittenen Kardiatumoren vom Typ II der Fall, bei denen vor allem unter dem Gesichtspunkt der Entstehung von Lokalrezidiven eine Rekonstruktion im Tumorbett vermieden werden sollte. Nur hier haben wir uns zur totalen Ösophagogastrektomie entschieden. Bei genau der Hälfte unserer Patienten ergab sich diese Indikation.

Kleinere Typ-II-Karzinome der Kardia haben wir wie subkardiale Karzinome behandelt, d.h. sie wurden auf der Basis der oben erwähnten Überlegungen total gastrektomiert und der distale Ösophagus reseziert. Die Verteilung der Lymphknotenmetastasen beim Typ II zeigte bei den frühen bzw. fortgeschrittenen Tumorstadien in einem Anteil von 20 bzw. 27% einen Befall der N-2-Lymphknotengruppe. Dieses deutet darauf hin, daß die radikale Ausräumung des Kompartments II bei diesem Karzinomtyp von besonderer Wichtigkeit ist. Postoperativ fanden sich in 3 Fällen zum Teil trotz intraoperativer Schnellschnittuntersuchung aufgrund einer diskontinuierlichen Lymphangiosis carcinomatosa Tumorinfiltrationen des oralen Resektionsrandes. Diese Beobachtung hat uns dazu veranlaßt, das Resektionsausmaß der Typ-II-Karzinome in frühen Tumorstadien in einer randomisierten Studie zu untersuchen. Darin sollen die transmediastinale subtotale Ösophagusresektion und proximale Magenresektion mit dem bisher geübten Verfahren der distalen Ösophagusresektion und totalen Gastrektomie verglichen werden.

Die extraluminale Tumorausdehnung war vom Tumorstadium geprägt. Bei der grundsätzlich durchgeführten standardisierten Lymphadenektomie fanden sich in 77,5% (Typ I: 77,1%; Typ II: 78,9%; Typ III: 76,9%) der Fälle Lymphknotenmetastasen. Unter Einbeziehung des pathologisch-anatomischen Befunds konnten 36,6% der Resektionen als kurativ ($\leq$ T2 N1 M0 u. T3 N0 M0), entsprechend 63,4% der Fälle als palliativ (> T2 N1 M0 u. T2 N2 M0) eingeordnet werden.

Unsere Klassifikation und das sich auf sie stützende Resektionsausmaß hat sich anhand der pathologisch-anatomischen Aufarbeitung der Operationspräparate in 88% der Fälle (R0-Resektionen) als ausreichend erwiesen. Relativ häufig konnte eine Lymphangiosis carcinomatosa am oralen Schnittrand bei den transabdominell-transhiatalen erweiterten Gastrektomien aufgezeigt werden. Dieses Ergebnis wird in Zukunft dazu führen, diese Eingriffe vorwiegend abdomino-rechtsthorakal auszuführen, weil auf diese Weise ein größerer Sicherheitsabstand im Bereich des Ösophagus erzielt werden kann. Insgesamt erscheint uns die vorgeschlagene Klassifikation als sinnvoll und als therapeutisch relevant.

Chirurgische Therapieergebnisse

Die Resektionsquote im hier vorgestellten Krankengut ist mit nahezu 100% sehr hoch und wird nur in der Serie von Ellis und Maggs (1981) (74%) und Brookes et al. (1965) annähernd (79,8%) erreicht. In den meisten anderen publizierten Daten liegt sie deutlich niedriger (Allum et al. 1986, 46%; Sasse et al. 1985, 42%; Orel et al. 1981, 50%). Es ist besonders zu erwähnen, daß die Inoperabilität in unserem Krankengut immer präoperativ festgelegt werden konnte, d. h. daß außer in einem Fall alle Patienten, die operiert wurden, auch reseziert werden konnten.

Die Therapieergebnisse bezüglich der postoperativen Letalität erscheinen im Vergleich zu den Literaturangaben gut (Tabelle 10) (Hölscher u. Siewert 1985). Die Letalität ist erhöht, wenn die subtotale Ösophagektomie notwendig wird wie beim Typ I oder besonders bei fortgeschrittenen Typ-II-Tumoren. Wichtig erscheint, daß die Klinikletalität der Typ-II-Karzinome des klinischen Stadiums 1 und 2, die mit geringerem Resektionsausmaß reseziert worden waren, 0% betrug, im Gegensatz zu den fortgeschrittenen Tumoren, die einer totalen Ösophagogastrektomie bedurften. Hier lag die Letalität bei 10%. Die Gesamtletalität für die totale Ösophagogastrektomie war jedoch 14,2%, da aus operationstechnischen Gründen auch bei einem Tumor der Gruppe I eine zusätzliche Magenentfernung mit Kolonersatz notwendig war.

Diese Tatsache zeigt, daß die totale Ösophagogastrektomie ein Verfahren mit relativ hohem Risiko ist und daß die Indikation zur Operation beim fortgeschrittenen Kardiakarzinom gut abgewogen werden muß. Ähnliche Ergebnisse sind von Moreno-Gonzalez et al. (1987) an einem vergleichbaren Krankengut (Letalität 12,6%) für die totale Ösophagogastrektomie ermittelt worden.

Auch die Analyse der Überlebenszeiten der verschiedenen Tumortypen (Abb. 7) scheint unsere Überlegungen zu bestätigen. Die Verfahrenswahl hat die Prognose keines dieser Tumortypen als Folge eines zu geringen Resektionsausmaßes verschlechtert. Die langfristig geringgradig bessere Prognose des Typ-I-Karzinoms ist wahrscheinlich auf eine relative Häufung von intestinalen Tumortypen zurückzuführen (Abb. 6). Die von uns ermittelten Überlebenszeiten der Patienten mit Kardiakarzinomen entsprechen den in der Literatur angegebenen Resultaten (Tabelle 10).

Zusammenfassend hat sich die Klassifikation des Adenokarzinoms des gastroösophagealen Übergangs mit Unterteilung in das Adenokarzinom des Endobrachyösophagus, das eigentliche Kardiakarzinom und das subkardiale Funduskarzinom bewährt. Die präoperative Zuordnung ist durch Röntgenaufnahmen und Endoskopie mit einem hohen Maß an Sicherheit zu erreichen. Die Klassifika-

Tabelle 10. Kliniketalität und Überlebenszeiten bei chirurgischer Therapie des Adenokarzinoms des gastroösophagealen Übergangs. Literaturzusammenstellung

Name	Jahr	n	Klinik-letalität [%]	Zweijahres-überlebens-rate [%]	Fünfjahres-überlebens-rate [%]
Ellis	1946-1963	367	12,3	–	11,0
Ellis	1970-1980	42	2,4	–	11,1
Ellis (Lit.übers.)	1975-1980	1280	9,0	–	17,4
GEEMO (Umfrage)	1985	1200	11,9	33,6	14,8
Denck	1978	130	26,1	18,0	10,0
Papachristou	1980	101	15,0	–	12,0
Reding	1982	45	15,5	–	13,3
Sasse	1985	80	16,2	45,0	26,0
Allum	1986	265	19,0	26,8	9,8
		radikale Resektion			
		75	36,0	9,9	–
		palliative Resektion			
Bolognese	1988	137	25,5	–	22,0
Finley	1988	57	1,8	44,8	–
Orringer	1988	29	14,0	–	–
		transthorakale Resektion			
		43	7,0	–	–
		transmediastinale Resektion			
Hennessy	1988	128	19,4	–	24,0
Hernandez	1988	47	17,0	–	–
Kakegawa	1988	159	2,0	–	40,0
Valente	1988	56	15,0	–	10,0
		Ös.gastrost.			
		112	5,0	–	45,0
		Ös.jejunost.			
Moreno	1988	49	12,6	50,0 (3 Jahre)	–
Eigene Ergebnisse	1988	151	9,9	44,0	–

tion erlaubt die Festlegung eines adäquaten Resektionsausmaßes und kann damit das Operationsrisiko gering halten. Die totale Ösophagogastrektomie verbleibt in diesem Therapiekonzept nur dem fortgeschrittenen eigentlichen Kardiakarzinom (Typ II) vorbehalten. Das Resektionsausmaß der frühen Tumorstadien des Typs II wird in einer prospektiven Studie überprüft werden.

Literatur

Allum WH, Roginski C, Fielding JWL, Jones BG, Ellis DJ, Waterhouse JAH, Brookes VS (1986) Adenocarcinoma of the cardia: a 10-year review. World J Surg 10: 462

Antonioli DA, Goldman H (1982) Changes in the location and type of gastric adenocarcinoma. Cancer 50: 775-781

Bolognese A, Chirletti P, Sanmartino P, Cardi M, Stipa V (1988) Surgical treatment of carcinoma of the gastroesophageal junction. An analysis of 215 cases. In: Siewert JR, Hölscher AH (eds) Diseases of the esophagus. Springer, Berlin Heidelberg New York Tokyo, pp 582-585

Brookes VS, Waterhouse JAH, Powell DJ (1965) Carcinoma of the stomach: a 10-year survey of results and of factors affecting prognosis. Br Med J 1: 1577

Cady B, Choe DS (1977) Changing patterns of gastric cancer. Trans 3rd Int. Symp. Detection and Prevention of Cancer, pp 2041-2049

Denck H, Pridun N (1978) Zur Prognose des Kardiakarzinoms. Onkologie 1: 197

Ellis FH, Maggs PR (1981) Surgery of carcinoma of the lower esophagus and cardia. World J Surg 5: 527

Finley RJ, Hobson J, Duff J (1988) Esophagogastrectomy without thoracotomy for adenocarcinoma of the cardia and lower esophagus. In: Siewert JR, Hölscher AH (eds) Diseases of the esophagus. Springer, Berlin Heidelberg New York Tokyo, pp 586-588

Giuli R, Gignoux M (1980) Treatment of carcinoma of the esophagus. Ann Surg 192: 44

Hennessy TPJ, Keeling P (1988) Adenocarcinoma of the esophagus and cardia. In: Siewert JR, Hölscher AH (eds) Diseases of the esophagus. Springer, Berlin Heidelberg New York Tokyo, pp 579-581

Hermanek P, Scheibe O, Spiessl B, Wagner G (1987) UICC. TNM-Klassifikation maligner Tumoren, 4. Aufl. Springer, Berlin Heidelberg New York Tokyo

Hernandez F, Suarez A, Torres AJ, Cuberes R, Fernandez R, Villacorta J, Balibrea JL (1988) Surgical treatment in cancer of the cardia. In: Siewert JR, Hölscher AH (eds) Diseases of the esophagus. Springer, Berlin Heidelberg New York Tokyo, pp 611-616

Hölscher AH, Siewert JR (1985) Surgical treatment of adenocarcinoma of the gastroesophageal junction. Results of a european questionnaire. Dig Surg 2: 1

Kakegawa T, Takeda J, Hashimoto K, Iamana H, Machi J (1988) Thoraco-abdominal approach as a routine procedure for adenocarcinoma of the gastroesophageal junction. In: Siewert JR, Hölscher AH (eds) Diseases of the esophagus. Springer, Berlin Heidelberg New York Tokyo, pp 603-606

Kalish RJ, Clancy PE, Orringer MB, Appelman HD (1984) Clinical, epidemiologic, and morphologic comparison between adenocarcinomas arising in Barrett's esophageal mucosa and in the gastric cardia. Gastroenterology 86: 461-467

Kaplan EL, Meier P (1958) Nonparametric estimates from incomplete observations. J Am Stat Assoc 53: 457

Kock NG (1972) Chirurgische Behandlung von Ösophagus- und Kardiakrebs. Chirurg 43: 493

Kunath V, Joka T (1983) Überlegungen zur Operationstaktik beim Adenocarcinom der Cardia. Dtsch Med Wochenschr 108: 94

Lehr L, Rupp N, Reiser M, Bach E, Siewert JR (1988) Preoperative evaluation of resectability of esophageal cancer by CT- and MR-imaging. In: Siewert JR, Hölscher AH (eds) Diseases of the esophagus. Springer, Berlin Heidelberg New York Tokyo, pp 146-148

Moreno-Gonzalez E, Gomez Gutierrez M, Landa Garcia I, Galleja Kempin I, Garcia Garcia I (1988) Total extended esophagogastrectomy without thoracotomy as surgical treatment of the cardia. In: Siewert JR, Hölscher AH (eds) Diseases of the esophagus. Springer, Berlin Heidelberg New York Tokyo, pp 589-598

Orel JJ, Erzen JJ, Hrabar BA (1981) Results of resection for carcinoma of the esophagus and cardia in 196 patients. World J Surg 5: 259

Orringer MB, Goldfaden D, Appelman HD, Kalish R (1988) Adenocarcinoma of the distal esophagus and gastric cardia. Comparison of results of transhiatal esophagectomy and thoracoabdominal esophagogastrectomy. In: Siewert JR, Hölscher AH (eds) Diseases of the esophagus. Springer, Berlin Heidelberg New York Tokyo, pp 599-602

Ottenjann R (1984) Relative Zunahme des Cardiacarcinoms? Dtsch Med Wochenschr 109: 1303

Papachristou DN, Fortner JG (1980) Adenocarcinoma of the gastric cardia. The choice of gastrectomy. Ann Surg 192/1: 58

Patterson IM, Easton DF, Corbishley CM, Gazet JC (1987) Changing distribution of adenocarcinoma of the stomach. Br J Surg 74: 481-482

Pralat U, Dragojevic D, Hetzer R, Borst HG (1983) Langzeit-Ergebnisse nach Resektion und Speisewegsrekonstruktion beim Ösophaguskarzinom. Langenbecks Arch Chir 360: 215

Reding R (1982) Analyse der chirurgischen Therapie des Kardiakarzinoms. Zentralbl Chirurgie 107: 1509

Sasse W, Bünte H, Heinicke A (1985) Zur Prognose des Kardiakarzinoms. Langenbecks Arch Chir 365: 205

Schüler M (1987) Rationelle Methode zur Makrodokumentation von Operationspräparaten. Pathologe 8: 250

Siedeck M (1981) Die chirurgische Therapie des Kardiakarzinoms. Therapiewoche 31: 295

Siewert JR, Hölscher AH (1985) Operationsverfahren beim Karzinom des gastroösophagealen Übergangs. In: Bünte H, Langhans P, Meyer HJ, Pichlmayr R (Hrsg) Aktuelle Therapie des Magenkarzinoms. Springer, Berlin Heidelberg New York

Siewert JR, Hölscher AH (eds) (1988) Diseases of the esophagus. Springer, Berlin Heidelberg New York Tokyo

Siewert JR, Weiser HF, Schattenmann G (1981) Resektion von Cardia und distalem Ösophagus von rechts. In: Häring R (Hrsg) Chirurgie des Ösophaguskarzinoms. Edition Medizin, Weinheim

Siewert JR, Lange J, Böttcher K, Becker K, Stier A (1986) Lymphadenektomie beim Magenkarzinom. Langenbecks Arch Chir 368: 137

Siewert JR, Hölscher AH, Becker K, Gössner W (1987) Kardiakarzinom: Versuch einer therapeutisch relevanten Klassifikation. Chirurg 58: 25-32

Sons HV, Borchard F (1986) Cancer of the distal esophagus and cardia. Incidence, tumorous infiltration and metastatic spread. Ann Surg 203/2: 188

Valente M, Pastorino U, Aloisio M, Bedinim V, Ravasi G (1988) Antrum versus gastric tube after partial esophagogastrectomy for adenocarcinoma of the gastric cardia. In: Siewert JR, Hölscher AH (eds) Diseases of the esophagus. Springer, Berlin Heidelberg New York Tokyo, pp 607-610

Chirurgische Therapie des Magenkarzinoms: Palliative Behandlungsmöglichkeiten

G. Feifel, G. Schüder

Die operative Entfernung des Magenkarzinoms ist nach wie vor die einzige Behandlungsmethode, welche dem betroffenen Patienten Aussicht auf Heilung bzw. Besserung seiner Beschwerden bietet. Leider ist die Zahl der fortgeschrittenen Tumoren ohne Heilungschance jedoch unverändert hoch, so daß palliativen Verfahren in der chirurgischen Praxis eine große Bedeutung zukommt.

Begriffsbestimmung und Zielsetzung

Mit dem Ausdruck „palliative Tumortherapie" werden verschiedene Behandlungsprinzipien umschrieben:

Palliation im engeren Sinne

Ein kurativer Eingriff ist wegen des fortgeschrittenen Tumorleidens (z. B. T4 oder M1) nicht mehr möglich oder nicht mehr sinnvoll. Das Ziel einer geplanten palliativen Maßnahme ist die Beseitigung bzw. Verringerung von Beschwerden wie Dysphagie, Erbrechen, Blutung und Schmerzen, hervorgerufen durch Obstruktion (z. B. Pylorusstenose), Tumorzerfall und Tumorinfiltration. Noteingriffe wegen starker Blutung oder Tumorperforation fallen auch unter diese Kategorie. Zumindest indirekt kann ein palliativer Eingriff auch zur Lebensverlängerung beitragen [19].

Palliation aus onkologischer Sicht

Das geplante Operationsziel kann nicht erreicht werden. Der Eingriff wird mit kurativer Zielsetzung begonnen, endet jedoch palliativ, da makroskopisch oder mikroskopisch Tumorgewebe belassen wird oder belassen werden muß.

Klinische Konsequenzen

Die Feststellung der Operabilität bzw. der Resektionsfähigkeit des Magens ist trotz Einsatz moderner diagnostischer Verfahren nicht absolut sicher möglich. Die falsch-positiven und falsch-negativen Vorhersagen der Tumorausbreitung z. B.

durch Computertomographie sind zu hoch, als daß der operative Behandlungsplan hierauf zuverlässig aufgebaut werden könnte [4]. Mit Hilfe der Endosonographie scheint eine zuverlässigere Vorhersage der Resektabilität möglich zu sein. Erfahrungen auf breiterer Grundlage sind jedoch noch abzuwarten [23]. Als Konsequenz aus dieser Situation ergibt sich, daß die definitive Entscheidung zur Verfahrenswahl erst am offenen Situs und nach sorgfältiger Revision der Bauchhöhle getroffen werden kann. Ein beträchtlicher Anteil palliativer Operationen wird erst nach Aufarbeitung des entnommenen Präparats richtig als solche erkannt. Eine wichtige Konsequenz ist deshalb die Überprüfung der Resektionsränder durch Schnellschnitt. Die intraoperative Stadieneinteilung durch den Chirurgen kann sehr schwierig sein. Aufschlußreich ist hier die Studie von Madden, welche auf die schlechte Übereinstimmung zwischen intraoperativer und histologischer Untersuchung hinweist [13].

Zur Beurteilung der Kurabilität hat sich die R-Klassifikation (UICC 1983) bewährt:

R0: Kein Residualtumor. Resektionslinien und Resektionsflächen histologisch tumorfrei.
R1: Mikroskopisch nachweisbarer Residualtumor.
R2: Makroskopisch feststellbarer Residualtumor, sei es lokal oder in Form von Lymphknotenmetastasen.

Nach weitgehend übereinstimmenden Literaturangaben liegt der Anteil palliativer Resektionen zwischen 30 und 40% [5, 11, 20]. Im eigenen Krankengut von 100 konsekutiv operierten Patienten betrug das Verhältnis kurativ: palliativ: explorativ 44:40:16. Jeder 3. Patient wurde einer palliativen Resektion unterzogen (s. Tabelle 1).

Die häufigste intraoperative Fehlbeurteilung betrifft die großen wandüberschreitenden Tumoren, die vom Operateur fälschlich als T4 eingestuft werden [21]. Dabei läßt sich von der Größe eines Tumors per se nicht auf die Kurabilität schließen. Die intraoperative Schnellschnittuntersuchung vermag auch hier eine Klärung herbeizuführen [2].

Tabelle 1. Quoten palliativer Resektion beim Magenkarzinom. (Nach [20])

Autor	Jahr	Gesamt n	Resektionen		Davon palliativ		GE/Probe-laparotomie	
			n	[%]	n	[%]	n	[%]
Sasse	1985	853	493	57,1	105	21,3	360	42,2
Scott	1985	180	137	76,1	57	41,6	43	23,9
Siewert	1987	359	307	85,5	117	38,9	52	14,5
Cunningham	1987	277	160	57,7	32	20,0	117	42,3
Eigene Ergebnisse	1987	100	76	76,0	32	32,0	24	24,0

Indikation zum Palliativeingriff und Methodenspektrum

Der Entschluß zum Palliativeingriff bedarf einer besonders sorgfältigen Abwägung zwischen Nutzen und Risiko [6, 9, 10, 19, 22].

Nur starke Beschwerden wie Stenosesymptomatik und Blutung können durch eine palliative Resektion wirksam gebessert werden. Asymptomatische, kachektische Patienten und Patienten mit infiltrationsbedingten Tumorschmerzen werden durch keine operative Maßnahme eine Verbesserung ihres Zustands erfahren. Darüber hinaus ist die Erfahrung des Operateurs ein wesentlicher Faktor der Operationsindikation. Aufgrund der in den letzten Jahren erheblich reduzierten operationsbedingten Letalität läßt sich eine palliative Tumorentfernung auch beim älteren Kranken durchführen. Ein Zweihöhleneingriff ist dagegen kaum je gerechtfertigt. Gelegentlich zwingen Notindikationen wie schwere oder rezidivierende Tumorblutung am ösophagogastralen Übergang zur operativen Wiederherstellung der Passage mit Hilfe von Umleitungsoperationen [9, 16].

Auch bei der seltenen tumorbedingten Magenperforation sollte man sich - wenn irgend möglich - zur einzeitigen Tumorentfernung entschließen [7]. Palliative Behandlungsmöglichkeiten bei Magenkarzinom umfassen das ganze Spektrum der Standardoperationen am Magen und - beim nicht resektionsfähigen proximalen Tumor - darüber hinaus endoskopische Verfahren wie Ernährungssonde, Boungierung, Tubusimplantation, Laserkoagulation. Auch wenn eine allgemeingültige Aussage über diese immer noch in der Erprobungsphase befindlichen Methoden im Augenblick nicht möglich ist, so besteht doch kein Zweifel, daß viele Patienten durch den wesentlich kleineren endoskopischen Eingriff weniger belastet werden als durch eine Laparotomie.

Operationsrisiko und Verlauf

Die international gebräuchliche Tumorklassifikation TNM symbolisiert gleichzeitig die wichtigsten prognostischen Faktoren des Magenkarzinoms. Nach übereinstimmender Erfahrung hängt das Schicksal des Kranken mit Magentumor vom Ausmaß der Tumorpenetration (T), vom Lymphknotenstatus (N) und vom Fehlen bzw. Nachweis von Fernmetastasen (M) ab [14]. Patienten, die einem palliativen Verfahren unterzogen werden, befinden sich entweder im fortgeschrittenen Tumorstadium oder in so schlechtem Allgemeinzustand, daß ihnen ein radikaler Eingriff nicht mehr zugemutet werden kann. Wie zahlreiche Ergebnisberichte belegen, korreliert das Operationsrisiko mit dem Lokalbefund und Allgemeinzustand mehr als mit dem Ausmaß des chirurgischen Eingriffs. Hieraus erklärt sich die hohe Hospitalletalität bei relativ kleinen Eingriffen wie z. B. Gastroenterostomie (Tabelle 2).

Da die Letalität bei palliativem Eingriff mit belassenem Tumor praktisch derjenigen einer explorativen Laparotomie entspricht, wird die Gastroenterostomie heute fast einhellig abgelehnt [3, 5, 6, 21, 22]. Soweit die retrospektive Analyse eine Aussage erlaubt, ist der Verlauf und die Überlebenszeit nach palliativer Tumorentfernung günstiger und deshalb primär anzustreben. Dies wird auch im eigenen Krankengut bestätigt (s. Tabelle 3). Verglichen mit dem natürlichen Verlauf kann

Tabelle 2. Kliniketalität kurativer und palliativer Operationsverfahren beim Magenkarzinom. (Nach Rohde 1987 [17])

Behandlungsform	Gesamt	Letalität	
	n	n	[%]
Gastrektomie	529	55	10,4
Resektion			
- distal	386	28	7,1
- proximal	75	13	18,3
Expl. Laparotomie	194	20	9,6
Gastroenterostomie	83	21	23,3
Verschiedene	96	14	16,2
Keine Operation	60	7	11,1

Tabelle 3. Klinikletalität bei 100 konsekutiven Patienten mit Magenkarzinom 1986/87, Altersdurchschnitt 62,4 ± 11,3 Jahre

Operation	Gesamt	Klinikletalität	
	n	n	[%]
Tumorentfernung			
- kurativ	44	34	9,0
- palliativ	32	65	15,6
Tumor belassen (z. B. GE)	8	3	37,7
Expl. Laparotomie	16	5	31,3

die Überlebenszeit nach palliativer Resektion des Magenkarzinoms signifikant verlängert werden [6, 12, 15, 22].

Die Entscheidung über die Art des palliativen Verfahrens kann sich nicht allein auf statistische und empirische Leistungsziffern stützen. Das Prinzip einer stadiengerechten Therapie muß durch eine patientenorientierte Haltung ergänzt werden. Der sonst so vorrangige Gesichtspunkt der Überlebenszeit verliert unter Umständen beim nicht mehr kurativen Eingriff seine Bedeutung zugunsten einer erträglichen Lebenszeit. Das bedeutet, daß palliative Verfahren ganz besonders an der individuellen Situation und auch an der Einstellung des jeweiligen Patienten auszurichten sind. Diese selbstverständlich anmutende Forderung ist in der Praxis gelegentlich schwer zu verwirklichen.

Der Begriff der Lebensqualität bedarf in diesem Zusammenhang einer erweiterten Definition. Er ist nicht hinreichend umschrieben, wenn er nur die Wiederherstellung von Funktionen und die Beseitigung von Befindensstörungen umfaßt. Diese herkömmliche und immer wieder umstrittene Definition stellt zwar einen wichtigen Endpunkt in der Beurteilung operativer Verfahren dar, sie hilft dem inkurablen Patienten bei seinem schwierigsten Problem jedoch ungenügend. Von Lebensqualität im weiteren Sinne wäre zu sprechen, wenn es dem Patienten gelingt, sich mit seiner Krankheit auseinanderzusetzen und je nach Situation den

Rahmen seiner verbleibenden Möglichkeiten selbst zu bestimmen und zu akzeptieren [1].

Nicht selten entsteht ein schwieriger Konflikt bereits im Rahmen der präoperativen Aufklärung, wenn der Operateur von einer kurativen Operationsplanung ausgeht und von einem fortgeschrittenen Tumorleiden überrascht wird. In einer solchen Situation die richtige Verfahrenswahl zu treffen, bedeutet immer wieder eine schwere Belastung. Die große Verantwortung des Operateurs ist dann am besten zu tragen, wenn sie auf einem vertrauensvollen Kontakt zum Patienten beruht.

Eine vielfach noch unzureichend gelöste Aufgabe beim inkurablen oder inoperablen Kranken stellt sich auch in der postoperativen Phase. Weder der Rückzug auf Analgetika, noch die Verschleierung der Situation werden den Bedürfnissen des Tumorkranken gerecht. Gerade den palliativ operierten Patienten wird eine grobe Verfälschung seines Zustandes in Vertrauensverlust und Verbitterung führen. In der unvermeidlichen Krise, in der er sich befindet, fühlt er sich allzuoft allein gelassen. Wenn es jedoch gelingt, die reale Situation behutsam zu erklären, kann eine neue Basis für Hoffnung entstehen, und sei es nur auf kurze Zeit.

Literatur

1. Beckmann J, Ditlev G, Blichert-Toft M (1987) In: Aaranson N, Beckmann J (eds) The quality of life in cancer patients. Raven Press, New York
2. British Stomach Cancer Group (1984) Resection line disease in stomach cancer. Brit Med J 289: 601-603
3. Buchholtz ThW, Welch CE, Malt RA (1978) Clinical correlates of resectability and survival in gastric carcinoma. Ann Surg 6: 711-715
4. Cook AO, Levine BA, Sirinek KR, Gaskill HV III (1986) Evaluation of gastric adenocarcinoma. Abdominal computed tomography does not replace celiotomy. Arch Surg 121: 603-606
5. Cunningham D, Hole D, Taggart DJ, Soukop M, Carter DC, McArdle CS (1987) Evaluation of the prognostic factors in gastric cancer: the effect of chemotherapy on survival. Br J Surg 74: 715-720
6. Ekbom GA, Gleysteen JJ (1980) Gastric malignancy: Resection for palliation. Surgery 88: 476
7. Feifel G, Hildebrandt U, Koch B (1987) Tumorbedingte gastrointestinale Perforation: chirurgische Therapie. MMW 129: 262-265
8. Fleischer D, Sivak MV jr (1985) Endoscopic Nd: YAG Laser Therapy as Palliation for Esophagogastric Cancer. Gastroenterology 89: 827-831
9. Herfarth C, Schreiber HW (1986) Palliativeingriffe beim nichtresektionsfähigen Magenkarzinom. In: Becker HD, Lierse W, Schreiber HW (Hrsg) Magenchirurgie. Springer, Berlin Heidelberg New York Tokyo, S 160-166
10. Junginger T, Muschong N, Pichlmaier H (1984) Palliative Verfahren bei Magenkarzinom. MMW 126: 440-448
11. Kirchner R, Henke W, Wittekind C, Farthmann EH (1987) The surgeon's estimation of radicality and results of pathologic examination at margins of resection in gastric cancer surgery. Scand J Gastroenterol 22 (Suppl 133): 72-75
12. Koga S, Kawaguchi H, Kishimoto H, Tanaka K, Miyano Y, Kimura O, Takeda R, Nishidoi H (1980) Therapeutic significance of noncurative gastrectomy for gastric cancer with liver metastasis. Amer J Surg 140: 356-359
13. Madden MV, Price SK, Learmonth GM, Dent DM (1987) Surgical staging of gastric carcinoma: sources and consequences of error. Br J Surg 74: 119-121
14. Maruyama K (1987) The most important prognostic factors for gastric cancer patients. A study using univariate and multivariate analyses. Scand J Gastroenterol 22 (Suppl 133): 63-68

15. Moertel CG (1968) The natural history of advanced gastric cancer. Surg Gynecol Obstet 1071-1974
16. Niederle B, Roka R, Schemper M, Funovics JM, Fritsch A (1986) Bypassoperationen beim nichtresezierbaren Ösophagus-Kardia-Karzinom. Akt Chir 21: 104-112
17. Rohde H, Rau E, Gebbensleben B, Stützer H, Köster R, Salzberger B, Ahrens P (1987) What causes in-hospital mortality of surgical patients with cancer of the stomach? Scand J Gastroenterol 22 (Suppl 133): 76-79
18. Sander R, Pösl H (1985) Palliative Therapie von Ösophagus- und Kardiastenosen mit Laserlicht. In: Henning H, Rösch W (Hrsg) Fortschritte der gastroenterologischen Endoskopie, Band 15. Demeter, S 17-22
19. Schreiber HW, Eichfuss HP, Kortmann KB (1981) Palliativeingriffe an Speiseröhre und Magen. Chirurg 52: 1-8
20. Siewert JR, Lange J, Böttcher K, Hölscher M, Weiser HF, Gössner W (1987) Magenkarzinom - Bestandsaufnahme aus chirurgischer Sicht. Dtsch Med Wochenschr 112: 622-628
21. Srivastava A, Hughes LE (1986) Role of palliative surgery in gastric cancer. In Preece PE, Cuschieri A, Wellwood JM (eds) Cancer of the stomach. Grune & Stratton, Orlando, pp 189-207
22. Stern JL, Denman S, Elias NY, Didolkar M, Hylyoke D (1975) Evaluation of palliative resection in advanced carcinoma of the stomach. Surgery 77: 291-298
23. Tio TL, Den Hartog Jager FCA, Tytgat GNJ (1986) The role of endoscopic ultrasonography in assessing local resectability of oesophagogastric malignancies. Scand J Gastroenterol 21 (Suppl 12): 78-86
24. Troidl H, Vestweber KH, Eypasch E (1987) Endoskopisch-therapeutische Verfahren an Oesophagus und Magen (ohne Blutung). Chirurg 58: 369-382

Chirurgische Therapie von Karzinomen im operierten Magen

P. Langhans, G. Heidl

Einleitung

Während der mehr als 100jährigen Geschichte der Magenchirurgie schuf eine Unsumme klinischer und experimenteller Arbeiten die Voraussetzungen, die es heute erlauben, das Ulkusleiden mit chirurgischen Methoden wirksam bekämpfen zu können. Trotzdem haben immer noch alle Operationsverfahren unerwünschte Nebenwirkungen. Diese können als Früh- und Spätkomplikationen mit einer erheblichen Symptomatik einhergehen, können allgemeine Mangelzustände hervorrufen oder chronisch-schleichend die Magenmorphologie verändern.

Während die Ergebnisse der Karzinomchirurgie und die frühen Folgen der Ulkuschirurgie für den einzelnen Chirurgen und Gastroenterologen überschaubar bleiben, rechnete niemand mit ihrer gefährlichsten und heimtückischsten Spätkomplikation, dem Karzinom im operierten Magen, das erst nach einem durchschnittlichen freien postoperativen Intervall von 25 Jahren entstehen und sich so verständlicherweise dem Überblick des einzelnen entziehen kann [11].

Definition

Zur Abgrenzung des Karzinoms im operierten Magen von anderen Karzinomen des Magens müssen definitionsgemäß folgende Voraussetzungen erfüllt sein:

1. Erfolgte der Eingriff wegen einer benignen Erkrankung, so ist ein Intervall von mindestens 5 Jahren bis zur Zweiterkrankung zum sicheren Ausschluß von Fehldiagnosen zu fordern.
2. Erfolgte der Eingriff wegen einer malignen Erkrankung, so ist ein Intervall von 20 Jahren zur Sicherstellung der Dauerheilung der Primärerkrankung bis zum Auftreten einer zweiten Malignität zu fordern.
3. Beim Ersteingriff muß es entweder zu morphologischen Veränderungen der Magenwand im Sinne einer Narbenbildung kommen oder zu anhaltenden Störungen der Magenphysiologie.

Aufgrund unserer experimentellen und klinischen Untersuchungsergebnisse haben wir für dieses Karzinom, das nach Eingriffen am karzinomfreien Magen entsteht, den Terminus „Operationsfolgekarzinom des Magens“ geprägt [15, 21].

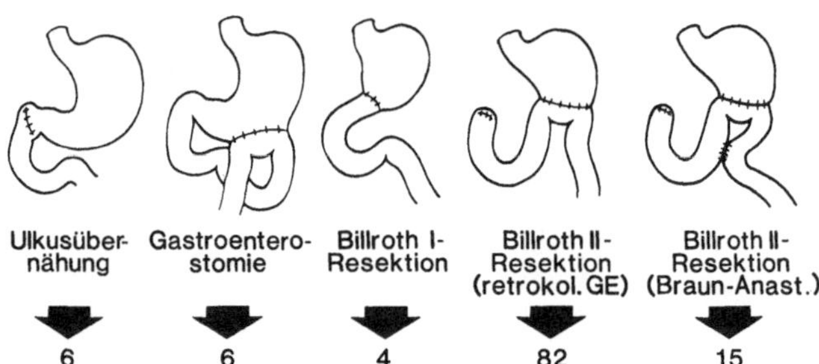

Abb. 1. Häufigkeit der Karzinome im operierten Magen nach verschiedenen Operationsverfahren. Krankengut der Chirurgischen Universitätsklinik Münster von 1973-1987

Eigenes Krankengut

Im Zeitraum von 1973 bis 1987 wurden an der Chirurgischen Universitätsklinik Münster 113 Patienten mit einem sog. Operationsfolgekarzinom des Magens behandelt. Unter Berücksichtigung unserer Definition war bei 6 Patienten als Erstoperation eine Ulkusübernähung, bei 6 eine einfache Gastroenterostomie, bei 4 eine Billroth I-Resektion und bei 97 eine Billroth II-Resektion, davon 82 in der Modifikation mit retrokolischer Gastroenterostomie und 15 mit antekolischer Gastroenterostomie und Braun-Anastomose, durchgeführt worden (Abb. 1).

In Übereinstimmung mit der aus der Literatur genannten Länge des freien Intervalls zwischen Operation wegen eines gutartigen Leidens bis zum Auftreten eines Karzinoms im operierten Magen betrug auch in unserem Krankengut das durchschnittliche freie Intervall 25 Jahre. Die Schwankungen liegen zwischen 10 und 50 Jahren.

Wegen des durchschnittlich hohen Lebensalters der Patienten mit Karzinomen im operierten Magen - in unserem Krankengut lag es bei 65 Jahren - und des zu erwartenden großen Eingriffs fällt bei der Beurteilung der Operabilität der Entschluß zu radikalem Vorgehen oft nicht leicht. Versucht man nämlich, dem Grundprinzip der Tumorchirurgie des Magen-Darm-Trakts gerecht zu werden, nämlich Resektion von erkranktem Gewebe mit anschließend anatomischer und funktionsgerechter Rekonstruktion, so kann beim Karzinom im operierten Magen meistens nur noch eine Restgastrektomie den Anspruch auf Kurativität erfüllen. Häufig sieht man sich jedoch gezwungen, schonendere Eingriffe zu Ungunsten der Radikalität, aber zu Gunsten des verbleibenden Lebenskomforts durchzuführen.

Therapeutisch war in unserem Krankengut bei 45,1% aller Patienten ein kurativer Eingriff möglich, bei 16,8% der Patienten konnte immerhin noch eine palliative Resektion bzw. Gastrektomie durchgeführt werden. 32,8% aller Eingriffe wurden durch eine explorative Laparotomie beendet bzw. der Lebenskomfort durch Einbringen eines Endotubus verbessert.

Wegen absoluter Inoperabilität wurde bei 5,3% aller Patienten auf jeglichen chirurgischen Eingriff verzichet (Abb. 2).

Nur 21% der radikal operierten Patienten leben heute noch, obwohl von den meisten davon die Fünfjahresheilungsgrenze noch nicht erreicht wurde. Einbezo-

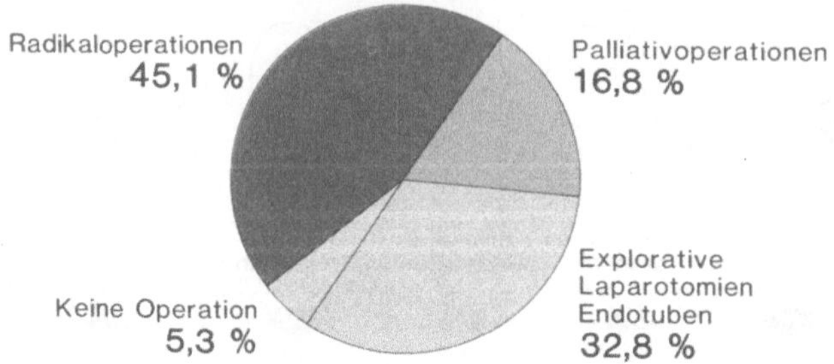

Abb. 2. Therapie beim Karzinom im operierten Magen. Krankengut der Chirurgischen Universitätsklinik Münster von 1973-1987

gen in diese Statistik sind immerhin 9 frühe Karzinome mit bekanntlich besserer Prognose.

Diese Daten des eigenen Krankengutes unterstreichen zusammen mit den aus der Literatur mitgeteilten die schlechte Prognose dieses Karzinoms. Zwanglos ergibt sich daraus aber auch die Forderung nach Vorsorgeuntersuchungen und chirurgisch-prophylaktischen Maßnahmen, um entweder bereits Präkanzerosen oder zumindest Karzinome im Frühstadium aufzudecken bzw. möglicherweise der Entstehung durch geeignete Operationsverfahren vorzubeugen.

Prädisponierende Krebsfaktoren

Von den mannigfaltigen, zum Karzinom im operierten Magen disponierenden Faktoren werden heute vor allem der unphysiologisch gesteigerte duodenogastrale Reflux, die chronisch-atrophische Gastritis, die Narbenbildung an der Anastomose, das Aneinanderstoßen zweier verschiedener Epithelsorten, das unterschiedliche Nahtmaterial, das Lysolezithin als schädigendes Argens für die Mukosabarriere, eine bakteriell bedingte N-Nitrosation im Magen, die induzierte Hypochlorhydrie und in letzter Zeit auch immunologische Faktoren genannt (Tabelle 1). Während für den Großteil dieser angeschuldigten Faktoren der Kausalitätsbeweis augenblicklich noch offen bleiben muß, ist die bakteriell bedingte Nitrosation und

Tabelle 1. Disponierende Krebsfaktoren für den operierten Magen (1, 2, 3, 4, 6, 14, 17, 24, 29, 31, 33)

Narbengewebe der Anastomose	Beatson 1926
Mechanischer Reiz der Narbe	Angerer 1927
Durchblutungsstörung der Schleimhaut	Lurje 1935
Chronisch-atrophische Gastritis	Konjetzny 1938
Chemische Irritation durch alkalischen Dünndarmsaft	Beyer 1943
Induzierte Hypochlorhydrie	Debray et al. 1950
Vereinigung zweier Arten von Intestinalschleimhaut	Becker u. Freund 1963
Lysolezithin als Mukosabarrierebrecher	Davenport 1970
Intragastrale Nitrosation	Schlag et al. 1977
Persistierendes Nahtmaterial	Schönleben et al. 1979
Immunologische Faktoren	Reissigl u. Schwamberger, 1980
Refluxbedingte gesteigerte Zellproliferation	Langhans et al. 1982

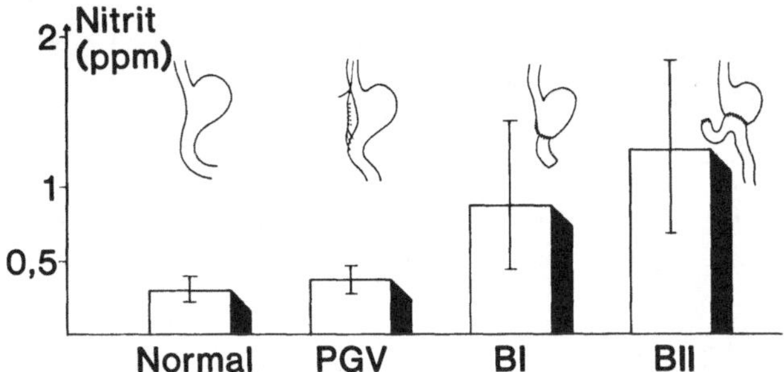

Abb. 3. Intragastrale Nitritkonzentration bei Normalpersonen und verschiedenen Magenoperationen. (Mod. nach Schlag et al. 1980)

die Bedeutung des duodenogastrischen Refluxes experimentell und klinisch untersucht.

So konnten Schlag et al. zeigen, daß Änderungen der Aziditätsverhältnisse die intragastrale bakterielle Besiedlung verändern. Aus der qualitativen und quantitativen Änderung der intragastralen Bakterienflora in Abhängigkeit verschiedener operativer Verfahren schließen sie, daß eine direkte zytotoxische Wirkung der Bakterien, ihre metabolischen Aktivität im Gallensäurestoffwechsel und der Reduktion von Nitrat zu Nitrit sowie ihre Fähigkeit zur Katalyse von N-Nitrosoverbindungen für die Kanzerogenese im operierten Magen bedeutsam sein können (Abb. 3) [31, 32].

Als weiterer wichtiger Faktor, der heute für die Kanzerogenese im operierten Magen verantwortlich gemacht wird, ist der über Jahre dauernde Reiz des operationsbedingten gesteigerten duodenogastrischen Refluxes anzusehen. In eigenen experimentellen Untersuchungen konnte gezeigt werden, daß Magenkarzinome auch ohne Kanzerogenapplikation nach einem äquivalenten biologischen Intervall auftreten können. Der Vergleich der Tumorhäufigkeit mit den Operationsverfahren und den somit verschiedenen Refluxintensitäten zeigte dabei einen eindeutigen Zusammenhang dieser beiden Parameter. Entsprechend der Intensität des duodenogastrischen Refluxes steigt die Anzahl der gefundenen Malignome ganz erheblich an. Die im Experiment gefundenen Karzinome treten nur nach bestimmten Veränderungen der Magenphysiologie auf; durch geeignete Operationsverfahren lassen sie sich gänzlich vermeiden. Da diese Karzinome bei gesunden Tieren ohne jede Vorerkrankung und Magenkrebsbelastung allein durch operative Maßnahmen entstehen, erscheint es gerechtfertigt, das Karzinom im operierten Magen als „Operationsfolgekarzinom" zu bezeichnen. Im Experiment hat sich als resezierendes Verfahren die Billroth II-Resektion mit Gastroenterostomie nach Roux bewährt. Bei dieser Modifikation, bei der sich der Reflux in physiologischen Grenzen hält, fällt das Fehlen von Malignomen auf. Bei aller gebotenen Vorsicht der Übertragbarkeit tierexperimenteller Untersuchungsergebnisse auf den Menschen kann heute als gesichert gelten, daß zur chirurgischen Prophylaxe eines Operationsfolgekarzinoms refluxverhütenden Operationsverfahren der Vorzug zu geben ist (Abb. 4 und 5) [15, 18].

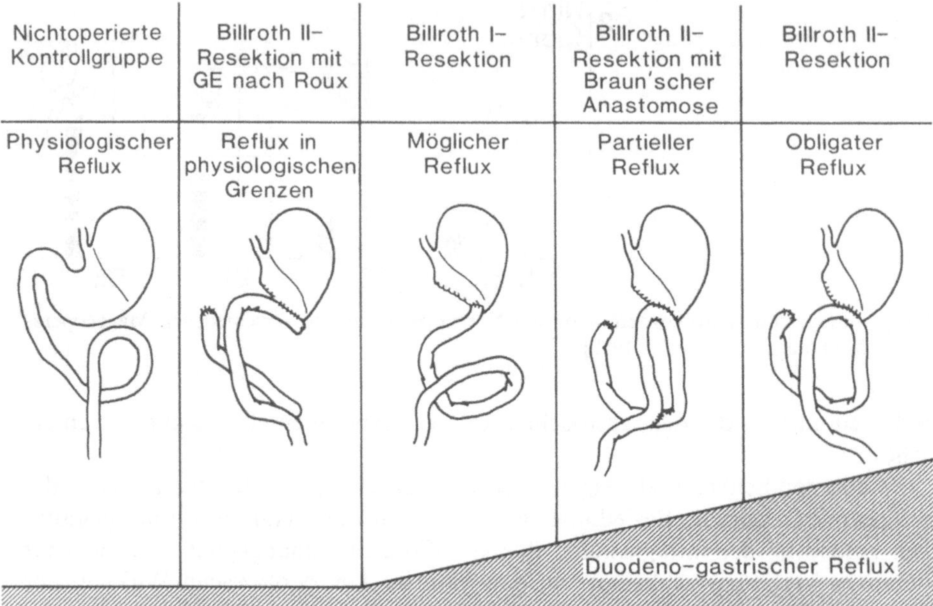

Abb. 4. Refluxverhältnisse nach verschiedenen resezierenden Operationsverfahren im Tierexperiment

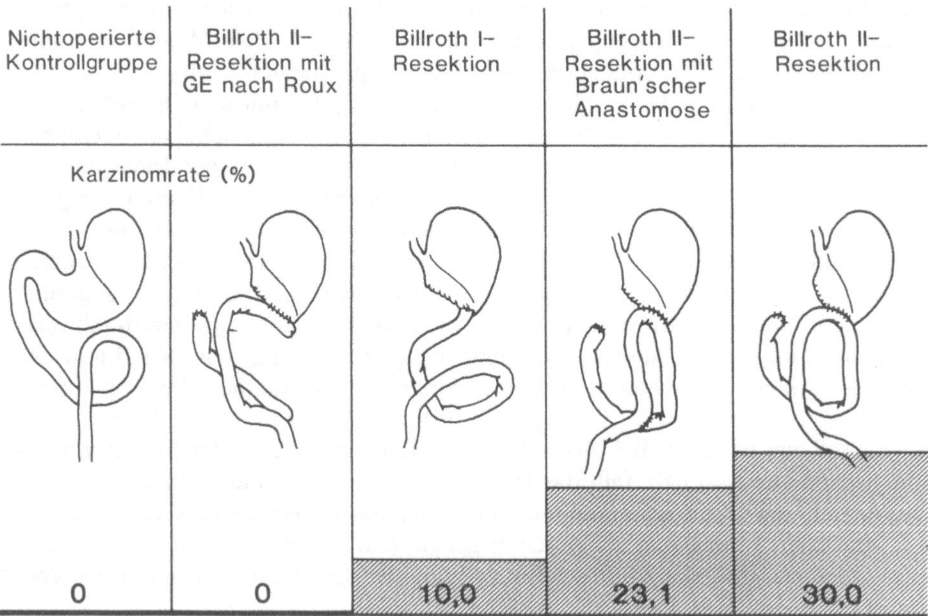

Abb. 5. Prozentuale Häufigkeit von Karzinomen im operierten Magen nach resezierenden Operationsverfahren im Tierexperiment

Postoperatives freies Intervall

Wenn auch der operierte Magen als eine „präkanzeröse Situation" anerkannt ist, werden vielerorts heute noch Vorsorgeuntersuchungen wegen Geringeinschätzung seines Krebsrisikos in Frage gestellt. In Übereinstimmung mit der aus der Literatur genannten Länge des freien Intervalls zwischen Operation wegen eines gutartigen Leidens bis zum Auftreten eines Karzinoms im operierten Magen betrug auch in unserem Krankengut das durchschnittliche Intervall 25 Jahre. Retrospektive Verlaufsbeobachtungen aus der Literatur, die ein derartig langes postoperatives Intervall berücksichtigen, zeigen eindeutig, daß der operierte Magen ein erhöhtes Krebsrisiko birgt (Tabelle 2). Autoren allerdings, die diese Risikoberechnungen aus wesentlich kürzeren Beobachtungszeiträumen ableiten, darf mit Recht Unkenntnis des zum Thema nötigen Wissensstandes vorgeworfen werden. Sonst könnte man sich auch nicht der Tatsache verschließen, daß erst nach einem 17jährigen postoperativen Intervall die Krebshäufigkeit im operierten Magen signifikant gegenüber dem nicht operierten ansteigt, wie Domellöf und Janunger in einer sehr aufwendigen Studie 1977 errechnen konnten (Abb. 6) [7]. Gerade diese Tatsa-

Tabelle 2. Einschätzung des Krebsrisikos im operierten Magen aus Verlaufsbeobachtungen der Literatur. (Nach [7, 12, 23, 28, 34, 36, 38])

Autoren	Anzahl der Fälle	Intervall Jahre	Krebsfälle	Krebsrisiko
Helsingen, N., Hillestad, L. 1956	220	10-35	11	↑
Domellöf, L., Janunger, K.-G. 1977	676	>12	14	↑
Schrumpf, E. et al. 1977	421	20-25	7	↑
Welvaart, K., Warnsinck, H. M. 1982	264	>26	5	↔
Pickford, I. R. et al. 1984	632	31-39	18	↑
v. de Stadt, J. et al. 1984	1245	15-44	48	↑
Langhans, P. et al. 1985	330	5-45	7	↑

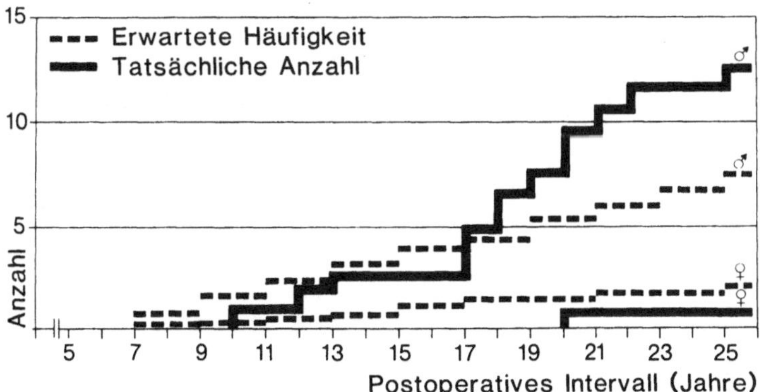

Abb. 6. Erwartete und tatsächliche Häufigkeit von Karzinomen im operierten Magen. (Mod. nach Domellöf u. Janunger 1977)

che aber lassen die meisten Autoren, die heute das Krebsrisiko des operierten Magens als gering einschätzen, unberücksichtigt.

Operationsverfahren und Krebsrisiko

Ein weiterer Gesichtspunkt bei der Beurteilung des Krebsrisikos ist die Betrachtung des vorangegangenen Operationsverfahrens. Da heute vorwiegend Karzinome nach einer Billroth II-Resektion beobachtet werden, ergibt sich zwanglos die Frage nach dem risikoreichsten bzw. risikoärmsten Operationsverfahren.

Diese auch im eigenen Krankengut beobachtete Häufigkeit von Karzinomen nach Billroth II-Resektionen darf nicht als absolute Zahl gewertet werden, sondern muß im Zusammenhang mit der Geschichte der Ulkuschirurgie gesehen werden. Wie auf Abb. 7 dargestellt, hatte die einfache Gastroenterostomie ihren Höhepunkt der Durchführung im Jahr 1920, die Billroth II-Resektion um das Jahr 1960; die Billroth I-Resektion wurde erst nach den 60er Jahren als Routineresektionsverfahren in die Ulkuschirurgie aufgenommen, die Vagotomie hat augenblicklich ihren Gipfel erreicht. Das Maximum der Krebsentstehung nach der einfachen Gastroenterostomie sehen wir um das Jahr 1945. Verständlicherweise findet man heute nur noch ganz vereinzelt Karzinome nach dieser Methode, da sie schon seit vielen Jahren nicht mehr routinemäßig durchgeführt wird. Augenblicklich können wir sehr viele Magenstumpfkarzinome nach Billroth II-Resektion sehen. Den Gipfel der Karzinome nach Billroth I-Resektion erwarten wir um das Jahr 2005. Nach diesen Ausführungen versteht es sich von selbst, daß das Krebsrisiko nach einer Vagotomie erst recht noch nicht einschätzbar ist (Abb. 7). Das vermutete geringe oder fehlende Krebsrisiko jedoch, das als positives Argument für die Vagotomie angeführt wird, darf nicht zur Durchführung dieser Operations-

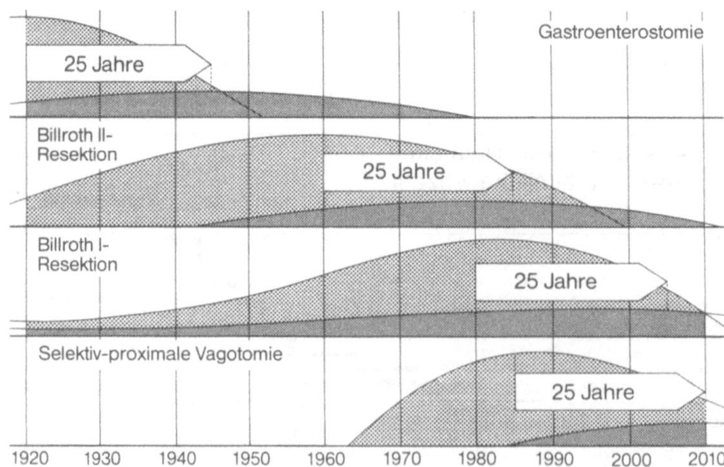

Abb. 7. Erwarteter Häufigkeitsgipfel von Karzinomen im operierten Magen in Abhängigkeit vom vorangegangenen Operationsverfahren unter Berücksichtigung der Geschichte der Ulkuschirurgie. (Mod. nach Heger et al. 1982)

methode verleiten, so lange es noch keine den Resektionsverfahren vergleichbaren gesicherten Langzeitergebnisse gibt und Denkmodelle sowie experimentelle Untersuchungsergebnisse eine derartige Sorglosigkeit in dieser Richtung nicht aufkommen lassen [18, 19].

Somit kann augenblicklich noch nicht sicher gesagt werden, welches der operativen Verfahren die höchste Krebsbelastung nach sich zieht.

Morphologische Unterschiede: Magenkarzinom - Karzinom im operierten Magen

Aus der Synopsis experimenteller und klinischer Studien sowie pathologisch-histologischer Befunde muß heute der operierte Magen als eine „präkanzeröse Situation" mit einem erheblichen Krebsrisiko angesehen werden.

Dafür, daß im operierten Magen - abhängig vom Operationsverfahren - tatsächlich ein unterschiedliches Krebsrisiko besteht, spricht auch die retrospektive Auswertung der 101 Tumore nach resezierenden Ersteingriffen und ihre Klassifikation nach Laurén [23].

So konnten wir feststellen, daß die Relation von intestinalem zu diffusem Karzinomtyp im Vergleich zum normalen Magenkarzinom sich wie 1,46:1 verhält im Gegensatz zum normalen Magenkarzinom, bei dem die Relation 0,92:1 beträgt (Tabelle 3).

Tabelle 3. Klassifikation des Tumortyps nach Laurén beim Magenkarzinom und Magenstumpfkarzinom aus dem Krankengut der Chirurgischen Universitätsklinik Münster

	Intestinaler Typ		Diffuser Typ	Mischtyp	unklassifiziert
Magenkarzinom	41,72%		45,70%	6,90%	2,98%
n=306		0,92:1			
Magenstumpfkarzinom	50,50%		34,70%	13,90%	0,90%
n=101		1,46:1			

Geht man davon aus, daß der normale Magenkrebs eine endogene und exogene Komponente hat, dann ist die höhere Rate des intestinalen Typs beim Karzinom im operierten Magen als ein Indiz für die Entstehung dieses Karzinoms u.a. über einen exogenen Reiz bzw. den chronischen Reiz des duodenogastrischen Refluxes anzusehen. Diese Relation entspricht auch den Angaben in der Literatur. Zwar gibt es nur wenige Autoren, die dieses Problem beleuchteten und die gefundenen Tumortypen mit dem normalen Magenkarzinom vergleichen, dennoch scheinen diese Daten unser Postulat zu bestätigen (Tabelle 4).

Auch zeigte die Geschlechterverteilung bei beiden Karzinomen einen enormen Unterschied. So spiegelt die Relation Männer zu Frauen beim Karzinom im operierten Magen von 5,7:1 etwa das Verhältnis wider, wie es bei der Erstoperation (Ulkusoperation) vorlag.

Dagegen fanden wir beim normalen Magenkarzinom die bekannte Relation Männer zu Frauen von 1,4:1. Unseres Erachtens sprechen auch diese gefundenen

Tabelle 4. Klassifizierung von Karzinomen im operierten Magen nach Laurén. Auswertung der Literatur. (Nach [10, 13, 28, 35, 37])

Autoren	Fälle	Tumortyp nach Laurén		
		intestinal	diffus	Relation
Taksdal, S., Stalsberg, H. 1973	84	38 (45,2%)	33 (39,3%)	1,15 : 1
Hammar, E. 1976	56	27 (48,2%)	29 (51,8%)	0,93 : 1
Hermanek, P., Riemann, J. F. 1982	94	38 (40,0%)	?	?
Schwamberger, K. 1983	279	146 (52,3%)	70 (25,0%)	2,09 : 1
Pickford, I. R. et al. 1984	9	8 (88,9%)	1 (11,1%)	8 : 1
Chirurg. Univ.-Klinik Münster	101	51 (50,5%)	35 (34,7%)	1,46 : 1

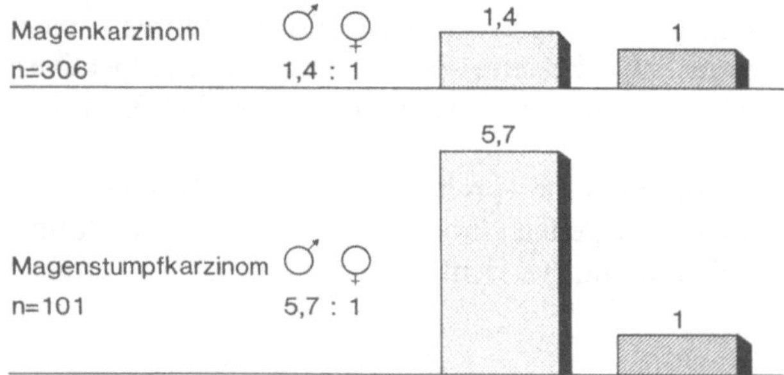

Abb. 8. Geschlechterverteilung von Patienten mit Magenkarzinomen und Magenstumpfkarzinomen. Krankengut der Chirurgischen Universitätsklinik Münster

Parameter dafür, daß es sich beim Karzinom im operierten Magen um ein eigenständiges Magenkarzinom handelt (Abb. 8).

Postulate für die Praxis

Wenn auch Zusammenhänge zwischen Operation und späterer Karzinomentstehung aufgrund klinischer und experimenteller Studien erwiesen sind, so bleiben doch einige Ursachen dieses multifaktoriellen Krebsgeschehens Hypothese. Als kausal kann heute dem unphysiologisch gesteigerten Influx von Galle und Pankreassaft die größte Bedeutung für die Karzinogenese zugeschrieben werden.

Bis zum sicheren Beweis des Gegenteils jedenfalls muß es Ziel des Chirurgen sein, durch verbesserte Operationsverfahren prophylaktisch refluxverhütend zu operieren, um dieser folgenschweren Erkrankung zu begegnen. Für den Gastroenterologen bedeutet dies, im Rahmen systematischer Vorsorgeuntersuchungen Magenoperierter diese Folgeerkrankung im Frühstadium oder Stadium höchsten Risikos zu erkennen, um ggf. die Indikation noch zu einem therapeutisch kurativen Eingriff oder zu einem Korrektureingriff in ein refluxfreies Verfahren zum richtigen Zeitpunkt zu stellen.

Chirurgische Prophylaxe

Aus der Überlegung heraus, daß nach durchgeführter Magenresektion mit Wiederherstellung der Magen-Darm-Passage mittels einer Roux-Schlinge der Reflux in den Magen verhindert werden kann, haben wir diese von Roux 1893 inaugurierte Technik Anfang der 70er Jahre in die Ulkuschirurgie wieder eingeführt [16]. Neben den operationstechnischen Vorteilen, die bei dieser Methode vor allem in der Anlage spannungsfreier Anastomosen selbst nach ausgedehnten Resektionen liegen, kann durch eine ausreichend lange Roux-Schlinge der jejunale Reflux in physiologischen Grenzen gehalten werden. Folgeerkrankungen, wie eine Refluxgastritis oder Refluxösophagitis treten nach dieser Modifikation nicht mehr auf bzw. werden durch Umwandlung in dieses Verfahren chirurgisch therapiert (Abb. 9). Ob das refluxfreie Resektionsverfahren den gewünschten Fortschritt für die resezierende Ulkuschirurgie darstellt und durch dieses das sog. Operationsfolgekarzinom des Magens tatsächlich verhindert werden kann, kann heute nur erhofft, aber noch nicht endgültig beurteilt werden. Nahezu 15 Jahre Erfahrung mit diesem Resektionsverfahren erlauben uns jedoch u.a. auch aufgrund von Überlegungen zur Pathomorphologie Überlegungen, dieses refluxreduzierende Operationsverfahren für die Ulkuschirurgie weiter zu favorisieren [16, 21].

Vorsorgeuntersuchungen Magenoperierter

Gerade weil die Frage nach der Reversibilität der Dysplasien und der sich daraus ergebenden therapeutischen Konsequenzen unterschiedlich beantwortet wird, muß der Magenoperierte in ein straffes Nachsorgeprogramm aufgenommen wer-

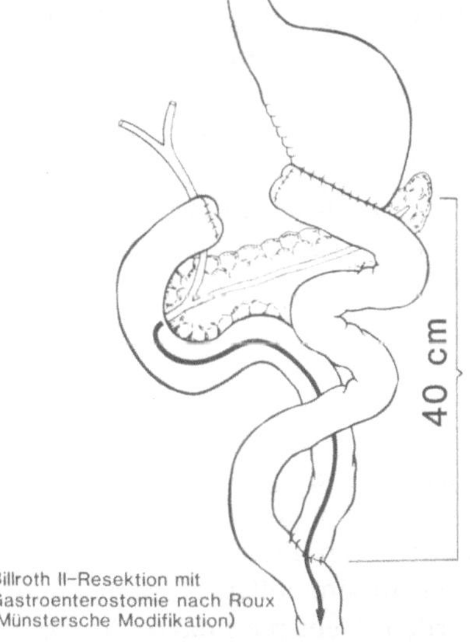

- Spannungsfreie Anastomosen
- Sichere Entfernung gastrin-produzierender Magenanteile
- Reduktion der säurebildenden Belegzellmasse
- Kein Syndrom der zuführenden Schlinge
- Verhütung von unphysiologisch gesteigertem duodeno-gastrischen Reflux
- Protektion der Restmagenschleimhaut
- Chirurgische Prophylaxe des Magenstumpfkarzinoms
- Vermeidung und Therapie der Refluxösophagitis
- Prävention des Ösophaguskarzinoms nach Magenresektion?

Abb. 9. Vorteile der Roux-Schlinge in der Magenchirurgie. ⅔-Resektion mit Gastroenterostomie nach Roux. (Münstersche Modifikation)

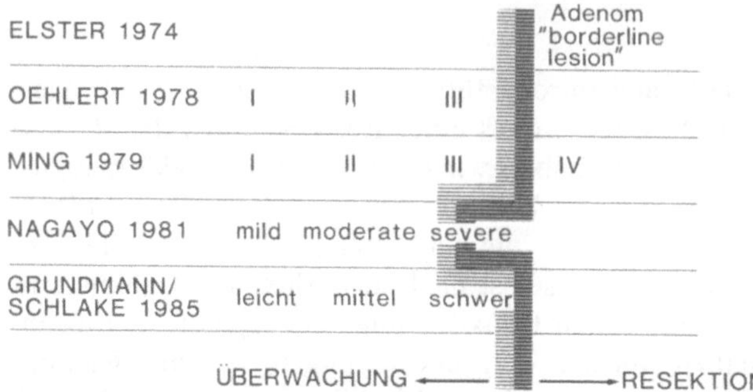

Abb. 10. Wertung einiger Pathologen der Dysplasien im operierten Magen - Überwachung oder Resektion. (Nach [8, 9, 25-27])

den (Abb. 10). In unserer Klinik werden deshalb alle magenoperierten Patienten spätestens 15 Jahre nach einer Ulkusoperation zu einer ersten Nachuntersuchung in unsere Gastroenterologische Sprechstunde einbestellt und sämtliche Untersuchungen durchgeführt, die geeignet sind, postoperative Syndrome und morphologische Veränderungen des Magens bereits im Stadium der Präkanzerose, zumindest aber im frühen Krebsstadium zu erkennen. Der Endoskopie mit Biopsie kommt dabei eine besondere Bedeutung zu, denn nur durch sie wird eine exakte morphologische Diagnostik mit Befundkontrollen in sinnvollen Abständen, das Erkennen der Progredienz prämaligner Magenschleimhautveränderungen und die Früherkennung eines Magenkarzinoms mit einer erheblichen Prognoseverbesserung ermöglicht. Die Nachuntersuchungsintervalle werden von vornherein flexibel gehalten und nach jeder Untersuchung wieder individuell neu festgelegt. Bei einer bioptisch-histologisch gesicherten schweren Dysplasie wird eine Kontrolle des Patienten nach Ablauf eines halben Jahres empfohlen. Bei geringgradigen chronischen Magenschleimhautveränderungen reicht in der Regel eine Untersuchung nach 5 Jahren aus. Ob und wann sogar wegen einer prämalignen Magenschleimhautveränderung ein prophylaktischer Zweiteingriff durchgeführt werden sollte, wird augenblicklich diskutiert. Jedenfalls erscheint ein Korrektureingriff mit Umwandlung in ein weniger refluxbelastetes Verfahren indiziert bei Progredienz prämaligner Magenschleimhautveränderungen unter Berücksichtigung des postoperativen Intervalls, des Alters des Patienten bei der Erstoperation sowie der Erkrankung, die zur Erstoperation führte [20, 22].

Zusammenfassung

Die Prognose des Karzinoms im operierten Magen ist als ausgesprochen schlecht anzusehen, da die Diagnose in den meisten Fällen sehr spät gestellt wird. Deshalb sind wegen des hohen Krebsrisikos bei Magenoperierten Präventivmaßnahmen angezeigt. Die Nachuntersuchungsintervalle sollten in sinnvollen Abständen für den einzelnen Patienten wieder neu festgelegt werden. Geht man davon aus, daß durch Vorsorgeuntersuchungen einigen Patienten ein Krebsleiden erspart werden kann, so glauben wir weiterhin, unser Postulat nach einem Vorsorgeprogramm aufrecht erhalten zu müssen.

Die Indikation zu resezierenden Verfahren in der Ulkuschirurgie sollte zurückhaltend gestellt werden. Ist eine Resektion angezeigt, sollten auf jeden Fall refluxreduzierende Anastomosentechniken Anwendung finden.

Ein Korrektureingriff mit Umwandlung in ein weniger refluxbelastetes Verfahren erscheint bei der Progredienz prämaligner Magenschleimhautveränderungen unter Berücksichtigung des postoperativen Intervalls, des Alters des Patienten bei der Erstoperation sowie der Erkrankung, die zur Erstoperation führte, indiziert.

Literatur

1. Angerer H (1927) Zur Histologie alter Gastroenterostomiestellen und deren Umgebung. Dtsch Z Chir 201: 229-242
2. Beatson GT (1926) Carcinoma of the stomach after gastro-jejunostomy. Br Med J I: 15
3. Becker T, Freund E (1964) Magenkarzinom und Ulcuschirurgie. Zentralbl Chir 89- 455-460
4. Beyer W (1943) Zur Frage des Gastroenterostomiekrebses und seiner örtlichen Vorbedingungen. Arch Klin Chir 204: 445-461
5. Davenport HW (1970) Effect of lysolecithine, digitonin and phospholipase A upon the gastric mucosal barrier. Gastroenterology, 59: 505-509
6. Debray C, Roux M, Chevillotte R, Segal S (1950) Les cancers du moignon gastrique aprés gastrectomie pour ulcus. Arch Mal App Dig 39: 702-716
7. Domellöf L, Janunger KG (1977) The risk for gastric carcinoma after partial gastrectomy. Amer J Surg 134: 581-584
8. Elster K (1974) Doubtful cases and precancerous lesions (indicative list of various methods). In: Grundmann E, Grunze H, Witte S (eds) Early Gastric Cancer, S 176, Springer, Berlin Heidelberg New York
9. Grundmann E, Schlake W (1985) Präkanzeröse Läsionen der Magenschleimhaut. In: Bünte H, Langhans P, Meyer H-J, Pichlmayr R (Hrsg) Aktuelle Therapie des Magenkarzinoms, S 15-21, Springer, Berlin Heidelberg New York Tokyo
10. Hammar E (1976) The Localization of precancerous changes and carcinoma after previous gastric operation for benign condition. Acta path microbiol scand Sect A 84: 495-507
11. Heger RA, Langhans P, Hohenstein J (1982) Risikoeinschätzung von Spätkomplikationen in der Ulkuschirurgie. In: Bünte H, Langhans P (Hrsg) 100 Jahre Ulkus-Chirurgie, S 282-284, Urban & Schwarzenberg, München Wien Baltimore
12. Helsingen N, Hillestad L (1956) Cancer development in the gastric stump after partial gastrectomy for ulcer. Ann Surg 143: 173-179
13. Hermanek P, Riemann JF (1982) The operated stomach - still a precancerous condition? Editorial, Endoscopy 14: 113-114
14. Konjetzny GE (1938) Der Magenkrebs. Enke, Stuttgart
15. Langhans P, Heger RA, Hohenstein J, Schlake W, Bünte H (1980) Das Operationsfolgekarzinom des Magens - eine experimentelle Studie. Therapiewoche 30: 8475-8483
16. Langhans P, Schönleben K, Bünte H (1981) The routine use of Roux-en-Y anastomosis in gastric surgery. Scand J Gastroenterol (Suppl 67) 16: 247-249
17. Langhans P, Bues M, Heger RA, Korfsmeier HH (1982) Zellkinetische Untersuchungen mit ^{3}H-Thymidin im operierten Rattenmagen. Z Gastroenterol 20: 574
18. Langhans P, Heger RA, Stegemann B (1984) The cancer risk in the stomach subjected to nonresecting procedure - an experimental long-term study. Scand J Gastroenterol (Suppl 92) 19: 138-141
19. Langhans P (1984) Das Krebsrisiko des operierten Magens - eine Standortbestimmung. In: Häring R (Hrsg.): Therapie des Magenkarzinoms, S31-56, Edition Medizin, Weinheim Deerfield Beach, Florida Basel
20. Langhans P, Bues M, Heger RA (1984) When is a corrective procedure indicated for the operated stomach? Scand J Gastroenterol 19 (Suppl 92): 235-236

21. Langhans P (1984) Die Roux-Schlinge in der Ulkuschirurgie. In: Bünte H, Grill W, Langhans P, Siewert JR (Hrsg) Die Roux-Schlinge, Indikationen, Techniken und Resultate, S 151-167, Edition Medizin, Weinheim Deerfield Beach, Florida Basel
22. Langhans P, Böttcher K, Bünte H (1985) Das Krebsproblem des operierten Magens - Präkanzerosen als Indikation zum Korrektureingriff. In: Bünte H, Langhans P, Meyer H-J, Pichlmayr R (Hrsg) Aktuelle Therapie des Magenkarzinoms, S 143-158, Springer, Berlin Heidelberg New York Tokyo
23. Laurén P (1965) The two histological main types of gastric carcinoma: diffuse and so-called intestinal-type carcinoma. Acta path et microbiol scandinav 64: 31-49
24. Lurje A (1935) Krebs der gastroenteroanastomotischen Öffnung. Zentralbl Chir 62: 2304-2308
25. Ming SC (1979) Dysplasia of the gastric epithelium. Front Gastrointest Res 4: 164
26. Nagayo T (1971) Histological diagnosis of biopsied gastric mucosa with special reference to that of bordeline lesions. Gann 11: 245-256
27. Oehlert W (1978) Klinische Pathologie des Magen-Darm-Traktes. Schattauer, Stuttgart New York
28. Pickford IR, Craven JL, Hall R, Thomas G, Stone WD (1984) Endoscopic examination of the gastric remnant 31-39 years after subtotal gastrectomy for peptic ulcer, Gut 25: 393-397
29. Reissigl H, Schwamberger K (1980) Der operierte Magen - eine Präkanzerose? In: Beger HG, Bergemann W, Oshima H (Hrsg) Das Magenkarzinom - Frühdiagnose und Therapie. Thieme S 38-40, Stuttgart New York
30. Roux C (1897) De la gastroenterostomie. Etude, basee sur les operations pratiquees du 21 Juin 1888 au 1 Septembre 1896. Rev Gynecol Chir Abdominale 1: 67-122
31. Schlag P, Meister H, Feyerabend G, Merkle P (1977) Der Einfluß des duodenogastrischen Refluxes auf das Epithel an der gastroenteralen Anastomose. Langenbecks Arch Klin Chir 344: 207-217
32. Schlag P, Böckler R, Ulrich H, Peter M, Merkle P, Herfarth C (1980) Are nitrite and N-nitroso compounds in gastric juice risk factors for carcinoma in the operated stomach? Lancet I: 727-729
33. Schönleben K, Langhans P, Schlake W, Kautz G, Bünte H (1979) Gastric stump carcinoma - cancerogenic factors and possible preventive measures. Acta Hepatogastroenterol 26: 239-247
34. Schrumpf E, Stadaas J, Myren J, Serck-Hanssen A, Aune S, Osnes M (1977) Mucosal changes in the gastric stump 20-25 years after partial gastrectomy. Lancet II: 467-469
35. Schwamberger K (1983) Magenstumpfkarzinom: Pathogenese und Therapie. In: Demling L, Lux G, Domschke W (Hrsg) Therapie postoperativer Störungen des Gastrointestinaltraktes, S 185-193, Thieme, Stuttgart New York
36. v de Stadt J, Offerhaus GJA, de Boer J, Huibregtse K, Tytgat GNJ (1984) Carcinoom en premaligne veranderingen in biopten uit de maag van patiënten de mer dan 15 yaar geleden een maagoperatie ondergingen. Ned Tijdschr Geneeskd 128: 606-611
37. Taksdal S, Stalsberg H (1973) Histology of gastric carcinoma occuring after gastric surgery for benign condition cancer 32: 162-166
38. Welvaart K, Warnsinck HM (1982) The incidence of carcinoma of the Gastric remnant. Journal of Surgical Oncology, 21: 104-106

Nachsorge und Rezidivoperationen beim Magenkarzinom

P. Schlag, K. Buhl, Ch. Herfarth

Die Rezidivhäufigkeit beim Magenkarzinom ist trotz potentiell kurativer Operation relativ hoch. Neben der Aggressivität und den Wachstumseigenschaften der Tumoren wird die Rezidivfrequenz auch von der operativen Strategie beeinflußt [2, 7, 12]. Rezidive können in Form von Fermetastasen oder einer Peritonealkarzinose auftreten und sind damit Ausdruck einer disseminierten Tumorerkrankung. Eine Kuration ist in dieser Situation derzeit nicht denkbar. Inwieweit eine zytostatische Behandlung bei frühzeitiger Metastasendiagnose zur Prognoseverbesserung führt, und ob bei noch lokalisiertem Tumorrückfall durch erneute operative Therapie eine Kuration zu erreichen ist, steht zur Diskussion. Die Forderung nach einer regelmäßigen Tumornachsorge setzt dies hypothetisch voraus, wobei ebenfalls postoperativen Folgezuständen nach partieller oder totaler Gastrektomie Rechnung getragen wird [3, 10]. 90% der Rezidive werden innerhalb der ersten beiden postoperativen Jahre erwartet [2, 8]. Hierbei ist zwischen lokoregionalen Rezidiven (Anastomose, Lymphknotenstationen im Oberbauch) und einer generalisierten Tumormetastasierung (Peritonealkarzinose, Organmetastasen) zu unterscheiden. Natürlich können auch Spätrezidive viele Jahre nach operativer Primärtherapie auftreten [4]. Meist sind diese im teilresezierten Restmagen anzutreffen, so daß eine Abgrenzung von einem metachronen Zweitkarzinom oft schwierig ist. Die Nachsorgefrequenz und der Untersuchungsablauf haben sich am bekannten zeitlichen Rezidivverlauf und der häufigsten Rezidivlokalisationen zu orientieren. Eine hierdurch erreichbare Standardisierung der Nachsorge bei gleichzeitigem Einsatz zunehmend sensitiver Untersuchungstechniken inklusive der seriellen Bestimmung von sogenannten Tumormarkern (CEA, Ca 19-9) soll zur Rezidivfrühdiagnostik und damit zur erhofften Prognoseverbesserung beitragen [5, 9, 13]. Inwieweit sich dies realisieren läßt, soll anhand der Erfahrungen am eigenen Krankengut im folgenden näher analysiert werden.

Patienten und Vorgehensweise

In der Zeit von 1.10. 1981-1.10. 1986 wurden an unserer Klinik 372 Patienten mit einem Magenkarzinom operativ behandelt (Abb. 1). Bei 77% der Patienten konnte eine Tumorresektion vorgenommen werden, wobei dies bei 157 Patienten unter kurativer Zielsetzung erfolgte. Mit Ausnahme von 25 Patienten wurden alle kurativ operierten Patienten einheitlich, entsprechend dem in Abb. 2 wiedergegebenen

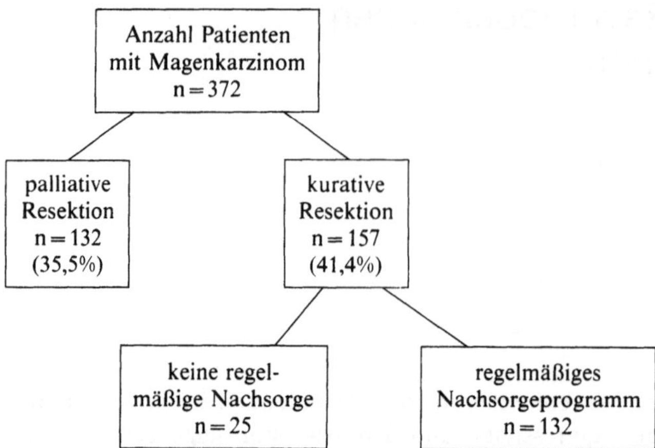

Abb. 1. Magenkarzinomkrankengut der Chirurgischen Universitätsklinik Heidelberg (Oktober 1981-Oktober 1986) in bezug auf ein regelmäßig durchgeführtes Nachsorgeprogramm

		postop. Monat nach radikaler Erstoperation													
		2	4	6	8	10	12	15	18	21	24	30	36	42	48
Basisprogramm	Körperl. Untersuchung CEA BSG, HB, GPT, AP, γ-GT	●	●	●	●	●	●	●	●	●	●	●	●	●	●
Spezialprogramm 1. Gastrektomie	–														
2. Magenresektion oder Gastrektomie bei proximalem Tumorsitz	Endoskopie	●		●		●		●			●				●
Zusatzprogramm	Oberbauchsonographie			●			●		●		●		●		●
	Thorax-Röntgen						●				●		●		●
	Magen-Darm-Passage			●											

Abb. 2. Untersuchungsprogramm und zeitliche Untersuchungsabstände der in der Studie nachgesorgten Magenkarzinompatienten

Programm, nachuntersucht. Sowohl die Patienten als auch ihr jeweiliger Hausarzt wurden vom klinischen Tumorregister an die fälligen Nachuntersuchungen termingerecht erinnert. Abhängig vom Wunsch des Patienten wurden die Nachsorgeuntersuchungen entweder vorwiegend durch den Hausarzt, gegebenenfalls unter Einbeziehung niedergelassener Gebietsärzte, oder unmittelbar in der Nachsorgesprechstunde unserer Klinik durchgeführt (Abb. 3). Eine Rückmeldung der Untersuchungsergebnisse an das Tumorregister durch ein computergestütztes Einbestellungs- und Mahnsystem war bei allen 132 Patienten sichergestellt worden.

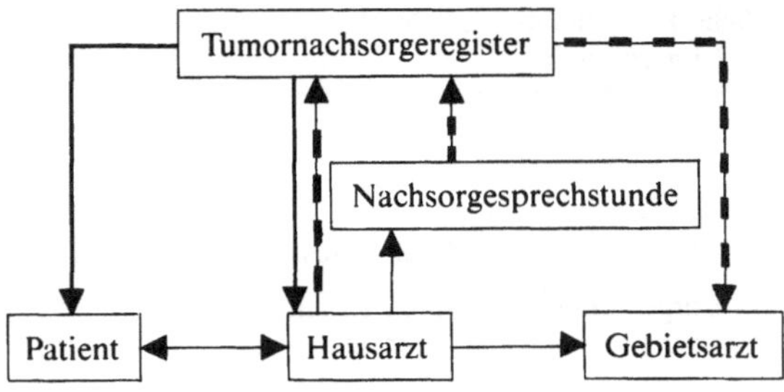

Abb. 3. Konzeption der Tumornachsorge an der Chirurgischen Universitätsklinik Heidelberg

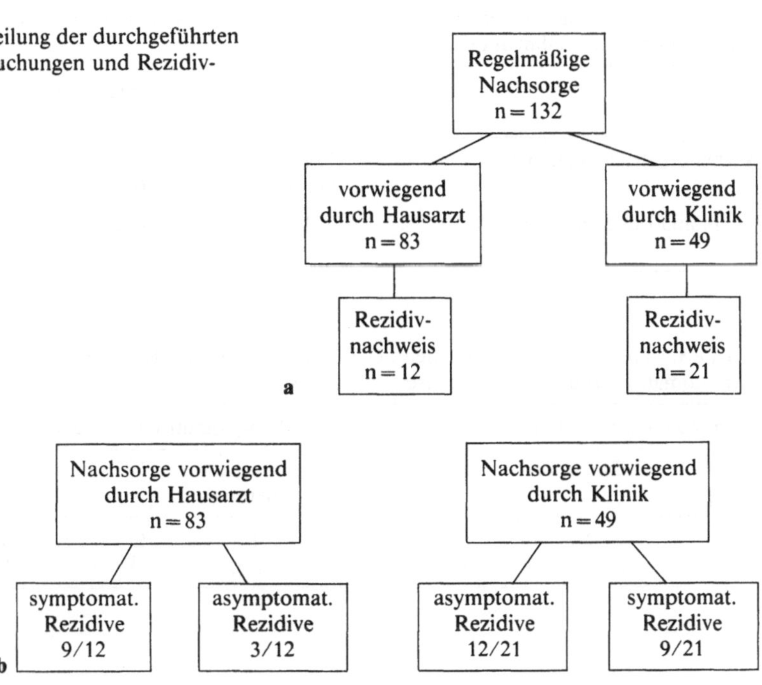

Abb. 4a, b. Aufteilung der durchgeführten Nachsorgeuntersuchungen und Rezidivnachweis

83 Patienten wurden überwiegend durch den Hausarzt und 49 Patienten vorwiegend durch die Klinik regelmäßig nachuntersucht (Abb. 4a). Die Nachkontrolle der Patienten beträgt im Median 32 Monate, mindestens aber 1 Jahr.

Ergebnisse

Insgesamt wurde bisher bei 33 Patienten ein Tumorrückfall diagnostiziert. Der höhere Anteil entdeckter Rezidive in der Gruppe von Patienten, die klinikintern nachuntersucht wurden, erklärt sich aus dem ungünstigeren Primärtumorstadium im Vergleich zu den Patienten, die vorwiegend durch die niedergelassenen Ärzte nachgesorgt wurden (Tabelle 1). Unabhängig davon wurde das Tumorrezidiv im Rahmen von Nachuntersuchungen in der Klinik, vor allem im asymptomatischen Stadium erkannt (Abb. 4b). Hinsichtlich der Metastasenlokalisation überwogen

Tabelle 1. Verteilung der Nachsorge durch Hausarzt oder Klinik in Abhängigkeit vom Stadium des Primärtumors

	Primärtumor		
	Stadium I	Stadium II	Stadium III
Nachsorge vorwiegend durch Hausarzt	53%	20%	27%
Nachsorge vorwiegend durch Klinik	17%	31%	52%

Tabelle 2. Verteilung der verschiedenen Rezidivformen bei symptomatischen und asymptomatischen Patienten im Rahmen der Tumornachsorge

	Lokalrezidiv	Peritoneales Rezidiv	Fernmetastasen
Asymptomatische Patienten	2/15 (13%)	3/15 (20%)	10/15 (67%)
Symptomatische Patienten	2/18 (11%)	13/18 (72%)	3/18 (17%)

Tabelle 3. Therapeutisches Vorgehen bei Rezidivnachweis im Rahmen der Tumornachsorge bei asymptomatischen und symptomatischen Patienten

Asymptomatische Patienten			Symptomatische Patienten		
Chemotherapie	Operation	Keine spezielle Therapie	Chemotherapie	Operation	Keine spezielle Therapie
8/15 (53%)	1/15 (7%)	5/15 (33%)	2/18 (11%)	6/18 (33%)	10/18 (55%)

meist sonographisch oder röntgenologisch nachweisbare Leber- bzw. Lungenmetastasen bei den asymptomatischen Patienten (Tabelle 2). Dagegen blieb eine Peritonealkarzinose im Rahmen der Nachsorge oft zunächst bis zum Auftreten klinischer Symptome unentdeckt. 7 der 33 Rezidivpatienten wurden nochmals operiert. Die Operation erfolgte bei den symptomatischen Patienten teilweise notfallmäßig bei Ileussymptomatik aufgrund einer peritonealen Aussaat (Tabelle 3). Bei keinem Patienten war eine Tumorresektion möglich. Erstaunlicherweise war der Anteil von Patienten, die einer systemischen Chemotherapie unterzogen werden konnten, in der asymptomatischen Rezidivgruppe höher als bei den symptomatischen Patienten. Die Möglichkeit einer frühzeitig einsetzenden Sekundärtherapie hatte aber nur einen scheinbaren Vorteil hinsichtlich der Überlebenszeit der Kranken (Tabelle 4). Die mediane Überlebenszeit der asymptomatischen Patienten war nach Rezidivdiagnose zwar doppelt so lang als die der symptomatischen Patienten, jedoch unterschied sich die Gesamtüberlebenszeit vom Zeitpunkt der Primärtherapie zwischen beiden Gruppen nicht.

Tabelle 4. Überlebenszeit von Patienten mit einem Magenkarzinomrezidiv, das im Rahmen der Tumornachsorge diagnostiziert wurde

	Mediane Überlebenszeit nach Rezidivnachweis	Mediane Gesamtüberlebenszeit
Asymptomatische Patienten	8 Monate (3-24)	12 Monate (7-30)
Sympatomatische Patienten	4 Monate (1-16)	14 Monate (5-34)

Tabelle 5. Ergebnisse operativer Therapie beim Magenkarzinomrezidiv

Literaturüberblick	Resektion	Keine Resektion		Sonstiges
		Umgehungsanastomose	Explorative Laparotomie	
Papachristou (1981)	19%	-	70%	29%
Suzuki (1983)	27%	55%	8%	10%
Meyer (1984)	20%	49%	68%	8%
Wenzl (1987)	10%	27%	-	63%

Eigenes Krankengut	Resektionen	Palliative Operation ohne Resektion	Explorative Laparotomie
Nachsorgekollektiv der eigenen Klinik	-	3/33 (9%)	4/33 (12%)
Überwiesene Rezidivpatienten	5/17 (29%)	5/17 (29%)	4/17 (24%)

Diskussion

Unsere Ergebnisse stehen im wesentlichen in Übereinstimmung mit früheren Erfahrungen der Nachsorge von potentiell kurativ operierten Magenkarzinompatienten [1, 5, 14, 16, 17]. Zwar konnte durch das standardisierte und sehr aufwendige Nachuntersuchungsprogramm ein vergleichsweise hoher Anteil asymptomatischer Rezidive erfaßt werden [16, 17]. Dies führte jedoch nicht zu den erhofften therapeutischen Konsequenzen bzw. prognostischen Vorteilen. Vielmehr ergab sich in keinem Fall die Möglichkeit für einen resezierenden Zweiteingriff. Dagegen ist in früheren Berichten bei durchschnittlich 20% aller Magenkarzinomrezidive eine erneute Resektion möglich gewesen [5, 8, 15, 17]. Wodurch sind nunmehr diese schlechteren Ergebnisse zu erklären? Dies beruht unseres Erachtens darauf, daß sich das von uns nachuntersuchte Krankengut im wesentlichen aus gastrektomierten Patienten zusammensetzte. Nach Gastrektomie ist aber ein Wiederholungseingriff bei Nachweis eines lokalen Tumorrezidives praktisch nicht mehr möglich [5, 11, 14]. Die Möglichkeit zur Resektion ergibt sich im wesentlichen nur bei Magenwand- oder Anastomosenrezidiven nach Magenteilresektion [1, 2, 15]. So konnten auch wir bei Patienten, die uns von auswärts wegen eines Rezidivtumors im Magenrest zugewiesen wurden, die allgemein angegebenen Resektionsquoten erreichen (Tabelle 5). Der hieraus resultierende therapeutische Gewinn darf aber nicht überschätzt werden [2, 13, 15, 17]. Dies gilt ebenso für einen Metastasennachweis bei asymptomatischen Patienten, da offensichtlich die derzeit zur Verfügung stehenden therapeutischen Möglichkeiten in dieser Situation wenig effektiv sind. Der frühzeitige Metastasennachweis beim Magenkarzinom ist daher nicht zuletzt auch unter psychologischen Gesichtspunkten äußerst problematisch [5, 11]. Hieraus folgt, daß wir vor allem beim gastrektomierten Magenkarzinompatienten von einer zu engmaschigen, starren und aufwendigen Nachsorge abrücken und unser Augenmerk im wesentlichen auf die Erkennung und Behandlung von postoperativen Folgezuständen lenken sollten. Unabhängig davon bildet aber auch weiterhin die exakte Verlaufskontrolle von Patienten die wichtigste Basis für die Qualitätskontrolle und die Beurteilung operativer Techniken und zusätzlicher Therapieverfahren.

Literatur

1. Allum WH, Hockey MS, Fielding JW (1984) Gastric remnant resurrence-detection and implications for the management of gastric cancer. Clin Oncol 10: 333-339
2. Herfarth Ch, Schlag P, Hohenberger P (1985) Therapeutische Möglichkeiten bei locoregionären Rezidiven der Carcinome des Gastrointestinaltraktes. Chirurg 56: 492-498
3. Huchzermeyer H, Meyer HJ (1985 Die Nachsorge des magenresezierten Patienten. In: Langhans P, Meyer H-J, Pichlmayer R (Hrsg) Aktuelle Therapie des Magenkarzinoms. Springer, Berlin-Heidelberg-New York-Tokyo, S 181-195
4. Koga S, Kishimoto H, Tanaka K, Kawaguchi H (1978) Clinical and pathologic evaluation of patients with recurrence of gastric cancer more than five years postoperatively. Am J Surg 136: 317-321
5. Metzger U, Küpfer A, Hollinger A, Bühler H, Largiadèr F (1984) Tumornachsorge beim radikal operierten Magenkarzinom. Eine prospektive Studie. In: Häring R (Hrsg) Therapie des Magenkarzinoms, Edition Medizin, Weinheim Deerfield Beach Basel, S 433-437
6. Meyer HJ, Pichlmayr R (1984) Möglichkeiten und Grenzen der chirurgischen Therapie beim Magenkarzinomrezidiv: Ergebnisse nach 120 Reinterventionen. Langenbecks Arch Chir 1984: 445
7. Meyer H-J, Pichlmayr R (1987) Patterns of recurrence in relation to therapeutic strategy in gastric cancer. Scandinavian J Gastroenterology 22/Suppl 133: 45-48
8. Papachristou DN, Fortner JG (1981) Local recurrence of gastric adenocarcinomas after gastrectomy. J Surg Oncol 18: 47-53
9. Quentmeier A, Schlag P, Schmidt-Gayk H, Herfarth Ch (1984) Ca 19-9 und CEA: Fortschritt bei der Diagnose und Verlaufsbeobachtung des Magencarcinoms durch kombinierte Bestimmung zweier Tumormarker. Langenbecks Arch Chir (Kongreßbericht) 540
10. Schlag P (1978) Nachsorge des operierten Magenkarzinompatienten. Probleme beim magenlosen Patienten. Klinikarzt 7: 397-401
11. Schlag P, Merkle P, Herfarth Ch (1979) Neue Aspekte in der Konzeption adjuvanter und nachsorgender Therapie des Magencarcinoms? Chirurg 50: 432-435
12. Schlag P, Herfarth Ch (1984) Beziehung zwischen Ausdehnung des operativen Primäreingriffs und Häufigkeit lokoregionärer Rezidive. In: Rohde H, Troidl H (Hrsg) Das Magenkarzinom: Methodik klinischer Studien und therapeutischer Ansätze. Thieme, Stuttgart New York, S 138-142
13. Schlag P, Buhl K, Beck J, Quentmeier A (1985) Indikationen und Möglichkeiten operativer Therapie beim Magenkarzinomrezidiv. In: Langenhans P, Meyer H-J, Pichlmayr R (Hrsg) Aktuelle Therapie des Magenkarzinoms. Springer, Berlin Heidelberg New York Tokyo, S 129-134

14. Schwemmle K, Helling HJ (1986) Onkologische Nachsorge und chirurgische Therapie von Lokalrezidiv und Metastasen beim Magencarcinom. In: Gall FP, Hermanek P, Hornig D (Hrsg) Magenkarzinom: Epidermiologie, Pathologie, Therapie, Nachsorge, Zuckschwerdt, München Bern Wien San Francisco, S 189-195
15. Suzuki E, Endo M, Nakayama K (1983) A review of the Five-year survival rate and clinicopathologic factors in stomach cancer treated by surgery alone. Intern Advances Surg Oncol 6: 271-308
16. Viste A, Rygh AB, Soreide O (1984) Cancer of the stomach-is a follow-up program of any importance for the patient? Clin Oncol 10: 325-332
17. Wenzl E, Feil W, Schiessel R (1987) Wert einer konsequenten Nachsorge beim Magenkarzinom. Wien Klin Wschr 12: 420-423

Chemotherapie des Magenkarzinoms

Perspektiven für die zytostatische Behandlung des metastasierenden Magenkarzinoms

H.O. Klein, P. Dias Wickramanayake, Ch. Struck

Biologische Charakteristika des Magenkarzinoms

Das Magenkarzinom ist eine Erkrankung, die besonders häufig im fortgeschrittenen Alter auftritt. Das bedeutet, daß bei vielen Patienten mit Begleiterkrankungen, wie z. B. Arteriosklerose, Diabetes mellitus oder Nierenfunktionsstörungen gerechnet werden muß - Erkrankungen, die die Behandlung mit Zytostatika komplizieren können. Die Inzidenz- und Mortalitätsraten des Magenkarzinoms nehmen in allen westlichen Industrienationen ab (Cancer Incidence in Five Continents, 1976). Dabei kommt es zu einer Verschiebung der Altersstruktur. Im Vergleich zum Jahr 1968 hat sich in der Bundesrepublik Deutschland der Häufigkeitsgipfel von den 70-75jährigen zu den 80jährigen hin verschoben (Statistisches Bundesamt, Wiesbaden). Darüber hinaus scheint eine relative Zunahme des Kardiakarzinoms des Magens zu bestehen. Diese hat sich seit Mitte der 70er Jahre entwickelt (Antonioli u. Cady 1984; Kalish et al. 1984; Ottenjann 1984).

Zahlreiche prognostische Faktoren beeinflussen die Überlebenszeit von Patienten, die an einem inkurablen Magenkarzinom erkrankt sind. Ihre Kenntnis ist für die Bewertung der Behandlungserfolge von Bedeutung. Aus Tabelle 1 geht hervor, daß die zytologische Differenzierung des Tumors, die Tumormasse und die Proliferation der Tumorzellen für das Überleben bedeutsam sind. Während die Gesamtgruppe der Patienten mit Magenkarzinom eine mediane Überlebenszeit von nur 4 Monaten hat, haben Patienten mit gut differenziertem Tumor eine mediane Überlebenszeit von 7 Monaten, Patienten, deren Primärtumor operativ entfernt wurde, eine solche von 6 Monaten und Patienten, bei denen von der Operation des Primärtumors bis zum Auftreten von Metastasen mehr als 24 Monate vergangen sind, eine mediane Überlebenszeit von 6,5 Monaten.

Die Proliferation von Magenkarzinomzellen ist gegenüber normalen Magenschleimhautzellen gesteigert (Tabelle 2). Dabei weist der intestinale Typ des Karzinoms (Laurén-Klassifikation) eine besonders hohe proliferative Aktivität im Primärtumor auf (Abb. 1). Vergleicht man jedoch Primärtumor und Metastasen, so findet sich beim diffusen Karzinomtyp eine wesentlich höhere proliferative Aktivität in den Metastasen als im Primärtumor (Abb. 2). Das Magenkarzinom weist in der Mehrzahl der Fälle aneuploide DNA-Stammlinien auf (Tabelle 3), wobei bei einem Patienten mehrere Zellpopulationen mit hoher proliferativer Aktivität auftreten können (eigene Beobachtung, Abb. 3).

Tabelle 1. Überlebenswahrscheinlichkeit in Abhängigkeit von einigen klinischen Parametern bei Patienten mit unheilbar metastasierendem Magenkarzinom (nach Moertel, 1975)

Parameter	n	Survival (months)[a]	
		Mean	Median
Sex			
Male	219	8.0	4.0
Female	88	6.1	4.0
Age of patient at diagnosis (yr)			
20-39	8	4.6	4.5
40-59	108	5.8	4.5
60-79	180	8.9	4.0
80+	11	2.1	2.0
Gross pathology of primary tumor			
Polypoid	35	5.7	4.0
Ulcerative	115	6.7	4.0
Scirrhous	103	9.2	4.5
Broders' grade of malignancy			
1 and 2	25	9.7	7.0
3 and 4	277	7.4	4.0
Location of metastasis			
Regional nodes or implants only	64	10.9	5.0
Distant abdominal nodes and implants	111	8.1	4.0
Abdominal wall	14	6.3	5.0
Peripheral nodes	15	5.9	4.0
Hepatic	80	5.7	2.5
Pulmonary	9	1.9	2.0
Interval between resection of primary to metastasis or recurrence (months)			
1-6	11	2.4	2.0
6-12	8	6.1	3.0
12-24	15	9.1	6.0
More than 24	21	10.8	6.5
Surgical treatment of primary tumor			
None	163	6.9	3.5
Bypass	29	10.0	4.5
Subtotal resection	39	10.0	6.0

[a] Survival is measured from the time of histologic proof of incurable gastric carcinoma.

Frische menschliche Magenkarzinombiopsate lassen sich auf der sog. Nacktmaus anzüchten und langfristig etablieren. Die Tumorangehrate ist jedoch relativ niedrig und schwankt um 50% (Fiebig u. Lohr 1981). Entdifferenzierte Adenokarzinome scheinen eine wesentlich schlechtere Angehrate zu haben als die übrigen histologischen Subtypen (Takao 1980).

Tabelle 2. Vergleichende Darstellung zellkinetischer Parameter bei fortgeschrittenem Magenkarzinom, Magenfrühkarzinom und normaler Magenschleimhaut (nach Klein, 1985)

Zellkinetische Parameter	Normale Magen-schleimhaut	Magen-karzinom	Normale Magenschleimhaut, dem Karzinom benachbart	Magenfrüh-karzinom
Mitoseindex (‰)	1,0-1,4	1,2-5,0	1,7	
^{3}H-Thymidin-Markierungsindex (%)	7-16	9-41	23	
Mittlere Zellzykluszeit (Std.)	24-122	72-204		4-15 Tage
DNS-Synthesezeit (Std.)	7-10	11-23		
Mitosedauer (Std.)	0,6-1,1	0,3-1,2		
G_2-Phasendauer (Std.)	1-4	2-12		
Zellneubildungsrate (per 1000 Zellen/Std.)	3-16	3,5-24,3		

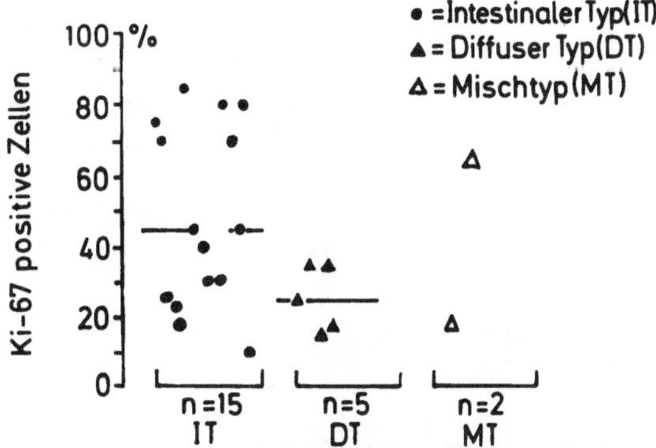

Abb. 1. Wachstumsfraktion bei Magenkarzinom in Abhängigkeit vom histologischen Typ (Laurén-Klassifikation). Bestimmung der Wachstumsfraktion mit Hilfe des monoklonalen Antikörpers Ki-67 (nach Nekarda et al., 1986)

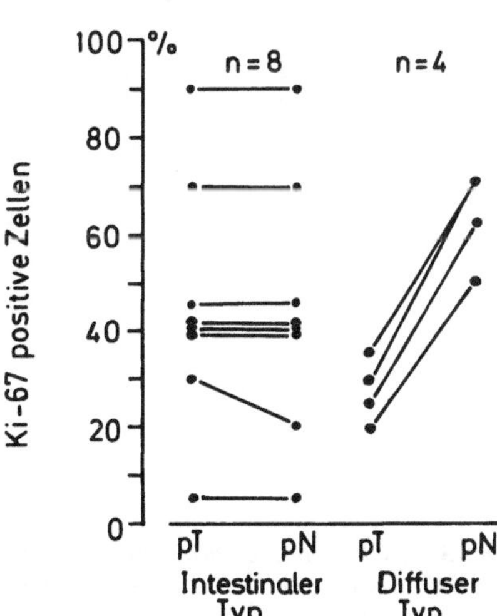

Abb. 2. Wachstumsfraktion bei Primärtumor und Metastasen in Abhängigkeit vom histologischen Typ (Laurén-Klassifikation). Bestimmung der Wachstumsfraktion mit dem monoklonalen Antikörper Ki-67 (nach Nekarda et al., 1986)

Tabelle 3. Häufigkeitsverteilung der Desoxyribonukleinsäure (DNA)-Stammlinien und der DNA-Indizes bei Magenkarzinomen (nach Mellin et al. 1986)

Magenkarzinom	DNA-Stammlinien			
Häufigkeit DNA-aneuploider und -diploider Tumorlinien				
n	DNA-Ploidie			
11	DNA-diploid			
44	DNA-aneuploid			
13	aneuploide und diploide Tumorlinien			
5	mit 2 aneuploiden Zellpopulationen			
2	mit 3 aneuploiden Zellpopulationen			
Verteilung der DNA-Indizes				
DNA-Index	1,0	1,1-1,4	1,5-2,0	2,1+
Anzahl der Tumorlinien	24	17	28	8

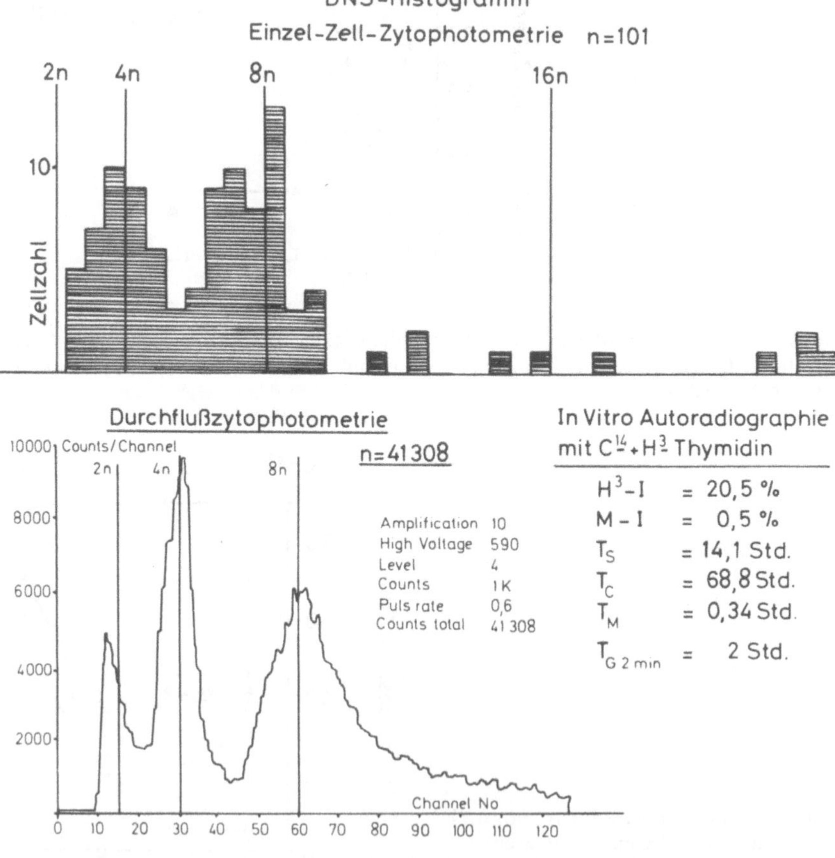

Abb. 3. Zellkinetische Parameter - gemessen mit Autoradiographie, Einzelzellzytometrie und Durchflußzytometrie - bei einem aneuploiden Magenkarzinom mit einer tetraploiden DNS-Hauptstammlinie

Tabelle 4. Zytostatische Monotherapie beim metastasierenden Magenkarzinom (Lit. in Cancer Chemotherapy Annuals der EORTC, 1979-1986)

Zytostatikum	Pat. mit Remission/ Pat. in Behandlung	Ansprechrate %
5-FU	24/90	26
ADM	37/165	22
MMC	3/11	27
CDDP	26/137	19
BCNU	6/33	18
MTX	3/25	12
Baker's Antifolat	4/23	17
VP-16	2/29	7

Zytostatika

Monotherapie

Es wundert nicht, daß bei einem so heterogenen Tumor wie dem Magenkarzinom nur wenige Zytostatika - alleine angewandt - in vivo wirksam sind (Tabelle 4). Die Remissionsraten schwanken zwischen 7 und 27%. Die Medikamente, die am besten untersucht wurden, sind 5-Fluorouracil (5-FU), Adriamycin (ADM) und Cisplatin (CDDP). Obschon objektiv der Tumor auf die Zytostatika anspricht, wird jedoch keine Verlängerung der medianen Überlebenszeit beobachtet. Sie liegt zwischen 4 und 6 Monaten.

Neuere Untersuchungen in vivo im Nacktmausmodell und in vitro im Stammzell-Assay sowie in der Kurzzeitkultur zeigen, daß neben den schon klinisch genutzten Zytostatika auch noch andere Zytostatika wie Vinblastin, Melphalan und Ftorafur bei Magenkarzinomzellinien wirksam sind (Fiebig u. Lohr 1981; Hakansson et al. 1975; Kubato et al. 1978). Bezüglich des Stammzell-Assays ist jedoch zu bedenken, daß speziell für das Magenkarzinom nur in einem Drittel der Fälle genügend Kolonien entstehen, um eine Zytostatikatestung durchzuführen (Flentje u. Schlag 1985). Darüber hinaus werden bei demselben Patienten differente Ergebnisse bei der Testung beobachtet, wenn Proben aus dem Primärtumor und von Metastasen untersucht werden (Schlag u. Flentje 1984).

Kombinationstherapie

Durch Kombination mehrerer Zytostatika läßt sich die Remissionsrate gegenüber der Therapie mit nur einem Zytostatikum steigern (Tabelle 5 und 6). Vergleicht man jedoch in den randomisierten Studien die medianen Überlebenszeiten der Patienten, die mit einer Zytostatikakombination behandelt wurden, mit den Überlebenszeiten der Patienten, die eine Monotherapie erhielten, so zeigt sich allerdings kein wesentlicher Unterschied (Tabelle 6).

Tabelle 5. Zytostatische Kombinationsbehandlung - Sammelstatistik von Phase II-Studien beim metastasierenden Magenkarzinom (Lit. in Cancer Chemotherapy Annuals der EORTC 1979-1986)

Behandlungs-protokoll	Pat. mit Remission Pat. in Behandlung	Ansprechrate %	Mediane Überlebenszeit aller Pat. (Mon.)
FAM	71/217	33	6,1
FAM ME	12/35	34	-
FAP	28/82	34	8,9
FAB	18/35	52	-
AMTX	10/14	71	-
	CR 10/383	2,6	

Tabelle 6. Zytostatische Kombinationsbehandlung - randomisierte Studien beim metastasierenden Magenkarzinom

Behandlungs-Protokoll	Pat. mit Remission/ Pat. in Behandlung (Ansprechrate %)	Mediane Überlebenszeit für alle Pat. (Monate)	Autoren
FAM		6,5	O'Connell und Stablein, 1982
FAMe		7,5	
FA		6,0	
FAM	3/12 (25)	7,5	GITSG 1982
FAMe	3/10 (30)	8,5	
FIMe	4/19 (21)	4,0	
FMe	1/18 (6)	5,5	
FAM	6/27 (22)	5,5	Haas et al. 1983
V-FAM	6/38 (16)	5,0	
FMe	6/44 (14)	3,0	Douglass et al., 1984
FAMe	11/39 (29)	5,0	
FAM	18/46 (39)	6,5	
AM nicht vorbeh.	13/46 (29)	4,5	
AM vorbehandelt	8/39 (21)	4,0	
FA	1/19 (5)	6,0	GITSG 1984
FAMe	4/16 (25)	7,0	
FAM	3/18 (17)	6,0	
F	2/11 (18)	7,0	Cullinan et al., 1985
FA	3/11 (27)	7,0	
FAM	5/13 (38)	7,0	
FB	1/22 (4)	4,0	Queisser et al., 1983
FAB	4/24 (17)	3,0	

Alle Anstrengungen zielen darauf ab, effektivere Behandlungsprotokolle zu entwickeln. Untersuchungen in Kurzzeitkulturen aber auch im Nacktmausmodell mit menschlichen Magenkarzinomzellinien zeigen, daß Kombinationen von Mitomycin C und Ftorafur sowie von Amethopterin und Vinblastin in ihrer therapeutischen Wirkung synergistisch sind (Abe u. Kubota 1980; Hakansson et al. 1975).

In unserem Arbeitskreis wurde eine sequentielle Dreierkombination - bestehend aus hochdosiertem Methotrexat und 5-Fluorouracil sowie niedrig dosiertem Adriamycin entwickelt, die auf neueren biochemischen und zellkinetischen Befunden basiert (Lit. s. Klein et al. 1982).

Untersuchungen bei der L 1210-Leukämie der Maus und bei soliden transplantablen Tiertumoren ergaben, daß eine sequentielle Gabe von Methotrexat (MTX) und 5-Fluorouracil therapeutisch synergistisch wirkt, wenn MTX zuerst verabreicht wird. Dieser Synergismus besteht jedoch nur, wenn zwischen der Gabe von Methotrexat und 5-Fluorouracil eine Zeitspanne von 1-4 h liegt. Der Mechanismus dieses Synergismus ist, wie die bislang vorliegenden Untersuchungen zeigen, ein vermehrter Eintritt von 5-Fluorouracil in die Zellen und eine gesteigerte Bindung von Fluorodesoxymonophosphat an das Enzym Thymidilatsynthetase. Diese Bindungssteigerung ist abhängig von der verabreichten MTX-Dosis und dem freien intrazellulären Methotrexat sowie von der ebenfalls MTX-abhängigen gesteigerten Verfügbarkeit von Phosphoribosylpyrophosphat. Dabei werden auch vermehrt Nukleotide des 5-Fluorouracil in die Ribonukleinsäure eingebaut.

Untersuchungen von Tisman und Wu (1980) zeigten, daß nach einer Vorbehandlung mit Methotrexat

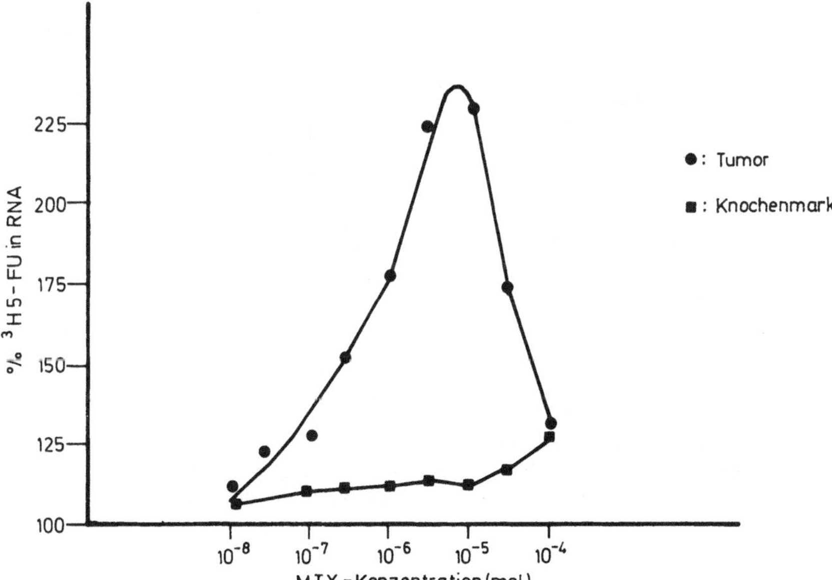

Abb. 4. Vergleichende in-vitro-Einbauraten von mit H^3 markiertem 5-Fluorouracil (5-FU) in die RNS von Knochenmark- und L 1210-Tumorzellen als Funktion der Methotrexat (MTX)-Konzentration (mol). Die Zellen wurden 3 h vor Gabe von 5-FU mit MTX vorinkubiert (nach Tisman u. Wu, 1980)

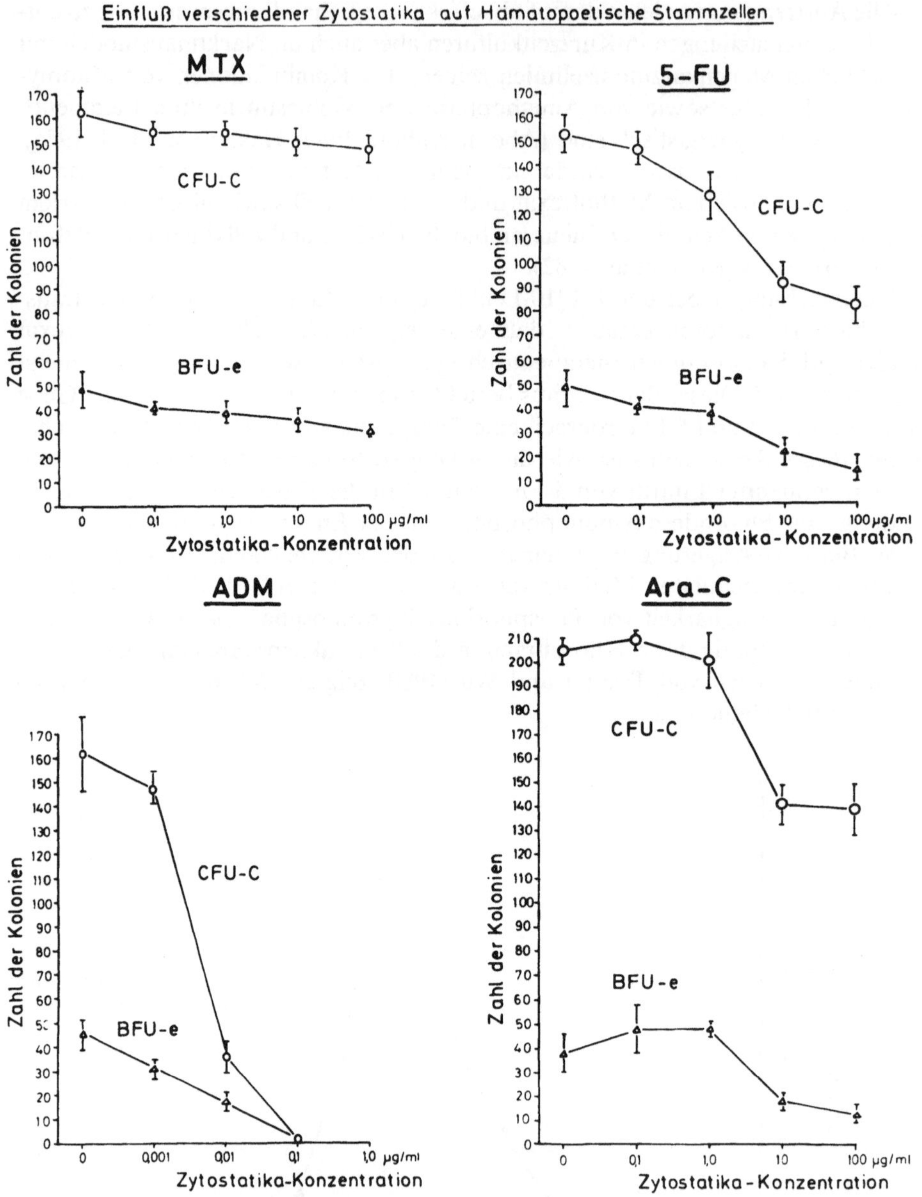

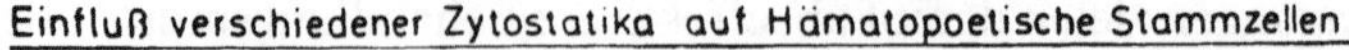

Abb. 5. Einfluß verschiedener Zytostatika auf die Fähigkeit hämatopoetischer Stammzellen der Maus, Kolonien in vitro zu bilden. *CFU-c* Colony forming units-culture = Vorläufer der Myelopoese. *BFU-e* burst forming units-erythroid = frühe Vorläufer der Erythropoese

1) vermehrt 5-Fluorouracil in die RNS von L 1210-Leukämiezellen eingebaut wird als in die RNS normaler Knochenmarkzellen der Maus und
2) dieser Effekt abhängig ist von der Dosis des Methotrexats (Abb. 4).

Eigene Untersuchungen zum Verhalten der Knochenmarkstammzellen der Maus nach in vivo-Behandlung mit Methotrexat, 5-Fluorouracil und Adriamycin als Einzelsubstanzen und nach sequentieller und simultaner Gabe von Methotrexat und 5-Fluorouracil ergaben keinen Hinweis, daß die sequentielle Kombination toxischer ist als die simultane oder die Monotherapie (Abb. 5 und 6).

Basierend auf diesen experimentellen Befunden wurde das nachfolgende Therapieprotokoll, bestehend aus 5-Fluorouracil, Adriamycin (Doxorubicin) und Methotrexat (FAMTX) entwickelt (Tabelle 7) und in einer Phase I/II-Studie bei Patienten mit metastasierendem Magenkarzinom therapeutisch eingesetzt. Literaturrecherchen hatten ergeben, daß nicht nur 5-Fluorouracil, sondern auch Methotrexat in niedriger Dosierung einen gewissen zytoziden Effekt beim Magenkarzinom entfaltet. Ferner zeigten eigene Pilotuntersuchungen eine deutliche Wirksamkeit des Zytostatikums bei mittelhoher Dosierung. Adriamycin, dessen monothera-

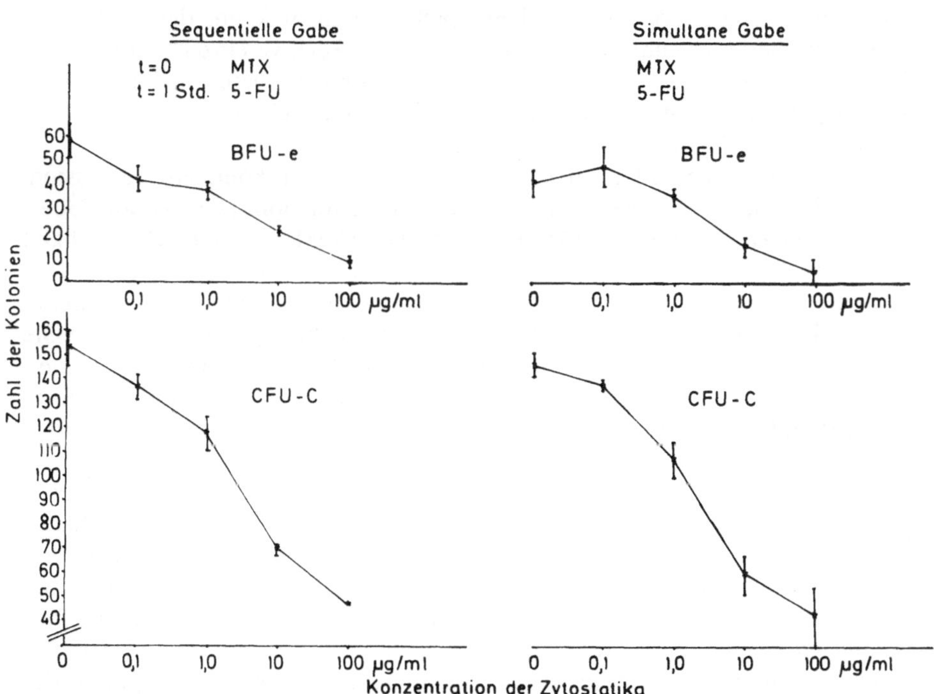

Abb. 6. Einfluß einer simultanen und einer sequentiell verabreichten Zytostatikakombination - bestehend aus Methotrexat *(MTX)* und 5-Fluorouracil *(5-FU)* - auf die Fähigkeit hämatopoetischer Stammzellen der Maus, Kolonien in vitro zu bilden. (*CFU-c* und *BFU-e* wie in Abb. 5)

Tabelle 7. Zytostatisches Behandlungsschema (FAMTX) beim metastasierenden Magenkarzinom

Tag 1	t = 0	1500 mg/m² MTX + 1 Amp. Metoclopramid	i.v. Injektion
	t = 1 h	1500 mg/m² 5-FU + 1 Amp. Metoclopramid	i.v. Injektion
Tag 2	t = 24 h	15 mg/m² Leukovorin	Tabl. Q 6 h × 12
Tag 14		ADM 30 mg/m²	i.v. Injektion

Patienten sollten eine Kreatinin-Clearance von > 60 ml/min haben.

peutische Wirksamkeit gut belegt ist, wurde 14 Tage nach den beiden Mitteln injiziert, um ein eventuelles „Recruitment" von Tumorzellen zu zerstören.

Bislang sind Krankheitsverläufe bei 116 Patienten mit fortgeschrittenem metastasierendem Magenkarzinom auswertbar. Die Nebenwirkungen der Behandlung sind nicht sehr ausgeprägt. Dies gilt insbesondere für die Hämatopoese. In der Abbildung 7 sind hämatopoetische Parameter des peripheren Blutes in einem sogenannten Scattergramm aufgeführt. Man erkennt, daß es insbesondere nach Adriamycin zu einer ausgeprägten Leukopenie kommen kann, die jedoch am 28. Tag nach Therapiebeginn wieder normalisiert ist. Auch vereinzelt werden stark erniedrigte Thrombozytenwerte beobachtet. Die Erythropoese wird durch die Behandlung nur wenig betroffen. Ca. 50% der Patienten weisen bereits vor Beginn der Zytostase eine Anämie auf.

Von den 116 Patienten kamen 14 (12%) in eine klinisch komplette Remission. 53 der 116 Patienten (46%) kamen in eine partielle Remission. Die mediane Überlebenszeit aller 116 Patienten beträgt 9 Monate. Die Überlebenswahrscheinlichkeit - berechnet nach der Methode von Kaplan und Meier (1958) - beträgt für ca. 15% der Patienten ca. 6½ Jahre (Abb. 8). Für die Gruppe der Patienten mit kompletter Remission kann eine mediane Überlebenszeit noch nicht angegeben werden. Die mediane Überlebenszeit der Patienten mit kompletter und partieller Remission beträgt 15 Monate. Die relativ gute Verträglichkeit und Wirksamkeit dieses FAMTX-Protokolls konnte in einer Phase II-Studie der EORTC bestätigt werden (Wils et al. 1986, Klein et al. 1987).

Von Interesse für die Therapieforschung ist die Tatsache, daß zahlreiche Patienten nach mehr als 2 Jahren ein Rezidiv bekommen, das durch keine Behandlung mehr beeinflußt werden kann (Abb. 8). Unserer Arbeitsgruppe gelang es, von einem Patienten Tumorzellen anzuzüchten und zu etablieren. Die Zellen stammen von einem entdifferenzierten, z.T. schleimbildenden Magenkarzinom ab. Die Propagierung erfolgt in Alpha-Medium. Mittlerweile ist die 80. Passage erfolgt. Die Tumorzellverdopplungszeit während der exponentiellen Wachstumsphase der 40. Passage beträgt 39 h (Abb. 9). Das zytologische Bild weist die Tumorzellen als entdifferenziert aus mit zahlreichen z.T. pathologischen Mitosen (Abb. 10). Zytochemisch produzieren die Zellen Mucopolysaccharide, die z.T. diffus im Zyto-

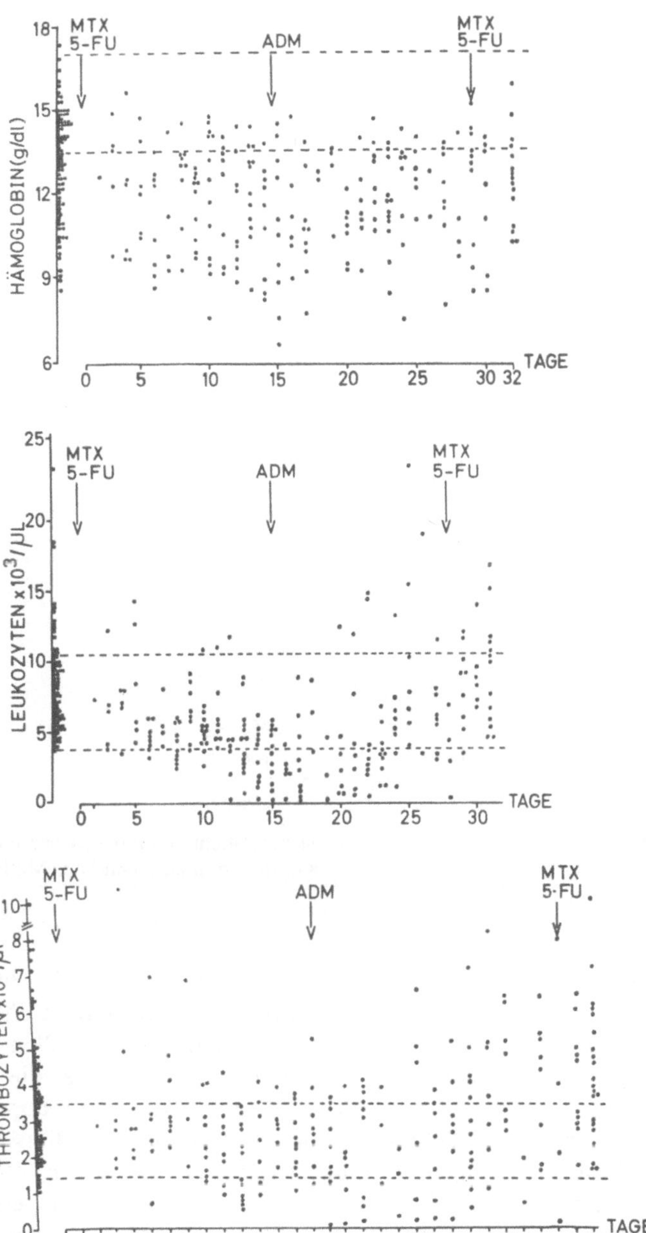

Abb. 7. Veränderungen hämatologischer Parameter während einer sequentiellen Behandlung mit Methotrexat *(MTX)*, 5-Fluorouracil *(5-FU)* und Adriamycin *(ADM)* bei 100 Patienten mit metastasierendem Magenkarzinom

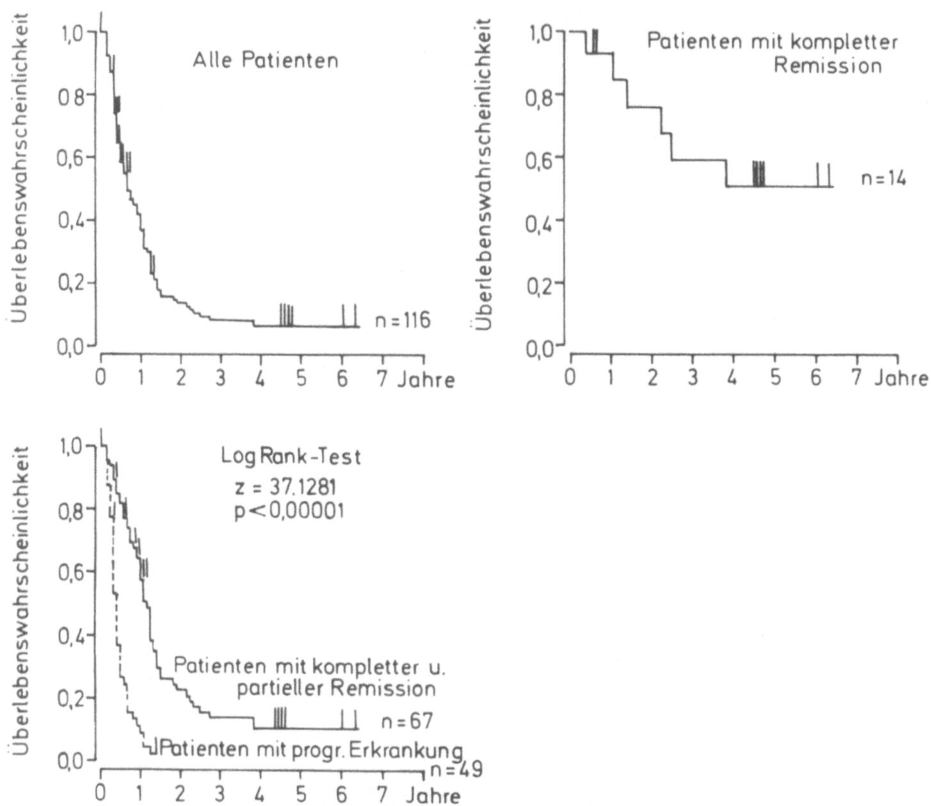

Abb. 8. Überlebenswahrscheinlichkeit für Patienten mit metastasierendem Magenkarzinom unter zytostatischer Behandlung mit einer Kombination bestehend aus Methotrexat, 5-Fluorouracil und Adriamycin (FAMTX)

plasma, aber auch in Vakuolen liegen (Abb. 10). Darüber hinaus findet sich in den Vakuolen stark angereichert RNS (Methylgrün-Pyronin-Färbung). Diese Vakuolen werden von den Zellen ausgestoßen. Diese Tumorzellen produzieren auch eine bislang noch nicht näher charakterisierte Substanz, die in das Kulturmedium sezerniert wird und in der Lage ist, in vivo die Thrombopoese bei Mäusen zu stimulieren. Dieser Befund ist von Interesse, da die klinischen Daten bei unseren Patienten mit Magenkarzinom zeigen, daß bei der Hälfte von ihnen zum Zeitpunkt des Therapiebeginns eine Thrombozytose des peripheren Blutes vorliegt (Abb. 7). Bei diesen Patienten liegt keine Splenektomie vor. Kommen diese Patienten in Remission, fallen die Thrombozytenwerte in den Normbereich. Bereits 6-8 Wochen vor Manifestwerden eines Rezidivs kommt es erneut zu einer Thrombozytose. Diese Befunde sprechen dafür, daß beim Menschen Karzinomzellen des Magens eine Substanz (Substanzen) bilden können, die die Thrombopoese stimuliert(en).

Weitere Untersuchungen zum DNS-Stoffwechsel (de novo und „salvage pathway") sowie zur Testung von Zytostatika werden zur Zeit in unserem Labor durchgeführt.

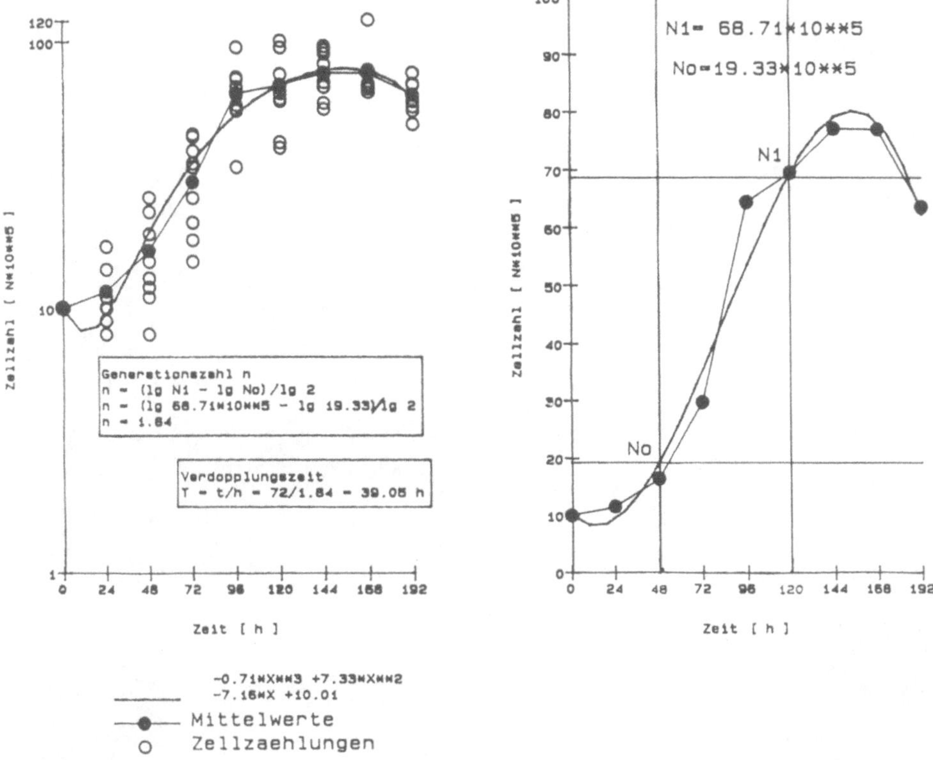

Abb. 9. Wachstumskurve einer etablierten Magenkarzinomzellinie des Menschen während der 40. Passage. Die Zellverdopplungszeit während der exponentiellen Wachstumsphase beträgt 39 h

Zukünftige Behandlungsmöglichkeiten

In Tabelle 8 sind einige Behandlungsprotokolle aufgeführt, die möglicherweise in Zukunft Bedeutung erlangen können. Besonders die Kombination von Interferonen mit Zytostatika - in diesen Beispielen mit Mitomycin C (MMC) - scheint ein erfolgversprechender Ansatz. Es ist bekannt, daß Interferone die Proliferation von Zellen durch Blockade der für den Polyamin-Stoffwechsel wichtigen Ornithindecarboxylase hemmen (Lit. s. Balkwill u. Smyth 1987). Weiterhin könnte von Bedeutung sein, daß in ca. 10% der Magenkarzinome Östrogenrezeptoren in den Tumorzellen nachgewiesen werden. Pilotuntersuchungen zeigen, daß die Behandlung mit Antiöstrogenen wirksam ist.

Ein weiterer Schwerpunkt klinischer Therapieforschung könnte die Beschäftigung mit gastrointestinalen Hormonen sein. In mehreren Studien konnte nachgewiesen werden, daß Gastrin die Proliferation von menschlichen Magenkarzinomzellen und Zellen bei Magenkarzinom der Ratte in vitro stimuliert und das Wachstum dieser Zellen auch bei Transplantation auf die Nacktmaus unterhält.

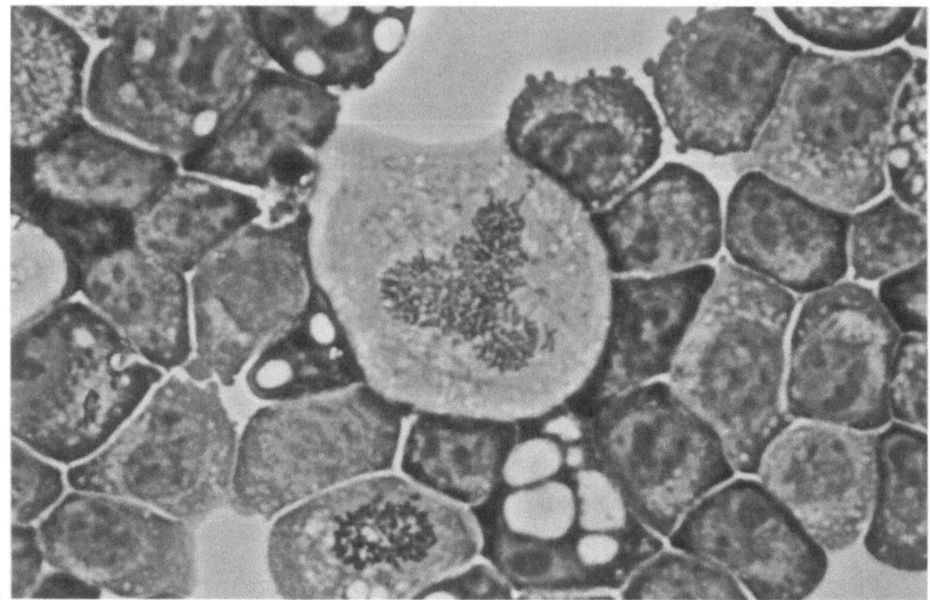

a

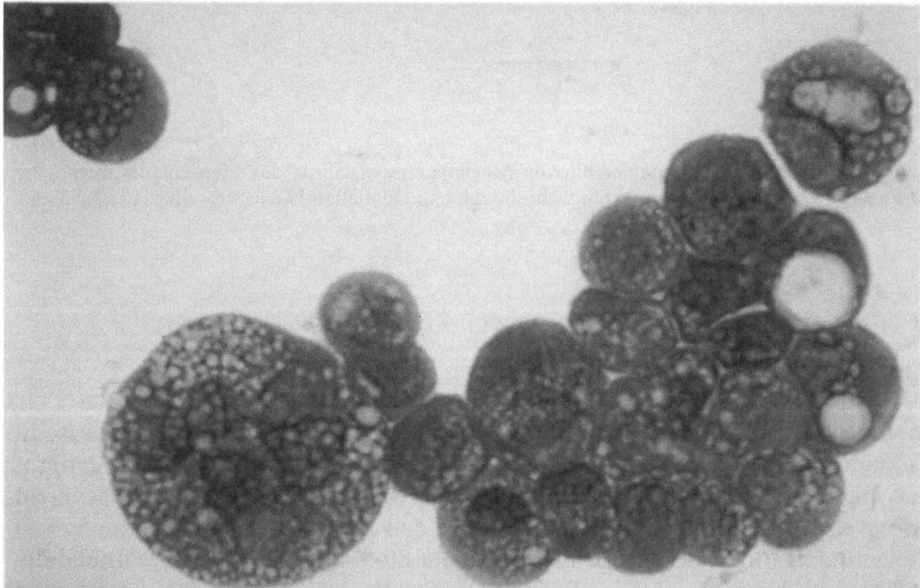

b

Abb. 10 a, b. Zellen einer etablierten Magenkarzinomzellinie des Menschen während der 40. Passage. **a** pathologische Mitosen (Giemsafärbung), **b** zahlreiche Zytoplasmavakuolen, gefüllt mit Mucopolysacchariden (PAS-Färbung). (Abbildungsmaßstab 160:1, Kodak Ektachrom 160 Asa). *Farbabbildung s. Anhang S. 215*

Tabelle 8. Neuere Behandlungsprotokolle beim metastasierenden Magenkarzinom

Behandlungsprotokoll	Untersuchungsmethode	Autoren
IFN α	2/6, Stammzell-Assay	Scheitauer et al. 1985
IFN α + MMc	3/3, Nacktmausmodell	Hirabayashi et al. 1985
IFN γ + MMC	2/3, Nacktmausmodell	
DFMO + MMC	Nacktmausmodell	Fujimoto et al. 1984
Tamoxifen bei pos. ER	Nacktmausmodell	Ohkura et al., 1980
	4/40, Biopsie, klin. Studie	Kitaoka, 1983

Sekretin und Cholecystokinin heben die proliferationsfördernde Wirkung des Gastrins wieder auf (Lit. s. Lamers u. Jansen 1988). Untersuchungen zum Nachweis von Gastrinrezeptoren auf Magenkarzinomzellen des Menschen sowie Therapieversuche in vitro und im Nacktmausmodell mit Antagonisten bei Tumoren mit positivem Gastrinrezeptorbefund könnten ebenfalls einen neuen Weg zu einer spezifischen Therapie beim menschlichen Magenkarzinom aufzeigen.

Literatur

Abe O, Kubato (1980) Nippon Geka Gakkai Zashhi 81: 1078

Antonioli DA, Cady B (1984) New Engl J Med 310: 1538

Balkwill FR, Smyth JF (1987) Lancet, p 317 Cancer Chemotherapy (1979-1986) The EORTC Cancer Chemotherapy Annuals 1-8, Elsevier, Amsterdam New York, Oxford

Cullinan S, Moertel CG, Fleming T et al. (1984) Proc Amer Soc Clin Oncol 3: 137

Douglass HO, Lavin PT, Goudsmit A et al. (1984) J Clin Oncol 2: 1372

Fiebig HH, Lohr GW (1981) Proc Am Assoc Cancer Res 22: 266

Flentje D, Schlag P (1985) Eur J Surg Oncol 11: 227

Fujimoto S, Shrestha RD, Igarashi K et al. (1984) Gan To Kagaku Ryoho 11: 1257

Hakansson L, Dahn J, Huldt B (1975) Acta Chir Scand 141: 409

Hirabayashi N, Yoshinaka K, Nosoh Y et al. (1985) Jpn J Surg 15: 279

Kalish RJ, Clancy PE, Orringer MB, Appelmann HD (1984) Gastroenterology 86: 461

Kaplan EL, Meier P (1958) J Amer Statist Ass 53: 457

Kitaoka H (1983) Gan To Kagaku Ryoho 10, 2453

Klein HO, Dias Wickramanayake P, Dieterle F et al. (1982) Dtsch med Wschr 107: 1708

Klein HO (1985) In: Klinische Onkologie. Gross R und Schmidt CG (Hrsg) Thieme, Stuttgart New York, Kap.9.1-9.12

Klein HO, Wils J, Bleiberg H et al. (1987) 4th European Conference on Clinical Oncology and Cancer Nursing, Madrid, Proceedings, Abstr. Nr. 118

Kubato T, Shimosato Y, Nagai K (1978) Gann 69: 299

Lamers CBHW, Jansen JBMJ (1988) Eur J Cancer Clin Oncol 24: 267

Mellin W, Davaris P, Jütte W et al. (1986) Verh Dtsch Ges Path 70: 234

Moertel CG (1975) In: Staquet MJ (ed) Cancer Therapy: Prognostic Factors and Criteria of Response. Raven, New York, p 229

Nekarda H, Pickartz H, Gerdes J, Stein H (1986) Verh Dtsch Ges Path 70: 231

O'Connell MJ, Stablein DM (1982) Proc Amer Soc Clin Oncol 1: 91

Ohkura H, Okazaki N, Maruyama K et al. (1980) Proc 39th Ann Meeting of the Japanese Cancer Association, Tokyo 170, p 367

Ottenjann R (1984) Dtsch med Wschr 109: 1303

Queisser W, Heim ME, Schnitzeler G et al. (1983) EORTC Symposium on Treatment of Advanced Gastrointestinal Cancer, Abstr. Nr. 29

Scheithauer W, Temsch EM, Schieder K et al. (1985) Int J Cell Cloning 3: 188
Schlag P, Flentje D (1984) Cancer Treatm Rev 11 (A): 131
Takao S, Nishi M, Nomura H, Kaneko Y (1980) Igaku Kenkyu 50: 508
The Gastrointestinal Tumor Study Group (1982) Cancer 49: 1362
The Gastrointestinal Tumor Study Group (1984) Cancer 53: 13
Tisman G, Wu SJG (1980) Cancer Treatm Rep 64: 829
Waterhouse J, Muir C, Schanmugaratnam K, Powell J (eds) (1976) Cancer Incidence in Five Continents, Vol IV, IARC, Lyon
Wils J, Bleiberg H, Blijham G et al. (1986) Proc Am Soc Clin Oncol 5: 78, Abstr. Nr. 302

Polychemotherapie des Magenkarzinoms

H. Wilke, P. Preusser, W. Achterrath, H.-J. Schmoll, U. Fink, H.-J. Meyer, H. Poliwoda

Einleitung

Das Magenkarzinom steht in der Todesursachenstatistik der malignen Neoplasien der Bundesrepublik Deutschland an zweiter Stelle. Jährlich werden 28 Sterbefälle auf 100000 Einwohner registriert [47].

Mit alleiniger chirurgischer Therapie werden in Abhängigkeit von den AJCC-Stadien [105] folgende Fünfjahresüberlebensraten erzielt: Stadium I 65%, Stadium II 22%, Stadium III 5% und Stadium IV 0% [30].

Patienten ohne chirurgische und zytostatische Therapie mit Lebermetastasen haben eine mediane Überlebenszeit von 4-6 Monaten, bei einer Peritonealkarzinose von 4-6 Wochen [11, 67, 86]. Patienten mit meßbaren Tumorparametern nach palliativer Operation leben im Median 4 Monate und nach klinisch vollständiger Tumorresektion 6 Monate [29, 88].

Das Magenkarzinom ist eine Systemerkrankung und bei ca. 75% aller Patienten bei Diagnosestellung bereits disseminiert [18, 24, 33, 108, 109, 110]. Mit lokoregionalen Therapieverfahren (Operation und/oder Strahlentherapie) werden deshalb nur unbefriedigende Ergebnisse erzielt. Eine systemische Therapie (Zytostatika) sollte deshalb im Vordergrund aller Therapiemaßnahmen stehen.

In krankheitsorientierten Phase-II-Studien mit mehr als 14 chemotherapeutisch nicht vorbehandelten Patienten konnten nur mit wenigen Zytostatika Remissionsraten von ca. 20% erreicht werden (Tabelle 1).

Tabelle 1. Monoaktivität bei chemotherapeutisch nicht vorbehandeltem Magenkarzinom (mehr als 15% Remissionen)

Substanz	Patienten n	CR n (%)	CR + PR n (%)	Literatur
5-Fluorouracil	54	1 (2%)	11 (20%)	[25, 29, 64, 78]
Adriamycin	124	10 (8%)	21 (17%)	[44, 75, 78, 83]
Epiadriamycin	39	2 (5%)	8 (21%)	[107]
Cisplatin	14	2 (14%)	5 (36%)	[73]
Etoposid	14	0	3 (21%)	[59]
Mitomycin C	211	na	63 (30%)	[26, 98]
BCNU	55	1 (2%)	10 (18%)	[78, 81]

Bei chemotherapierefraktären Magenkarzinomen werden mit Adriamycin [83, 44], Triazinate [19] und Cisplatin [1, 9, 57, 69, 70, 91, 92] nochmals 15-20% Remissionen erreicht.

Polychemotherapie

Bei fortgeschrittenen Magenkarzinomen wurden zahlreiche Zytostatikakombinationen geprüft, wobei meist 2-4 Substanzen mit nachgewiesener Wirksamkeit kombiniert wurden. Der retrospektive Vergleich der publizierten Studien wird durch folgende Faktoren erschwert:

1. Unterschiedliche Dosierungs- und Applikationszeitpläne bei Kombination gleicher Zytostatika,
2. Bewertung und Definition der Remission in älteren Studien ohne Berücksichtigung der heute gültigen Standardkriterien,
3. Aufnahme von Patienten mit unterschiedlichen prognostischen Faktoren.

Günstige prognostische Faktoren für das Ansprechen auf die Chemotherapie sind [8, 17, 20, 72]:

1. guter Allgemeinzustand;
2. weitgehend vollständige chirurgische Reduktion des Primärtumors;
3. keine Fernmetastasen.

Als ungünstige Prognosefaktoren gelten [8, 20, 72]:

1. schlechter Allgemeinzustand;
2. irresektabler Primärtumor;
3. Fernmetastasen (besonders Leber, Lunge, Skelett).

Kombinationen aus 2 Zytostatika

In den neueren Studien wurde 5-FU mit Anthrazyklinen, Nitrosoharnstoffen oder Mitomycin kombiniert (Tabelle 2).

In 5 von 6 Studien wurden mit den Kombinationen keine besseren Ergebnisse erreicht als mit den gleichen Zytostatika in der Monotherapie.

Tabelle 2. Ergebnisse mit Kombinationen aus 2 Zytostatika

Kombination	Patienten n	CR n (%)	CR+PR n (%)	mR (in Monaten)	ms (in Monaten)	Literatur
4-Epidoxorubicin/5-FU	32	1 (3%)	13 (41%)	8	n.a.	[64]
ADM/5-FU	95	0	4 (18%)	n.a.	n.a.	[27, 45]
ADM/Mitomycin C	76	5 (7%)	17 (22%)	5	4-5	[28, 32]
5-FU/Mitomycin C	103	n.a.	25 (24%)	3-3,5	4	[34, 88]
5-FU/MeCCNU	180	n.a.	36 (20%)	3	3	[32, 34]
5-FU/BCNU	62	n.a.	19 (31%)	10	7,7	[34]

Mit Epidoxorubicin/5-FU wurden in einer Studie deutlich höhere Remissionsraten als mit ADM/5-FU erzielt. Dieses Ergebnis ist erstaunlich, da Epidoxorubicin und Adriamycin beim Magenkarzinom eine vergleichbare Aktivität besitzen.

Kombinationen aus 3 Zytostatika (FA-basierend)

Die Polychemotherapie des Magenkarzinoms wurde entscheidend von der Entwicklung des FAM-Protokolls (Tabelle 3) (MacDonald 1979) geprägt. Das Original-FAM-Protokoll und seine Modifikationen werden in der Behandlung des fortgeschrittenen Magenkarzinoms derzeit häufiger eingesetzt (Tabelle 3).

Tabelle 3. FAM (MacDonald)

5-FU	600 mg/qm i.v.	Tag 1, 8, 29, 36
ADM	30 mg/qm i.v.	Tag 1 und 29
Mitomycin C	10 mg/qm i.v.	Tag 1
Wiederholung alle 8 Wochen		

Mit dem Original-FAM-Protokoll wurden 0-11% CR und eine Gesamtremissionsrate von 8-44% mit einer medianen Dauer von 5-9 Monaten erreicht. Die mediane Überlebenszeit für alle Patienten beträgt 6-7 Monate (Tabelle 4).

Tabelle 4. FAM nach MacDonald (7 Studien mit >14 Patienten)

Patienten n	CR n (%)	CR+PR n (%)	mR (in Monaten)	mS (in Monaten)	Literatur
62	0	26 (42%)	9	5,5	[79]
45	1 (2%)	20 (44%)	7	7+	[12]
46	2 (4%)	18 (39%)	5	6	[32]
33	2 (6%)	7 (21	n.a.	6	[52]
27	3 (11%)	6 (22%)	n.a.	5,5	[50]
64	n.a.	19 (30%)	5	6	[90]
25	0	2 (8%)	n.a.	6	[16]
302	8 (3%)	98 (33%)	5-9	5,5-7+	

Unter Ausschluß einer Studie mit auffallend geringer Remissionsrate wurde kein statistisch signifikanter Unterschied in den Gesamtremissionsraten zwischen den verschiedenen Studien gefunden.

Intensiviertes FAM (FAM2)

Bei den intensivierten FAM-Protokollen (FAM2) wurde versucht, durch Intervallverkürzungen indirekt eine Dosiserhöhung bei einzelnen Substanzen pro Therapiekurs zu erreichen. Hiermit sollte die Effektivität des FAM verbessert werden (Tabelle 5).

Tabelle 5. Intensiviertes FAM (FAM2, Intervallverkürzung)

Dosierung	Patienten n	CR n (%)	CR+PR n (%)	mR	mS	Literatur
				(in Monaten)		
5-FU 600 mg/qm Tag 1, 8, 22, 29 ADM 30 mg/qm Tag 1, 22 Mitomycin C 10 mg/qm Tag 1 (alle 6 Wochen)	22	0	4 (18%)	na	6,8	[53]
5-FU 400 mg/qm Tag 1-3, 21-23 ADM 40 mg/qm Tag 2, 22 Mitomycin C 10 mg/qm Tag 1 (alle 6 Wochen)	100	n.a.	35 (35%)	9,5	9	[21, 40]
Summe	122	0	39 (32%)	9,5	6,8-9	

In 2 Studien mit unterschiedlichen Dosierungs- und Applikationszeitplänen wurde keine Verbesserung der Behandlungsergebnisse im Vergleich mit dem Originalschema erreicht (Chi-Quadrat-Test: $p > 0{,}05$).

FAM-Varianten

In 6 weiteren Studien wurde FAM in unterschiedlichen Modifikationen geprüft. Hierbei wurden 26% Remissionen, eine mediane Remissionsdauer von 5-9 Monaten und eine mediane Überlebenszeit von 6-9 Monaten (Tabelle 6) erzielt.

Beim Vergleich der Behandlungsergebnisse (Remissionsraten, mediane Remissionsdauer, mediane Überlebenszeit), die mit dem Original-FAM-Schema und seinen Modifikationen erreicht wurden, wurden keine statistisch signifikanten Unterschiede gefunden. Das gleiche gilt, wenn im FAM-Protokoll Adriamycin gegen 4-Epidoxorubicin ausgetauscht wird [95].

5-Fluorouracil/Adriamycin zusammen mit einem weiteren Zytostatikum

ADM, Nitrosoharnstoffe, Cisplatin und Methotrexat wurden in mehreren Studien anstelle von Mitomycin mit 5-FU/Adriamycin kombiniert. Die Kombinationen 5-FU/Adriamycin/Methyl-CCNU (FAMe), 5-FU/Adriamycin/BCNU (FAB) und 5-FU/Adriamycin/Methotrexat (FAMTX) wurden an einem größeren Patientengut geprüft.

FAMe

Mit dieser Kombination wurden bei 55 Patienten 27% Remissionen einschließlich 11% Vollremissionen erreicht. Die mediane Remissionsdauer betrug 5 Monate, die mediane Überlebenszeit 6 Monate (Tabelle 7). In dieser Studie war der Prozentsatz an Patienten mit günstigen prognostischen Faktoren relativ groß. Der Primär-

Tabelle 6. FAM-Modifikationen (Studien mit > 14 Patienten)

Dosierung	Patienten n	CR n (%)	CR+PR n (%)	mR (in Monaten)	mS	Literatur
5-FU 600 mg/qm Tag 29-32 ADM 50 mg/qm Tag 3 Mitomycin C 10 mg/qm (alle 8 Wochen, sequentiell)	63	na	15 (23%)	5	5,5	[90]
5-FU 275 mg/qm Tag 1-5, alle 5 Wochen ADM 30 mg/qm Tag 1, alle 5 Wochen Mitomycin C 10 mg/qm Tag 1, alle 10 Wochen	15	0	7 (47%)	7	na	[44]
identisch	18	0	3 (17%)	na	6,4	[45]
5-FU 350 mg/qm ADM 20 mg/qm Mitomycin C 8 mg/qm Tag 1, alle 3 Wochen	31	0	8 (26%)	5,5+	na	[89]
5-FU 600 mg/qm Tag 1-8, alle 4 Wochen ADM 30 mg/qm Tag 1, alle 4 Wochen Mitomycin C 10 mg/qm (alle 8 Wochen)	17	na	4 (24%)	9+	9+	[14]
5-FU 300 mg/qm Tag 1-5, 29-33 ADM 30 mg/qm Tag 1, 29 Mitomycin C 10 mg/qm Tag 1 (alle 8 Wochen)	44	2 (5%)	11 (25%)	5,5	na	[60]
Summe	188	2 (17%)	48 (26%)	5-9+	5,5-9+	

Tabelle 7. FAMe-Behandlungsergebnisse

Kombination	Patienten n	Studien n	CR n (%)	CR+PR n (%)	mR (Monate)	mS	Literatur
FAMe	55	2	6 (11%)	15 (27%)	5	6	[32, 44]

tumor wurde bei 40% der Patienten vor Beginn der Chemotherapie reseziert. Darüber hinaus wurde ein palpatorischer Rückgang der Lebergröße als Remission gewertet.

FAB

FAB wurde in 2 prospektiv randomisierten und in 2 offenen krankheitsorientierten Phase-II-Studien eingesetzt (Tabelle 8).

Bei 177 Patienten wurde eine Gesamtremissionsrate von 43% mit einer medianen Remissionsdauer von 7-9 Monaten und einer medianen Überlebenszeit von 6-8 Monaten erzielt.

Statistisch signifikante Unterschiede in den Therapieergebnissen wurden zwischen den offenen und randomisierten Studien nicht gefunden.

Tabelle 8. FAB - Studien mit >14 Patienten (4 Studien)

Patienten n	CR n (%)	CR+PR n (%)	mR	mS	Literatur
			(in Monaten)		
17	0	4 (24%)	na	5,5	[102]
35	2 (6%)	18 (51%)	na	na	[74]
75	5 (7%)	30 (40%)	7	8	[75]
50	3 (6%)	24 (48%)	9	7	[76, 77]
177	10 (6%) 0-7%	76 (43%) 24-51%	7-9	5,5-8	

FAP

FAP wurde in 8 Studien in unterschiedlichen Dosierungs- und Applikationszeitplänen geprüft. Hierbei wurden 36% Remissionen mit einer medianen Remissionsdauer von 5-7 Monaten und einer medianen Überlebenszeit von 6-13 Monaten erreicht (Tabelle 9).

Tabelle 9. FAP - Studien mit >14 Patienten (8 Studien)

Patienten n	CR n (%)	CR+PR n (%)	mR	mS	Literatur
			(in Monaten)		
18	0	9 (50%)	6+	12	[106]
16	1 (6%)	6 (38%)	na	na	[97]
17	3 (18%)	9 (53%)	na	10	[115]
18	1 (6%)	9 (50%)	4,5	na	[39]
26	3 (12%)	13 (50%)	7	9	[82, 84]
35	0	10 (29%)	5,5	6	[22]
41	1 (17%)	7 (17%)	6	na	[60]
16	0	5 (31%)	na	13	[96]
187	9 (5%)	68 (36%)	4,5-7	6-13	

FAMTX

5-FU, Adriamycin und Methotrexat wurde in identischer Dosierung (5-FU 1,5 g/qm Tag 1, ADM 30 mg/qm Tag 14, MTX 1,5 g/qm Tag 1, Wiederholung nach 4 Wochen) in 3 krankheitsorientierten Phase-II-Studien und in 2 Pilotstudien geprüft. Die Vollremissionsrate betrug 11%, die Gesamtremissionsrate 43% (Tabelle 10). Die mediane Überlebenszeit lag bei etwa 7 Monaten.

Tabelle 10. FAMTX - Studien mit >14 Patienten

Patienten n	CR n (%)	CR+PR n (%)	mR (in Monaten)	mS (in Monaten)	Literatur
100	12 (12%)	59 (59%)	na	8	[63]
67	9 (13%)	22 (33%)	9	6	[114]
20	0	0	-	3,3	[54]
187	21 (11%)	81 (43%)	9	3,3-8	

In 2 weiteren Studien (Tabelle 11) wurde diese Kombination mit im Vergleich zum Originalprotokoll unterschiedlichen Dosierungen geprüft (einmal reduzierte Dosis von 5-FU und MTX; einmal niedrigere MTX und höhere 5-FU-Dosis).

Tabelle 11. FAMTX - Varianten mit ≥14 Patienten:

Patienten n	CR n (%)	CR+PR n (%)	mR (in Monaten)	mS (in Monaten)	Literatur
20*	na	10 (50%)	5	na	[101]
31**	1 (3%)	3 (10%)	na	5	[85]
51	1 (2%)	13 (26%) 10-50%	5	5	

In diesen Studien wurden unterschiedliche Ergebnisse erreicht. Die Gesamtremissionsrate betrug in einer Studie nur 10% und in der anderen Studie 50%.

Das Original-FAMTX-Protokoll wird derzeit in einer prospektiv randomisierten Studie von der EORTC gegen FAM geprüft. Der Stellenwert des FAMTX-Protokolls sollte erst nach Ablauf dieser Studie beurteilt werden.

Viererkombination (FA plus zwei weitere Zytostatika)

Die Erweiterung des FAM-Protokolls um BCNU, MeCCNU, Chlorozotozin oder Triazinat (Tabelle 12) hat im Vergleich mit dem Originalschema zu keiner Verbesserung der Therapieergebnisse geführt.

Tabelle 12. FA plus 2 weitere Zytostatika

Kombination	Patienten (n)	CR + PR (%)	mR (Monate)	mS (Monate)	Literatur
FAMB	16	30	4	na	[13]
BAFMI	41	22	10	10	[29]
BAFMI	18	50	na	na	[15]
FAMMe	35	24	na	na	[58]
FAMC	23	26	na	na	[48]
FAMT	18	22	na	na	[2]

Zytostatika-Kombinationen (nicht FA-basierend)

Cispaltinhaltige Kombinationen

Die Kombination Cisplatin/5-FU/BCNU und Cisplatin/5-FU/BCNU/Mitomycin wurden von Kim geprüft [61, 62].

In beiden Studien wurden ca. 65% Remissionen erreicht. Die Aussagefähigkeit beider Studien wird durch die fehlende Definition der Remission und einen zu hohen Prozentsatz an nicht auswertbaren Patienten eingeschränkt.

Etoposid/Adriamycin/Cisplatin (EAP)

EAP (Tabelle 13) wurde in einer krankheitsorientierten Phase-II-Studie bei 56 Patienten mit meßbaren Tumoren geprüft. Hierbei wurden 21% Vollremissionen und eine Gesamtremissionsrate von 73% induziert. Bei 7 von 12 Patienten mit einer klinisch kompletten Remission wurde diese durch eine „Second-look-Operation" pathohistologisch bestätigt. Die mediane Remissionsdauer beträgt 7 Monate, die mediane Überlebenszeit für alle Patienten 9 Monate.

Für Patienten mit einer klinisch kompletten Remission und Patienten mit NED nach chirurgischer Resektion ist die mediane Überlebenszeit 24 Monate (Tabelle 14).

Der retrospektive Vergleich der Therapieergebnisse mit FAP und EAP zeigt, daß durch den Austausch von 5-Fluorouracil gegen Etoposid in der Kombination Cisplatin/Adriamycin und/oder durch die Veränderung des Applikationszeitplans von Adriamycin und Cisplatin eine statistisch signifikante Erhöhung der Voll- (Chi-Quadrat-Test: $p > 0,01$) und Gesamtremissionsraten (Chi-Quadrat-Test: $p > 0,05$) erreicht wurde. Dies ist bemerkenswert, da in die EAP-Studie nur

Tabelle 13. EAP-Protokoll

Adriamycin	20 mg/qm i.v.	Tag 1 und 7
Cisplatin	40 mg/qm i.v.	Tag 2 und 8
Etoposid	120 mg/qm i.v.	Tag 4, 5, 6

Dosisreduktion von Etoposid auf 100 mg/qm bei Patienten >60 Jahre

Wiederholung Tag 22–28

Tabelle 14. EAP-Behandlungsergebnisse

Patienten (n)	CR (%)	CR + PR (%)	mR (Monate)	mS (Monate)	Literatur
56	21	73	7	9	[93]

Patienten mit einem oder mehreren ungünstigen prognostischen Faktoren (inoperabler Tumor + / – Fernmetastasen) aufgenommen wurden.

In einer großen multizentrischen Studie wird derzeit EAP randomisiert gegen FAM bei Patienten mit metastasiertem Magenkarzinom geprüft.

Hochdosisleukovorin/5-Fluorouracilhaltige Kombinationen

Die Kombination Hochdosisleukovorin/5-FU wurde in 2 Studien geprüft (Tabelle 15).

Tabelle 15. HD-Leukovorin/5-FU (z. T. vorbehandelte Patienten)

Studie	Patienten (n)	CR + PR (%)	mR (Monate)	mS (Monate)	Literatur
1	27	48	na	5,5	[80]
2	25	12	na	6	[4]

Aufgrund der erheblichen Unterschiede in den Dosierungen und Applikationszeitplänen sind beide Studien schwer vergleichbar.

Für die Behandlung älterer Patienten (65 Jahre) und Patienten mit kardialen Erkrankungen wurde die Kombination Leukovorin/5-FU/Etoposid entwickelt (Tabelle 16).

Tabelle 16. HD-Leukovorin (5-FU/Etoposid)-Behandlungsergebnisse

Patienten (n)	CR (%)	CR + PR (%)	mR (Monate)	mS (Monate)	Literatur
21	14	41	8	10,5	[90, 111]

In einer noch laufenden Phase-II-Studie wurden mit dieser Kombination eine mit den FAM-Ergebnissen zumindest vergleichbare Remissionsrate, mediane Remissionsdauer und Überlebenszeit erreicht.

Prospektiv randomisierte Studien

In randomisierten Studien wurden zahlreiche Zytostatikakombinationen gegen eine Monotherapie mit 5-Fluorouracil oder Adriamycin als Kontrollarm geprüft. Die Ergebnisse dieser Studien sind in Tabelle 17 zusammengefaßt. In 7 von 8 Studien wurden bei Patienten mit meßbaren Tumoren keine statistisch signifikanten Unterschiede in den Therapieergebnissen (Remissionsrate, mediane Überlebenszeit) gefunden. Nur in einer Studie wurde eine statistisch signifikant höhere Remissionsrate, eine signifikante Verlängerung der medianen Remissionsdauer und Überlebenszeit mit der Kombination FAB im Vergleich zu der mit Adriamycin behandelten Gruppe erreicht (Tabelle 17).

Tabelle 17. Ergebnisse prospektiv randomisierter Studien mit 5-Fluorouracil bzw. Adriamycin vs. Polychemotherapie

Kombination	Patienten (n)	CR+PR (%)	mS (Monate)	Literatur
5-FU	30	20	na	[64]
5-FU/Epi-ADM	32	41	na	
5-FU	28	29	7,4	[65]
BCNU	23	17	3,5	
5-FU/BCNU	34	41	7,7	
5-FU	10	20	4,5	[7]
5-FU/MeCCNU	29	21	4,5	
5-FU	11	18	7,5	[27]
5-FU/ADM	11	27	7,0	
5-FU/ADM/Mitomycin C	13	38	7,5	
5-FU	14	21	10,0	[14]
5-FU/ADM/Mitromycin C	17	24	9+	
5-FU	41	15	7,0	[29]
5-FU/ADM/Mitomycin C/BCNU	41	22	7,0	
ADM	37	22	4,0	[83]
5-FU/Mitomycin C	53	32	4,5	
5-FU/MeCCNU	49	24	4,0	
ADM	70	13	5,0	[71]
5-FU/ADM/BCNU	75	40	8,0	

Die Kombination 5-Fluorouracil/Mitomycin/Cytosinarabinosid (FMC) wurde in 3 randomisierten Studien geprüft (Tabelle 18).

In 2 Studien waren die Behandlungsergebnisse im Vergleichsarm (FAM; FAMe) günstiger. In einer Studie wurden keine Unterschiede gegenüber einer Monotherapie in der Ansprechrate und Überlebenszeit zwischen FMC und 5-FU gefunden. Aufgrund dieser Ergebnisse scheint Cytosinarabinosid zumindest in der Kombination nicht wirksam zu sein.

Tabelle 18. FMC (3 Studien)

Patienten (n)	CR+PR (%)	mS (Monate)	Literatur
71	20	5-10	[3, 25, 87]

Adjuvante Chemotherapie

Zytostatika und Polychemotherapieprogramme wurden als adjuvante Therapie bei Patienten mit Magenkarzinom eingesetzt, die unter kurativer Intention reseziert worden waren.

Tabelle 19. Adjuvante Chemotherapie (ohne FAM-Studie) vs. chirurgische Therapie

Therapie	Patienten (n)	Signifikanz	Literatur
Thio-TEPA/Kontrolle	194	Nein	[31]
FudR/Kontrolle	397	Nein	[103]
5-FU + MeCCNU/Kontrolle	156	Nein	[55]
5-FU + MeCCNU/Kontrolle	142	Ja $p < 0{,}03$	[43]
Mitomycin C/Thio-TEPA/Kontrolle	209	Nein	[68]
Mitomycin C(Cyclophosphamid + Chromomycin A3/Kontrolle	350	Nein	[68]
Mitomycin C + 5-FU/periop. Mitomycin C + 5-FU/Kontrolle	460	Nein	[68]
5-FU + Mitomycin C Plazebo	411	Nein	[38]
5-FU + MeCCNU Kontrolle	180	Nein	[35]

In 10 von 11 Studien (ohne die Kombination FAM) mit mehr als 100 Patienten/Studie wurden von Arbeitsgruppen aus Europa und den USA keine signifikanten Unterschiede in den Überlebenszeiten zwischen der chemotherapeutisch behandelten und der unbehandelten Kontrollgruppe (Tabelle 19) gefunden. In 5 Studien wurde die Kombination 5-Fluorouracil und MethylCCNU gegen eine unbehandelte Kontrollgruppe geprüft. Nur die „Gastrointestinal Tumor Study Group" fand nach 4 Jahren im Chemotherapiearm einen signifikant höheren prozentualen Anteil an Überlebenden als in der nichtbehandelten Kontrollgruppe. In den anderen Studien profitierten die Patienten von der Chemotherapie nicht.

In 3 prospektiv randomisierten Studien wurde eine adjuvante Behandlung mit FAM gegen einen unbehandelten Kontrollarm geprüft. (Mid. Atlantic Oncol. Group, SWOG, Schein). Bisher wurden die Ergebnisse von 2 Studien publiziert. In beiden wurde kein signifikanter Unterschied in den Überlebenszeiten zwischen den mit FAM behandelten Patienten und der Kontrollgruppe gefunden [100, 41]. Zahlreiche randomisierte Studien mit unterschiedlichem Design und Chemotherapieprotokollen wurden von japanischen Gruppen publiziert. Auch in diesen Studien, in denen häufig 5-FU und Mitomycin eingesetzt wurden, profitierten die Patienten von der adjuvanten Chemotherapie nicht [56, 66].

Kombination von Chemo- und Strahlentherapie

Die kombinierte Behandlung mit Chemo- und Strahlentherapie wurde in offenen Studien und einer prospektiv randomisierten Studie geprüft [5, 6, 23, 36, 37, 42, 49, 51, 99].

Der retrospektive Vergleich der offenen Studie zeigt, daß mit der Kombination 5-Fluorouracil und Strahlentherapie höhere Remissionsraten [36] und eine längere mediane Überlebenszeit [23, 37, 71] als mit alleiniger Strahlentherapie erreicht wurden [23, 36, 37, 71]. Die mediane Überlebenszeit beträgt bei der Strahlentherapie zusammen mit 5-Fluorouracil 13 Monate und bei alleiniger Strahlentherapie 6 Monate [23, 37, 71]. Nach 5 Jahren überlebten 12% der kombiniert behandelten Patienten und kein Patient aus der nur bestrahlten Vergleichsgruppe [23, 37, 71].

In 3 offenen Studien wurde FAM mit sequentieller Bestrahlung verabreicht [49, 51, 99]. Publiziert wurden bisher nur die Ergebnisse einer Studie mit sehr heterogenem Patientengut (inoperabler Primärtumor, residualer Tumor nach Operation, vollständig resezierter Tumor bei Risikopatienten) [99]. Die mediane Überlebenszeit beträgt in dieser Studie 13 Monate [99].

Eine simultane Chemo- (5-Fluorouracil) und Strahlentherapie mit nachfolgender Erhaltungstherapie (5-Fluorouracil + MeCCNu) wurde in einer prospektiv randomisierten Studie gegen alleinige Chemotherapie (5-Fluorouracil + MeCCNU) bei Patienten mit inoperablen oder residualen Magenkarzinomen von der GITSG (Gastrointestinal Tumor Study Group) geprüft [42]. Nach 5 Jahren leben 16% der Patienten, die mit simultaner Chemo- und Strahlentherapie behandelt wurden, und 7% der Patienten mit alleiniger Chemotherapie.

In dieser Studie wurde der Einfluß prognostischer Faktoren auf die Überlebenszeit im Rahmen einer multivariaten Analyse untersucht [42]. Hierbei zeigte sich, daß Patienten mit Resektion des Primärtumors eine signifikant längere Überlebenszeit haben als Patienten mit nicht resektablem Tumor. Andere Faktoren wie Alter, Geschlecht, Allgemeinzustand und Gewichtsverlust vor Therapiebeginn, Histologie, Lokalisation des Primärtumors und Ausdehnung der residualen Erkrankung hatten keine prognostische Bedeutung.

Bei dem derzeitigen Stand der Untersuchungen sind weitere randomisierte Studien erforderlich, um den Vorteil der Kombination Chemo- und Strahlentherapie gegenüber einer allgemeinen Chemotherapie gegenüber einer alleinigen Chemotherapie zu sichern.

Diskussion

Patienten mit Magenkarzinomen haben eine besonders ungünstige Prognose. Mit lokoregionalen Therapieverfahren wird nur bei einem kleinen Teil der Patienten (10%) ein längeres krankheitsfreies Überleben erreicht. Für die meisten Patienten sind Chirurgie, Strahlentherapie und Chemotherapie Palliativmaßnahmen.

Das Magenkarzinom gilt auch heute noch bei vielen Therapeuten als nur mäßig chemotherapiesensibel. Diese Einstellung spiegelt sich in der Anzahl an Patienten wider, die derzeit in Therapiestudien chemotherapeutisch behandelt werden (ca. 5%).

Die Ursachen für diese Zurückhaltung bezüglich der Chemotherapie beim Magenkarzinom sind vielschichtig:

1. Mehr als die Hälfte aller Patienten ist älter als 65 Jahre. In dieser Altersgruppe sind nichttumorbedingte Zweiterkrankungen (kardiovaskuläres System, Lunge,

Leber, Niere etc.) besonders häufig. Deshalb können intensivere und somit möglicherweise effektivere Chemotherapieprotokolle oft nicht eingesetzt werden.

2. Fortgeschrittene Magenkarzinome führen in vielen Fällen zu einer raschen Verschlechterung des Allgemeinzustands und zu intraabdominellen Komplikationen, so daß eine intensive zytostatische Therapie nicht durchführbar ist.
3. Mit den häufiger eingesetzten sogenannen Standardkombinationen (FAM, FAM-Modifikationen) werden ca. 30% Gesamtremissionen und selten komplette Remissionen erzielt. In fortgeschrittenen, speziell in metastasierten Tumorstadien bieten normalerweise nur komplette Remissionen eine Chance für ein längeres krankheitsfreies Überleben.
4. Für behandelte Patienten wurde i. allg. nur eine geringe Verlängerung der Lebenserwartung (7 Monate) im Vergleich zu unbehandelten Patienten (4 Monate) erreicht.
5. Bisher sind nur wenige Prognosefaktoren bezüglich der Chemotherapie beim Magenkarzinom gut definiert. Klinische und experimentelle Kenntnisse zum biologischen Verhalten von Magenkarzinomen (Einfluß von Histologien, Onkogenen, Wachtumskinetiken, Resistenzentwicklungen etc.) sind unzureichend. Somit ist derzeit ein differenzierter Einsatz von Zytostatika nur begrenzt möglich.

Die Einstellung zur Chemotherapie beim Magenkarzinom sollte sich nicht resignierend an diesen historischen Daten orientieren, sondern vielmehr an den vielversprechenden Ergebnissen neuerer Zytostatikakombinationen (FAMTX, EAP) und kombinierter Therapiemodalitäten. Hierzu ist eine kritische Analyse der wichtigsten Chemotherapieergebnisse und Studien erforderlich.

Offene Studien

Vergleicht man die Behandlungsergebnisse, die mit den an ausreichenden Patientenzahlen geprüften Zytostatikakombinationen (FAM und FAM-Modifikationen, FAB, FAP, FAMTX, EAP) erzielt wurden, induzieren im 95%-Konfidenzintervall FAB, FAMTX und EAP deutlich höhere Gesamtremissionsraten als FAM und FAP. Mit Ausnahme von EAP erzielte keine der genannten Kombinationen Vollremissionen von mehr als 15%. Dieses ist besonders bemerkenswert, da in der EAP-Studie vorwiegend Patienten mit ungünstigen Prognosefaktoren (meßbare Tumorparameter, metastasierte Stadien) behandelt wurden. Die erheblichen Unterschiede in den Remissionsraten, die bei gleichem Therapieprotokoll (FAM, FAB, FAP, FAMTX) beobachtet wurden, sind zum Teil mit einem hohen Anteil an Patienten mit günstigen Prognosefaktoren in den einzelnen Studien erklärbar. Daß trotz unterschiedlicher Gesamtremissionsraten in den einzelnen Studien keine signifikant unterschiedliche Verlängerung der Überlebenszeit erreicht wurde, kann zum Teil erklärt werden durch:

1. keine einheitlichen Einschlußkriterien;
2. unterschiedliche Kriterien zur Remissionsbeurteilung (speziell vor 1980);
3. fehlende Angaben zu einer eventuell durchgeführten Second-line-Therapie;

4. seltene Induktion von kompletten Remissionen. Werden fast ausschließlich partielle Remissionen induziert (Remissionsdauer 4-6 Monate) ist eine entscheidende Verlängerung der Überlebenszeit für das Gesamtkollektiv nicht zu erwarten.

Prospektiv randomisierte Studien

Nur in einer einzigen der aufgeführten prospektiv randomisierten Studien, in denen eine Monotherapie vs. Polychemotherapie geprüft wurde, wurde mit der Kombination FAB bei Patienten mit meßbaren Tumorparametern statistisch bessere Therapieergebnisse (Remissionsrate, mediane Remissionsdauer, mediane Überlebenszeit) erzielt als mit einer Adriamycinmonotherapie [75].

Allerdings sind bei der Analyse dieser Ergebnisse folgende Faktoren kritisch zu bewerten:

1. Die Patientenzahl pro Therapiearm war in den aufgeführten Studien zu gering, um Unterschiede von 10-20% in den Remissionsraten statistisch abzusichern [46, 104].
2. Die Patientenzahl pro Therapiearm war zu gering, um statistisch signifikante Unterschiede in der medianen Remissionsdauer und Überlebenszeit zu sichern [46, 104].
3. Eine Stratifikation nach Prognosefaktoren wurde selten durchgeführt.
4. Im Vergleich zur Monotherapie wurden häufig Dosisreduktionen bei den wirksameren Zytostatika in der Kombination durchgeführt [27, 64, 65].

Adjuvante Chemotherapie

Nur eine Studie mit adjuvanter Chemotherapie zeigte eine Verlängerung der medianen Überlebenszeit im Vergleich zur unbehandelten Kontrollgruppe [43]. Die Hauptursache für diese negativen Ergebnisse ist wahrscheinlich die zu geringe bis ungenügende antineoplastische Aktivität der verwendeten Zytostatika und Zytostatikakombinationen.

Aufgrund der vorliegenden Ergebnisse gibt es derzeit keine begründete Indikation für eine adjuvante Chemotherapie außerhalb von Studien. Ob mit neueren effektiven Zytostatikakombinationen die Indikation zu einer adjuvanten Chemotherapie neu zu stellen ist, muß erst noch in gut geplanten Studien geklärt werden.

Schlußfolgerungen und Konsequenzen

Aufgrund neuerer Therapieergebnisse (FAMTX, EAP) ist das Magenkarzinom als ein chemotherapiesensibler Tumor einzustufen. Trotz des noch vorwiegend palliativen Charakters der Chemotherapie beim Magenkarzinom kann sie für den einzelnen Patienten zu einer erheblichen Verminderung seiner tumorbedingten Symptome (Schmerzen, Passagestörung, Appetitlosigkeit usw.) führen und eine Lebensverlängerung bewirken. Daß effektive Chemotherapieprotokolle (EAP) allein und speziell in Kombination mit der Chirurgie [112, 113] auch unter kurativen Aspekten eingesetzt werden könnten, scheint aufgrund der pathologisch betätigten Vollremissionen denkbar. Diese ersten hoffnungsvollen Behandlungsergebnisse sollten zu einer verstärkten Behandlung von Patienten im Rahmen von prospektiven Therapiestudien führen, an denen Chirurgen, Pathologen und internistische Onkologen mitwirken. Ein solches Konzept wird derzeit von der Interdisziplinären Studiengruppe Gastrointestinale Tumore (ISGGT) verfolgt.

Eine Verbesserung der Behandlungsergebnisse beim Magenkarzinom könnte erreicht werden durch:

1. Entwicklung von neuen wirksamen Zytostatika.
2. Optimierung von Dosierungs- und Zeitapplikationsplänen für wirksame Zytostatika in der Monotherapie und Kombinationstherapie [10].
3. Differenzierter Einsatz von Zytostatika aufgrund tumorbiologischer und klinisch prognostischer wichtiger Faktoren. Hierzu sind eine intensivierte experimentelle Forschung zur Tumorbiologie, die Entwicklung geeigneter prädiktiver Testsysteme bezüglich des Chemotherapieansprechens und intensivierte klinische Studien erforderlich.
4. Prüfung effektiver Polychemotherapieprotokolle in Kombination mit der Chirurgie (adjuvant, neoadjuvant) u./o. Strahlentherapie.

Literatur

1. Aabo K, Pedersen H, Rorth M (1985) Cisplatin in the treatment of advanced gastric carcinomas: a phase II study. Cancer Treat Rep 69: 449-450
2. Ahlgren JD, Schmith FP, Harvey J, Kales AN, Woolley PV, Schein PS (1984) A phase II study of FAM (5-FU, adriamycin and mitomycin-C) plus triazinate (T) for advanced measurable gastric cancer. Proc ASCO 3: 145
3. Aaoyama M, Hirose H, Adachi N, Udo K, Oshima K, Kobayashi S (1981) Comparison of combination therapy of 5-fluorouracil, mitomycin C and adriamycin (FAM) and mitomycin C, 5-fluorouracil and cytosine arabinoside (MFC) for advanced gastric cancer. Gan To Kagaku Ryoho 8: 757-762
4. Arbuck SG, Douglass HO, Rrave F, Milliron S, Barconi M, Nava H, Emrich LJ, Rustum YM (1987) A phase II trial of 5-fluorouracil and high-dose intravenous leucovorin in gastric carcinoma. J Clin Oncol 5: 1150-1156
5. Asakawa H, Otawa K, Watari J (1971) High energy x-ray therapy for stomach carcinoma, second report: the evaluation of radiotherapy for the early and the inoperable stomach carcinoma. Nippon Acta Radiol. 31: 505-511
6. Asakawa H, Takeda T (1973) High energy x-ray therapy of gastric carcinoma. J Jpn Soc Cancer Ther 8: 362-369
7. Baker LH, Vaitkevicius VK, Gehan E (1976) Randomized prospektive trial comparing 5-fluorouracil (NSC-19893) to 5-fluorouracil and methyl-CCNU (NSC-95441) in advanced gastrointestinal cancer. Cancer Treat. Rep. 60; 733-737
8. Bedikian AY, Chen TT, Khankhanian N, Heilbrun LK, McBride CM, McMurtrey MJ, Bodey GP (1984) The natural history of gastric cancer and prognostic factors influencing survival. J Clin Oncol 2: 305-310
9. Beer M, Cocconi G, Ceci G, Varini M, Cavalli F (1983) A phase II study of cisplatin in advanced gastric cancer. Eur J Cancer Clin Oncol 19: 717-720
10. Behre W, Brömsen J, Harstrick A, Reile D, Meyer H-J, Jähne J, Schmoll H-J, Link H. Wilke H: Antitumor activity of anthracyclines in human gastric cancer xenografts depending on time scheduling. Blut 55: 224
11. Bengmark S, Jeppson B (1982) Staging of liver metastases In: Wess L, Gilberg HA (eds) Liver metastases. Hall, Boston pp 268-274

12. Beretta G, Fraschini P, Labianca R, Luporini G (1982) The value of FAM polychemotherapy in advanced gastric carcinoma. Proc Am Soc Clin Oncol 103: C-400
13. Beretta G, Fraschini P, Ravaioli A, Amadori D, Luperini G (1983) FAM/FAMB polychemotherapy for advanced carcinoma of the stomach (ACS): a randomized study. Proc ASCO 2: C-514
14. Beretta G, Fraschini P, Labianca R, Arnoldi E, Pancera G, Tedeschi M, Tedeschi L, Luporini G (1986) Weekly 5-fluorouracil (F) versus combination chemotherapy for advanced gastrointestinal carcinomas. A prospective study program. (Abstract) Proc Am Soc Clin Oncol 94: C-367
15. Bernath AM, Thomsvard CT (1979) Treatment of advanced gastric carcinoma with BCNU, adriamycin, 5-FU and mitomycin-C (BAFMi). Proc. ASCO 20: C-87
16. Biran H, Sulkes A (1984) A possible dose-response relationship in „FAM" chemotherapy for advanced gastric cancer (Abstract) Proc Am Soc Clin Oncol 132: C-515
17. Bleiberg H (1985) Prognostic significance of pathological staging in gastrointestinal tumors. Eur J Cancer Clin Oncol 21: 655-658
18. Borchard F, Sons HU (1985) Klassifizierung des Magenkarzinoms aus pathologisch-anatomischer Sicht. Therapiewoche 35: 161-169
19. Bruckner HW, Lokich JJ, Stablein DM (1982) Studies of Bakers antifol, methotrexate and razoxane in advanced gastric cancer. A gastrointestinal tumor study group report. Cancer Treat Rep 66: 1713-1717
20. Bruckner HW, Stablein DM (1983) Sites of treatment failure: gastrointestinal tumor study group analyses of gastric, pancreatic, colorectal trials. Cancer Treat Rep 2: 199-211
21. Cartei G (1985) 5-Fluorouracil, Adriamycin und Mitomycin C beim metastasierenden Magenkarzinom. In: Nagel GA, Bach F, Bartsch HH, Mitomycin '85. Aktuelle Onkologie. Zuckerschwerdt, München, S 56-64
22. Cazap EL, Gisselbrecht Ch, Smith FP, Estevez RA, Alvarez CA, Lagarde C, Hannols A (1986) Phase II trials of 5-FU, doxorubicin, and cisplatin in advanced, measurable adenocarcinoma of the lung and stomach. Cancer Treat Rep 70: 781-783
23. Childs DS, Moertel CG, Holbrook MA, Reitemeier RJ, Colby M (1986) Treatment of unresectable adenocarcinoma of the stomach with a combination of 5-Fluorouracil and radiation. AJR 102: 541-546
24. Clarke JS, Cruze K, El Farra S, Longmire WP (1961) The natural history and results of surgical therapy for carcinoma of the stomach. An analysis of 250 cases. Am J Surg 102: 143
25. Cocconi G, DeLisi V, Di Blasio B (1982) Randomized comparison of 5-Fu alone or combined with mitomycin and cytarabine (MFC) in the treatment of advanced gastric cancer Cancer Treat Rep 66: 1263-1266
26. Comis RL (1979) Mitomycin C in gastric cancer. In: Mitomycin C-current status and new developments. Carter SK, Crooke ST (eds) Academic Press, New York, pp 129-137
27. Cullinan SA, Moertel CG, Fleming ThR, Rubin JR, Krook JE, Everson LK, Windschitl HE et al. (1985) A comparison of three chemotherapeutic regimens in the treatment of advanced pancreatic and gastric carcinoma. JAMA 12: 2061-2066
28. Dalley D, Erlichman C, Fine S (1986) Treatment of advanced gastric carcinoma with mitomycin and doxorubicin. Cancer Treat Rep 70: 897-898
29. De Lisi V, Cocconi G, Tonato M, Di Costanzo F, Leonardi F, Soldani M (1986) Randomized comparison of 5-Fu alone or combined with carmustine, and mitomycin (BAFMi) in the treatment of advanced gastric cancer: a phase III trial of the Italian clinical research oncology group (GOIRC).
Cancer Treat Rep 70: 481-485
30. Diehl JT, Herrmann RE, Cooperman AM, Hoerr SO (1983) Gastric carcinoma. A ten year review. Ann Surg 198: 9-12 (1983)
31. Dixon WJ, Longmire WP, Holden WD (1971) Use of triethylenethiophosphoramide as an adjuvant to the surgical treatment of gastric and colorectal carcinoma: ten year follow-up. Ann Surg 173: 16-19 (1971)
32. Douglass HO Jr, Lavin PT, Goudsmit A, Klaasen DJ, Paul AR (1984) An eastern cooperative oncology group evaluation of combinations of methyl-CCNU, mitomycin C, Adriamycin, and 5-fluorouracil in advanced measurable gastric cancer (EST 2277). J Clin Oncol 2: 1372-1381

33. Dupont JB, Lee JR, Burton GR, Jonson A (1978) Adenocarcinoma of the stomach: review of 1497 cases. Cancer 41: 941-953
34. Earl HM, Coombs RC, Schein PS (1984) Cytotoxic chemotherapy for cancer of the stomach. Clin Oncol 3: 351-369
35. Engstrom P, Lavin PT, Douglas HO, Brunner KW (1985) Postoperative adjuvant 5-fluorouracil plus methyl-CCNU therapy for gastric cancer patients. Cancer 55: 1868-1873
36. Falkson G (1965) Halogenated pyrimidines as radiopotentiators in the treatment of stomach cancer. Prog Biochem Pharmacol 1: 695-700
37. Falkson G, Falkson HC (1969) Fluorouracil and radiotherapy in gastrointestinal cancer. Lancet 2: 1252-1259
38. Fielding JWL, Fagg SL, Jones BG, Ellis D, Hockey MS, Minawa A, Brookes VS et al (1983) An interim report of a prospective randomized controlled study of adjuvant chemotherapy in operable gastric cancer. World J Surg 7: 390-399
39. Figoli F, Galligioni E, Crivellari D, Vaccher E, Lo Re G, Tumolo S, Veronesi A et al. (1986) Cisplatin (DDP) in combination with adriamycin (A) and fluorouracil (F) (DAF) in advanced gastric cancer - a phase II study. (Abstract) Proc Am Soc Clin Oncol 95: C-369
40. Fornasiero A, Cartei G, Daniele O, Fosser V, Fiorentino MV (1984) FAM2 regimen in disseminated gastric cancer. Tumori 70: 77-80
41. Galiano R, McCracken JD, Chen T (1983) Adjuvant chemotherapy with 5-fluorouracil, adriamycin, and mitomycin (FAM) in gastric cancer. Proc. ASCO 2: 114 (1983)
42. Gastrointestinal Tumor Study Group: (1982) A combination chemotherapy and combined modality therapy for locally advanced gastric carcinoma. Cancer 49: 1771-1777
43. Gastrointestinal Tumor Study Group (1982) Controlled trial of adjuvant chemotherapy following curative resection for gastric cancer. Cancer 49: 1116-1122
44. The Gastrointestinal Tumor Study Group (1979) Phase II-III chemotherapy studies in advanced gastric cancer. Cancer Treat Rep 63: 1871-1876
45. The Gastrointestinal Tumor Study Group (1984) Randomized study of combination chemotherapy in unresectable gastric cancer. Cancer 53: 13-17
46. Gelber RD, Zelen M (1985) Planning and reporting of clinical trials. In: Calabresi PC, Schein PC, Rosenberg S (eds) Medical oncology. Macmillan, New York, pp 406-425
47. Statistisches Bundesamt Wiesbaden (Hrsg) (1984) Gesundheitswesen, Fachserie 12. Todesursachen 1983. Kohlhammer, Stuttgart, S 12-19
48. Gisselbrecht C, Smith FP, MacDonald JS, Korsmeyer SJ, Boiron M, Woolley PV, Schein P (1983) The effect of sequential addition of the nitrourea, chlorozotocin, to the FAM combination in advanced gastric cancer. Cancer 51: 1792-1794
49. Gunderson LL, Hoskins B, Cohen AM, Kaufman S, Wood WC, Carey RW (1983) Combined modality treatment of gastric cancer. Int J Radiat Oncol Biol Phys 9: 965-975
50. Haas C, Oishi N, McDonald B, Coltman C, O'Bryan R (1983) Southwest oncology group phase II-III gastric cancer study: 5-fluorouracil, adriamycin, and mitomcin C ± vincristine (FAM vs V-FAM) compared to chlorozotocin (CZT), M-AMSA, and dihydroxyanthracenedione (DHAD) with unimpressive differences. (Abstract) Proc Am Soc Clin Oncol (2) 122: C-478
51. Haas L, Vaitkevicius V, Bukowski R, Moore D, Mansfield K (1980) Southwest oncology group (SWOG) pilot study of radiotherapy (R) + 5-fluorouracil (F) + adriamycin + mitomycin C (M) in patients with minimal residual gastric cancer. (Abstract) Proc Am Soc Clin Oncol 342: C-439
52. Haim N, Cohen Y, Honigman J, Robinson E (1982) Treatment of advanced gastric carcinoma with 5-fluorouracil, adriamycin, and mitomycin C (FAM). Cancer Chemother Pharmacol 8: 277-280
53. Haim N, Epelbaum R, Cohen Y, Robinson E (1984) Further studies in the treatment of advanced gastric cancer by 5-fluorouracil, adriamycin (doxorubicin), and mitomycin C (modified FAM). Cancer 54: 1999-2002
54. Herrmann R, Fritze D, Queißer W, Flechtner H, Ho AD, Schlag P, König H (1984) Chemotherapie des Magenkarzinoms. Dtsch Med Wochenschr 109: 1704
55. Higgins GA, Amadeo JH, Smith DE, Humphrey EW, Kheen RJ (1983) Efficacy of prolonged intermittend therapy with combined 5-FU and methyl-CCNU following resection for gastric carcinoma. Cancer 52: 1105-1110

56. Imanaga H, Nakazato H (1977) Results of surgery for gastric cancer and effect of adjuvant mitomycin-C on cancer recurrence. World J Surg 1: 213-221
57. Kantarjian H, Ajani JA, Karlin DA (1985) Cis-Diamminodichloroplatinum (II) chemotherapy for advanced adenocarcinoma of the upper gastrointestinal tract. Oncology 42: 69-71
58. Karlin DA, Stroehlein JR, Bennets RW, Jones RD, Heifetz LJ, Mahal PS (1982) Phase I-II study of the combination of 5-FU, doxorubicin, mitomycin, and semustine (FAMMe) in the treatment of adenocarcinoma of the stomach, gastrooesophageal junction, and pancreas. Cancer Treat Rep 66: 1613-1617
59. Kelsen DP, Magill G, Cheng E, Coonley C, Yagoda A (1982) Phase II trial of Etoposide (VP16) in the treatment of upper gastrointestinal malignancies. (Abstract) Proc Am Soc Clin Oncol 96: C-371
60. Kim NK (1984) Chemotherapy of advanced gastric carcinoma with 5-Fluorouracil, adriamycin, mitomycin (FAM), and 5-fluorouracil, adriamycin, cisplatin (FAP) combinations: experience in Korea. In: Ogawa M, Muggia FM, Rozencweig M (eds) Adriamycin, its expanding role in cancer treatment. Excerpta Medica, Amsterdam, pp 137-145
61. Kim RH, Huh K, Ahn Y, Im C, Hee Y, Hee K, Kim CS (1985) BCNU, cisplatin and 5-fluorouracil polychemotherapy in advanced gastric cancer. Proc ASCO 4: 95
62. Kim RH, Kim CS (1986) Chemotherapy of advanced gastric cancer with mitomycin C, BCNU, cisplatin and 5-fluorouracil in combination. Proc. ASCO 5: 78
63. Klein HO, Wickramanyake PD, Farrkh G-R (1986) 5-fluorouracil (5-Fu), adriamycin (ADM), and methotrexate (MTX)-A combination protocol (FAMTX) for treatment of metastasized stomach cancer. (Abstract) Proc Am Soc Clin Oncol 84: C-325
64. Kolaric K, Potrebica V, Stanovnik M (1986) Controlled phase III clinical study of 4-Epi-Doxorubicin + 5-fluorouracil versus 5-fluorouracil alone in metastatic gastric and rectosigmoid cancer. Oncology 43: 73-77
65. Kovach JS, Moertel CG, Schutt AJ (1974) A controlled trial of combined 1,3-bis-(2-chloroethyl)-1-nitrosourea and 5-fluorouracil therapy for advanced gastric and pancreatic cancer. Cancer 33: 563-567
66. Koyama Y (1978) The current status of chemotherapy for gastric cancer in Japan with special emphasis on mitomycin-C. Recent Results Cancer Res 63: 135-147
67. Koyama Y, Sugimachi K, Soejima K (1981) Evaluation of extensive lymphnode dissection for carcinoma of the stomach. World J Surg 5: 241-248
68. Koyama Y, Kimura T (1978) Controlled clinical trials of chemotherapy as an adjuvant to surgery in gastric carcinoma. Proc 2nd Int Cancer Congr Buenos Aires, pp 1-21
69. Lacave AJ, Wils H, Bleiberg E, Diaz-Rubio M, Clavel A, Planting O, Duez N (1986) Advanced and chemotherapy-resistant gastric cancer (GC): benefit of additional MeCCNU (Me) and evalutation of CDDP (P). E.O.R.T.C. Symposium on Gastrointestinal Tract Cancer, Heidelberg, May 29-30, 1986
70. Lacave AJ, Wild J, Diaz-Rubio E, Clavel M, Planting A, Bleiberg H, Duez N, Dalesio O (1985) Phase II study of Cisplatin (DDP) in chemotherapy resistant carcinoma of the stomach Cancer Chemother Pharmacol 14 [Suppl]: 39-42
71. Lagunova IG, Cybulskij BA, Minerva OD, Sakaja IS (1978) Aufeinander folgende Strahlentherapie mit einem 25-meV Betatron und Chemotherapie mit Fluorouracil zur Behandlung von Kranken mit fortgeschrittenem Krebs des oberen Magenabschnittes. Radiobiol Radiother 13: 307
72. Lavin PT, Bruckner HW, Plaxe SC (1982) Studies in prognostic factors relating to chemotherapy for advanced gastric cancer. Cancer 50: 2016-2023
73. Leichmann L, MacDonald B, Dindogru A, Samson M (1982) Platinum: a clinical active drug in advanced adenocarcinoma of the stomach. (Abstract) Proc Am Assoc Cancer Res 110: 430
74. Levi JA, Dalley DN, Aroney RS (1979) Improved combination chemotherapy in advanced gastric cancer. Br Med J 2: 1471-1473
75. Levi JA, Fox RM, Tattersall MH, Woods RL, Thomson D, Gill G (1986) Analysis of a prospective randomized comparison of doxorubicin versus 5-fluorouracil, doxorubicin, and BCNU in advanced gastric cancer: implications for future studies. J Clin Oncol 4: 1348-1355
76. Lopez M, Di Lauro L, Papaldo P, Conti EMS (1986) Treatment of advanced measurable gastric carcinoma with 5-fluorouracil, adriamycin, and BCNU. Oncology 43: 288-291
77. Lopez M, Perno CF, Di Lauro L, Papaldo P (1984) 5-fluorouracil, adriamycin, BCNU (FAB)

combination chemotherapy for advanced gastric cancer. Cancer Chemother Pharmacol 12: 194-197

78. MacDonald JS, Gunderson LL, Cohn I Jr (1985) Cancer of the stomach. In: DeVita VT, Hellman S, Rosenberg SA (eds) Cancer, principles and practice of oncology. Lippincott, Philadelphia, pp 534-552
79. MacDonald JS, Schein PS, Wooley PV, Smythe T, Ueno W, Hoth D, Smith F et al. (1980) 5-fluorouracil, doxorubicin, and mitomycin (FAM) combination-chemotherapy for advanced gastric cancer. Ann Intern Med 93: 533-536
80. Machover D, Goldschmidt E, Chollet P et al. (1986) Treatment of advanced colorectal and gastric adenocarcinomas with 5-fluorouracil and high-dose folinic acid. J Clin Oncol 4: 685-696
81. Moertel CG (1973) Therapy of advanced gastrointestinal cancer with the nitosoureas. Cancer Chemother Rep 4: 27-34
82. Moertel CG, Fleming T, O'Connell M, Schutt M, Rubin J (1984) A phase II trial of combined intensive course 5-Fu, adriamycin and cis-platinum in advanced gastric and pancreatic carcinoma. (abstract) Proc Am Soc Clin Oncol 137: C-535
83. Moertel CG, Lavin PT (1979) Phase II-III chemotherapy studies in advanced gastric cancer. Cancer Treat Rep 63: 1863-1869
84. Moertel CG, Rubin J, O'Connell MJ, Schutt AJ, Wieand HS (1986) A phase II study of combined 5-fluorouracil, doxorubicin, and cisplatin in the treatment of advanced upper gastrointestinal adenocarcinomas. J Clin Oncol 4: 1053-1057
85. Muro H, Romero Acuna L, Castagnari A, Blajman C, Schmilovich A, Hidalgo A, Fiori H, Bader M, Marantz A (1986) Sequentiell methotrexate, 5-flurouracil (high dose), and doxorubicin for advanced gastric cancer. Cancer Treat Rep 70: 1333-1334
86. Nekajima T, Harashima S, Hirata M (1978) Prognostic and therapeutic values of peritoneal cytology in gastric cancer. Acta Cytol 22: 225-229
87. O'Connell MJ, Moertel CG, Lavin PT (1978) Adriamycin (A), 5-fluorouracil + mitomycin C + cytosin arabinoside (FMC), and 5-fluorouracil + adriamycin + methyl CCNU (FAMe) in advanced gastric carcinoma. Proc ASCO 19: C-146
88. O'Connell MJ (1985) Current status of chemotherapy for advanced pancreatic and gastric cancer. J Clin Oncol 3: 1032-1039
89. Oshima K, Yamada T, Nonaka T, Aoyama M, Hirose H, Adachi N, Kobayachi S, Udo K (1982) Treatment of advanced G.I. cancer patients with 5-Fu, adriamycin, and mitomycin C (FAM). Proc 13th Intern Cancer Congress Seattle 8-15th Sept, p 665, Abstr 3977
90. Pannettiere FJ, Haas Ch, McDonald B, Costanzi JJ, Talley RW, Athens J, Oishi N (1984) Drug combinations in the treatment of gastric adenocarcinoma: a randomized southwest oncology group study. J Clin Oncol 2: 420-424 (1984)
91. Perry MC, Green MR, Mick R, Schein P (1986) Cisplatin in patients with gastric cancer: a cancer and leukemia group B phase II study. Cancer Treat Rep 70: 415-416 (1986)
92. Preusser P, Achterrath W, Niederle N, Seeber S (1985) Cisplatin. Arzneimitteltherapie 2: 50-56
93. Preusser P, Wilke H, Achterrath W, Fink U, Meyer J, Schmitz-Hübner U, Bünte H (1987) Advanced gastric carcinoma: a phase II study with etoposide (E), adriamycin (A) and split course cisplatin (P) = EAP. Proc. ASCO 6: 75
94. Preusser P, Wilke H, Achterrath W, Fink U (1988) Chemotherapie des fortgeschrittenen Magenkarzinoms bei älteren Patienten und Risikopatienten. In: Hotz J, Meyer H-J, Schmoll H-J (Hrsg) Magenkarzinom. Springer, Berlin Heidelberg New York, S 186-197
95. Queißer W, Flechtner H, Heim ME, Henß H, Arnold H, Fritze D, Herrmann R (1986) 5-Fluorouracil, 4-epidoxorubicin, and mitomycin C (FEM) for advanced gastric carcinoma, a phase II trial. J Cancer Res Clin Oncol 111 [Suppl], 85: Sto 16
96. Robinson E, Haim N, Epelbaum R, Cohen Y (1985) Phase II trials in the treatment of advanced gastric cancer I -5-fluorouracil, adriamycin and mitomycin (FAM), II -cisplatin, adriamycin and 5-fluorouracil (DAF). (abstract) Proc Am Soc Clin Oncol 77: C-300
97. Rougier P, Droz JP, Amiel JL, Ruffier P, Theodore C, Kac J, Chavy A (1985) Gastric carcinoma: a phase II trial of chemotherapy with association 5-fluorouracil (5 FU), adriamycin (ADR) and cisplatin (DDP) (FAP protocol) in metastasized or inoperable patients. Preliminary results. Cancer Chemother Pharmacol 14 [Suppl]: 54-59

98. Schein PS, MacDonald JS, Hoth D, Wooley PV (1978) Mitomycin C: experience in the United States, with emphasis on gastric cancer. Cancer Chemother. Pharmacol. 1: 73-75
99. Schein PS, Smith FP, Dritschillo A, Stablein DM, Ahlgren JD (1983) Phase I-II trial of combined modality FAM plus split-course radiation (FAM-RT-FAM) for locally advanced gastric and pancreatic cancer: A midatlantic oncology program study. Proc Am Soc Clin Oncol 126: Abstr C-491
100. Schein PS, Coombes RC, Chilvers C (1986) For the international adjuvant trial in gastric cancer. A controlled trial of FAM (5-FU, doxorubicin, and mitomycin-C) chemotherapy as adjuvant treatment for resected gastric carcinoma: an interim report. Proc ASCO 5: 79
101. Scherdin G, Garbrecht M, Müllerleile U, Hossfeld DK (1986) Polychemotherapy with methotrexate in medium dosage range, 5-fluorouracil and adriamycin in advanced gastric carcinoma. J Cancer Res Clin Oncol 111 [Suppl]: 58
102. Schnitzler G, Queißer W, Heim ME, König H, Katz R, Fritze D, Herrmann R et al. (1986) Phase III study of 5-Fu and Carmustine versus 5-Fu, Carmustine, and Doxorubicin in advanced gastric cancer. Cancer Treat Rep 70: 477-479
103. Serlin O, Wolkoff JS, Amadeo JM, Keehn RJ (1969) Use of 5-Fluorodeoxyuridine (FudR) as an adjuvant to the surgical managenemt of carcinoma of the stomach. Cancer 24: 223-227
104. Simon RS (1985) Design and conduct of clinical trials In: DeVita VT, Hellman S, Rosenberg SA (eds) Cancer, principles and practice of oncology. Lippincott, Philadelphia, pp 329-350
105. Spiesse B, Hermanek P, Scheibe O, Wagner G (Hrsg) (1985) UICC. TNM-Atlas. Springer, Berlin Heidelberg New York, pp 90-98
106. Wagener DJTh, Yap SH, Wobbes T, Burghouts JTM, van Dam FE, Hillen HFP, Hoogendoorn GJ et al. (1985) Phase II trial of 5-fluorouracil, adriamycin, and cisplatin (FAP) in advanced gastric cancer. Cancer Chemother Pharmacol 15: 86-87
107. Walder S, Green M, Muggia F (1985) The role of anthracyclines in the treatment of gastric cancer.
108. Walther HE (1948) Krebsmetastasen Schwabe, Basel S 363-377
109. Warren S (1933) Studies on tumor metastasis: IV. metastases of cancer of the stomach. N Engl J Med 209: 825-828
110. Warwick M (1928) Analysis of one hundred and seventy-six cases of carcinoma of the stomach submitted to autopsie. Ann Surg 88: 216
111. Wilke H, Preusser P, Fink U, Schöber C, Stahl M, Link H, Fromm M et al. (1987) Phase I/II study with leucovorin/etoposide/5-fluorouracil in elderly patients or patients with cardiac risks suffering from advanced gastric cancer. Proc. ECCO 4: 37
112. Wilke H, Preusser P, Fink U, Klink M, Meyer J, Meyer H-J, Gunzer U, Schmoll H-J (1987) Preoperative „neoadjuvant" chemotherapy with etoposide/adriamycin/cisplatin (EAP) in local advanced gastric cancer. Proc. ECCO 4: 32
113. Wilke H, Preusser P, Fink U, Achterrath W, Meyer H-J, Schmoll H-J, Poliwoda H: Präoperative „neoadjuvante" Chemotherapie bei lokal fortgeschrittenen Magenkarzinomen. In: Hotz J, Meyer H-J, Schmoll H-J (Hrsg) Magenkarzinom. Springer, Berlin Heidelberg New York, S 179-185
114. Wils J, Bleiberg H, Dalesio O, Blijham G, Mulder N, Planting A, Splinter Z, Duez N (1987) An EORTC gastrointestinal group evaluation of the combination of sequential Methotrexate and 5-fluorouracil, combined with adriamycin in advanced measurable gastric cancer. J Clin Oncol 4: 1799-1803
115. Wooley P, Smith F, Estevez R, Gisselbrecht C, Alvarez C, Boiron M, Machado C et al. (1981) A phase II trial of 5-Fu, adriamycin and cisplatin (FAP) in advanced gastric cancer. (abstract) Proc Am Soc Clin Oncol 455: C-481

Fortgeschrittenes Magenkarzinom: Ergebnisse von Chemotherapiestudien der EORTC-GI-Gruppe

J. A. Wils

Einleitung

Viele Patienten mit fortgeschrittenem Magenkarzinom haben in den letzten Jahren eine Chemotherapie erhalten, nachdem Ende der 70er Jahre über hohe Ansprechraten für die Kombinationschemotherapie berichtet wurde. Neuere Daten aus randomisierten klinischen Prüfungen haben jedoch den Wert der routinemäßigen Anwendung der Kombinationschemotherapie bei fortgeschrittenem Krankheitsgeschehen in Frage gestellt. Es werden die Ergebnisse der von der EORTC-GI-Gruppe (European Organisation for Treatment and Cancer Research-Gastrointestinal-Gruppe) durchgeführten Phase-II- und Phase-III-Studien sowie deren Auswirkungen auf die heutige Behandlung und zukünftige Studien besprochen. Umfassende Literaturübersichten wurden an anderer Stelle veröffentlicht [1-3].

EORTC-Prüfung 40791

5-Fluorouracil (5-FU) ist seit über 20 Jahren die wichtigste Einzelsubstanz für die Behandlung des fortgeschrittenen Magenkarzinoms, dessen Ansprechrate in Sammelserien bei ungefähr 20% zu liegen scheint. Andere Pharmaka, von denen therapeutische Aktivität berichtet wird, sind Adriamycin (A), Mitomycin (M) und die Nitrosoharnstoffpräparate Methyl-CCNU (Me) sowie BCNU (B) [4]. Bei Kombinationen dieser Substanzen wurden Ansprechraten zwischen 36 und 55% berichtet [5-9], und Ende der 70er Jahre wurden die Kombinationen von 5-FU (F), A und M (FAM) oder von F, A und einem Nitrosoharnstoff als erfolgreiche Therapieschemata betrachtet. Da zu dieser Zeit erst wenige randomisierte Prüfungen mit nur kleinen Patientenstichproben vorlagen, war der Beitrag von Me oder M zu FA, welches der gemeinsame Nenner aller Wirkstoffschemata zu sein schien, nicht deutlich. Aus diesem Grund initiierte die EORTC-GI-Gruppe eine Studie zur Untersuchung des Beitrags von Me zur Aktivität von MeFA, indem dieses Therapieschema mit FA verglichen wurde. MeFA wurde für diese Prüfung ausgewählt, da es den besten Behandlungsarm darzustellen schien, insbesondere nach den von der ‚Gastrointestinal Tumor Study Group' (GITSG) bis 1979 berichteten Daten [7].

Insgesamt wurden 189 Patienten randomisiert den Behandlungsformen MeFA oder FA zugeteilt. Die Stratifizierung erfolgte nach meßbaren oder nicht meßbaren Tumoren. Läsionen, die nur im Ultraschall oder Computertomogramm entdeckt wurden, galten als nicht meßbar. 16 Patienten waren nicht auswertbar, womit 173 auswertbare Patienten verblieben, von denen 57 meßbare Tumoren hatten. Die Ansprechrate betrug 18% (5/28) bei MeFA und 10% (3/29) bei FA und die mediane Überlebenszeit 32 bzw. 21 Wochen ($p=0{,}14$; logarithmischer Rang-Test). Unsere Schlußfolgerung war, daß keines der beiden Therapieschemata zur Behandlung des fortgeschrittenen Magenkarzinoms empfohlen werden kann [10].

EORTC-Prüfung 40793

In dieser Prüfung wurde von unserer Gruppe Cisplatin (P) bei vorbehandelten Patienten getestet. Die Dosis von P betrug 100 mg/m^2 alle 3 Wochen. In die Phase II dieser Prüfung wurden 34 Patienten mit meßbaren Tumoren aufgenommen. Kriterien für die Meßbarkeit waren die gleichen wie in der Studie 40791. Auswertbar für ein Therapieansprechen waren 31 Patienten. 3 hatten eine Vollremission und 3 eine Teilremission (19%) mit einer medianen Dauer von 4 Monaten. Unsere Schlußfolgerung lautete, daß P, wie bereits von anderer Seite berichtet [11, 12], beim fortgeschrittenen Magenkarzinom therapeutische Aktivität besaß und weitere Untersuchungen im Sinne eines Basistherapeutikums gerechtfertigt schienen [13].

EORTC-Prüfung 40841

1982 berichteten Klein et al. [14] bei Patienten mit fortgeschrittenem Magenkarzinom eine Ansprechrate von 63% bei Einsatz einer Sequenztherapie von hoch dosiertem Methotrexat (MTX) und 5-FU in Kombination mit Adriamycin (FAMTX). Nach Aktualisierung dieser Studie wurde von einem Therapieansprechen bei 59 von 100 Patienten - darunter 10 Vollremissionen - sowie einer medianen Überlebenszeit aller Patienten von 9 Monaten berichtet. 3 Todesfälle waren auf die Toxizität zurückzuführen [15].

Zur Beurteilung dieses Therapieprotokolls haben wir eine multizentrische Prüfung der Phase II durchgeführt. MTX wurde in einer Dosis von 1500 mg/m^2 i.v. appliziert, 1 h später folgten 1500 mg/m^2 5-FU i.v. am Tag 1, mit der Gabe von Leukovorin als Antidot wurde nach 24 h begonnen, 15 mg/m^2 p.o. alle 6 h über 48 h, am 15. Tag folgte die i.v.-Applikation von 30 mg/m^2 Adriamycin. Eine Alkalisierung des Harns vor Gabe von MTX und die Überwachung der MTX-Plasmaspiegel waren obligatorisch. Die Zyklen wurden alle 4 Wochen wiederholt. Computertomographie und Ultraschall wurden in dieser Studie zur Beurteilung der Erkrankung akzeptiert. Von 65 auswertbaren Patienten hatten 13 eine Teilremission (PR) und 9 eine Vollremission (CR), wovon 3 Fälle histologisch gesichert waren (Ansprechrate 33%). Bei Ausschluß von früheren Todesfällen betrug die Ansprechrate 44%. Jedoch kam es zu 4 toxischen Todesfällen, wovon 3 in Zusammenhang zu groben Mißachtungen des Therapieprotokolls standen. Die mediane Überlebenszeit aller Patienten betrug 6 Monate. Daraus wurde geschlossen, daß das FAMTX-Schema bei Magenkarzinom zwar eine Wirkung zeigt, die Toxizität jedoch teilweise abhängig von der Einhaltung des Protokolls hoch zu sein schien.

EORTC-Prüfung 40855

Mit dem Versuch, die potentielle Toxizität von FAMTX unter Erhaltung der Aktivität zu verringern, wurde eine Phase-II-Studie zur Untersuchung der Sequenztherapie MTX/5-FU in niedrigerer Dosierung und anderen Zeitabständen initiiert. MTX wurde in einer Dosis von 300 mg/m^2 appliziert und 5-FU folgte mit 900 mg/m^2 7 h später. Die Ergebnisse fielen negativ aus: 4 Teilremissionen bei 28 Patienten und 2 Fälle von schwerer Toxizität [17], was darauf deutet, daß eine niedrigere MTX-Dosis zwar die Aktivität der sequentiellen Gabe von MTX/5-FU, doch nicht die potentielle Toxizität von MTX senkt. Andere Prüfungen zu MTX/ 5-FU mit anderen Dosierungsschemata haben alle niedrige Ansprechraten ergeben. Die in diesen Prüfungen verwandten MTX-Dosierungen lagen zwischen 100 und 600 mg/m^2, die von 5-FU zwischen 600 und 1200 mg/m^2 und die Zeitabstände zwischen 30 min und 24 h. Die Ansprechraten variieren zwischen 0 und 21% [18-20].

EORTC-Prüfung 40851

Mit dem Ziel einer genaueren Beurteilung der Toxizität von FAMTX wurde die Aufnahme einer randomisierten Phase-II-Prüfung zum Vergleich der Toxizität dieses Therapieschemas mit FAM beschlossen. Bis zum 1.2.1987 wurden 69 Patienten aufgenommen, von denen 50 für Toxizitätszwecke auswertbar waren. Die Ergebnisse sind in Tabelle 1 dargestellt.

Der Median der FAM-Zyklen betrug 1 (Bereich ½-2) und der FAMTX-Zyklen 3 (Bereich 1-6). Im FAM-Behandlungsarm kam es zu einem Toxizitätstodesfall, und bei einem Patienten des FAMTX-Behandlungsarmes wurde die Therapie aus

Tabelle 1. Toxizität von FAM versus FAMTX bei fortgeschrittenem Magenkarzinom

	FAM	FAMTX
Übelkeit/Erbrechen		
Medianer WHO-Grad (Bereich)	1 (0-3)	1 (0-3)
WHO-Grad 3	4%	8%
Schleimhautentzündung		
Medianer WHO-Grad (Bereich)	0 (0-2)	1 (0-3)
WHO-Grad 3	0%	8%
Diarrhoë		
Medianer WHO-Grad (Bereich)	0 (0-3)	0 (0-2)
WHO-Grad 3	4%	0%
Alopezie (WHO-Grad 3)	24%	28%
Leukozyten		
Medianer Tiefpunkt (Bereich)	$4{,}3 \cdot 10^9$ (0,1-13,9)	$4{,}3 \cdot 10^9$ (0,7-12,4)
WHO-Grad 4		
Thrombozyten		
Medianer Tiefpunkt (Bereich)	$> 100 \cdot 10^9$ (29-352)	$> 100 \cdot 10^9$ (96-384)
WHO-Grad 4	4%	0%

Toxizitätsgründen abgebrochen. Aus diesen Daten geht hervor, daß die Toxizität von FAMTX akzeptabel und voll vergleichbar mit der von FAM ist. Die Prüfung wurde jetzt auf die randomisierte Phase III ausgedehnt, um Ansprechraten und Überlebenszeiten zu beurteilen. Bis zum 1.9.1987 wurden 100 Patienten randomisiert. Die bisher aktualisierten Toxizitätsdaten von 85 auswertbaren Patienten sind praktisch gleich mit den in Tabelle 1 dargestellten. Um eine mögliche Zunahme der Lebenszeit zu entdecken, müssen 200 Patienten aufgenommen worden sein. Die Ergebnisse dieser Prüfung stehen nicht vor Ende 1988 zur Verfügung.

Diskussion

Seit dem Erstbericht aus Georgetown, der erstmals 1977 veröffentlicht wurde und 1980 unter Hinzunahme der in Frankreich behandelten Patienten in aktualisierter Form erschien [21], ist das FAM-Chemotherapieschema weltweit als Standardtherapie beim fortgeschrittenen Magenkarzinom übernommen worden. Bei den meisten der veröffentlichten Phase-II-Prüfungen wurden die medianen Überlebenszeiten von Patienten, die auf die Therapie ansprachen (responders) mit denen, die nicht ansprachen (non-responders) verglichen, ein Vergleich von nur begrenztem Wert, der stark kritisiert worden ist [22]. In manchen Prüfungen wurde von einer Überlebenszeit aller Patienten von 5-11 Monaten berichtet. Die Ergebnisse randomisierter Prüfungen haben jedoch die Überlegenheit einer Kombinationschemotherapie gegenüber einer Monotherapie mit 5-FU allein in Frage gestellt. Die Ergebnisse der multizentrischen Phase-III-Studien waren ausnahmslos denen der Phase-II-Studien an einem Zentrum unterlegen. In den randomisierten Prüfungen bei Patienten mit fortgeschrittenem Magenkarzinom wurden verschiedene Kombinationsschemata oder ein einziges Kombinationsschema mit einer Einzelsubstanz daraus verglichen. 3 aufeinanderfolgende Studien der ‚Gastrointestinal Tumor Study Group‘ (GITSG) ergaben, daß die besten Ergebnisse mit MeFA (Ansprechraten 7/15; 3/10; 4/16) im Vergleich zu A oder FAM erzielt wurden, obwohl die Verlängerung der medianen Überlebenszeit nur wenige Wochen betrug [7, 23, 24]. Die ‚Southwest Oncology Group‘ (SWOG) hat 2 klinische Prüfungen mit FAM in einem der Behandlungsarme durchgeführt. Die Ansprechraten variierten zwischen 22 und 30% und die mediane Überlebenszeit lag unter 6 Monaten [25, 26]. Die Studie der ‚Eastern Cooperative Oncology Group‘ (ECOG) ergab eine Ansprechrate von 39% für FAM, und die Schlußfolgerung lautete, FAM solle nachdrücklich als adjuvante Therapie empfohlen werden [27]. 2 große klinische Prüfungen ergaben jedoch für die Kombinationschemotherapie im Vergleich zur Monotherapie mit 5-FU keine Überlegenheit. Die ‚North Central Cancer Treatment Group‘ (NCCTG) verglich FAM mit 5-FU (Ansprechen auf die Therapie 5/13 versus 2/11 mit einer medianen Überlebenszeit von 7 Monaten), und in einer italienischen Studie wurde FAM + BCNU (BAFMI) mit 5-FU verglichen (Ansprechen auf die Therapie 9/41 versus 6/41, mediane Überlebenszeit 6 versus 7 Monate) [28, 29]. Obwohl die in der Literatur allgemein berichteten Ansprechraten für MeFA in die obere 33%-Vertrauensgrenze der Ergebnisse unserer Prüfung 40791 fallen, stimmen unsere Ergebnisse mit denen der neueren randomisierten Studien überein, die insbesondere bei Anwendung strengerer Ansprechkriterien für tastbare und ohne Radiologie meßbare Tumoren niedrigere Ansprechraten bei der Kombinationschemotherapie berichteten.

Ein sich durch alle Studien mit FAM, MeFA oder FAB hindurchziehendes Ergebnis ist die niedrige Rate von Vollremissionen (CR), die meist unter 5% liegt. Bei Chemotherapieprotokollen mit derartig niedrigen CR-Ansprechraten und Gesamtansprechraten von ungefähr 30% (die meist frühzeitige Todesfälle, toxische Todesfälle und Fälle, bei denen nicht das Protokoll eingehalten bzw. die nicht mehr zur Verlaufsbeobachtung zur Verfügung standen, ausschließen) besteht die Wahrscheinlichkeit, daß sie weder irgendeinen Einfluß auf die Gesamtüberlebenszeit noch als adjuvante Therapie für die Patienten von Nutzen sind. Obwohl ein Unterschied in der Ansprechrate zwischen FAM und 5-FU allein aufgrund von kleinen Patientenstichproben mit meßbaren Tumoren nicht überzeugend verneint worden ist, erscheint der Vorteil von FAM gegenüber 5-FU als Monotherapie nur marginal zu sein. Es wird deutlich, daß die mediane Überlebenszeit von Patienten mit fortgeschrittenem Magenkarzinom 6 Monate nicht überschreitet und die Kombinationschemotherapie im Vergleich zur Monotherapie mit 5-FU keine positive Wirkung auf das Überleben zeigt.

Da Cisplatin (P) beim Magenkarzinom therapeutische Aktivität besitzt, wurde es FA zugefügt (FAP). In 6 Studien variierten die Ansprechraten zwischen 29 und 59% und die mediane Überlebenszeit zwischen 4-12 Monaten [30-35]. In einigen dieser Studien wurde über eine histologisch gesicherte Vollremission berichtet. Obwohl in einer randomisierten Studie zum Vergleich von FAP mit FA + Triazinat (T) bzw. MeFA keine signifikanten Unterschiede in der Überlebenszeit nachgewiesen werden konnten [36], könnte FAP für eine weitere Untersuchung in randomisierten Prüfungen in Erwägung gezogen werden. Da wir andererseits gezeigt haben, daß die Wirkung von FA nicht ausreicht, wurde Cisplatin auch in Kombination mit 5-FU allein untersucht: Von 31 Patienten sprachen 14 auf die Therapie an, und die Überlebenszeit aller Patienten betrug über 10 Monate [37].

Ein anderes Therapieschema der 2. Generation besteht aus der Kombination von Etoposid (E), A und P (EAP). Hier wurde bei 56 Patienten eine Ansprechrate von 73%, in der auch einige Fälle mit histologisch gesicherter Vollremission enthalten waren, berichtet [38]. Dieses Therapieprotokoll sollte sicherlich weiter in einer randomisierten Studie untersucht werden.

Und schließlich wird jetzt auch das FAMTX-Schema, mit dem bei den Studien unserer Gruppe die besten Ergebnisse erzielt wurden, näher in einer randomisierten Studie untersucht. Man sagt, daß neue Therapieprotokolle mindestens eine Ansprechrate von 35% und eine mediane Überlebenszeit von 7 Monaten in klinischen Prüfungen der Phase II ergeben müssen, bevor sie in Phase-III-Studien geprüft werden sollten [39]. Therapieprotokolle der 2. Generation, wie FAP, EAP und FAMTX, werden gegenwärtig von verschiedenen Gruppen in randomisierten Studien geprüft und werden hoffentlich zu Fortschritten bei der Behandlung des fortgeschrittenen Magenkarzinoms führen. Im Augenblick sollte eine Chemotherapie - mit Ausnahme von 5-FU als Monotherapeutikum - noch nicht routinemäßig außerhalb von klinischen Prüfungen zur Behandlung des fortgeschrittenen Magenkarzinoms angewandt werden.

Literatur

1. Earl HM, Coombes RC, Schein PS (1984) Cytotoxic chemotherapy for cancer of the stomach. Clin Oncol 3: 351-369
2. O'Connell MJ (1985) Current status of chemotherapy for advanced pancreatic and gastric cancer. J Clin Oncol 3: 1032-1039
3. Wils J (1987) Current status of chemotherapy for advanced gastric cancer. Anticancer Res 7: 755-760
4. Macdonald JS, Gunderson LL, Cohn I (1982) Cancer of the stomach. In: De Vita V, Hellman S, Rosenberg SA (eds) Cancer, Principles and Practice of Oncology. Lippincott, Philadelphia PA, pp 534-562
5. Lacave AJ, Brugarolas A, Buesa JM, et al (1979) Methyl-CCNU (Me), 5-fluorouracil (F), adriamycin (A) (MeFA) versus MeF in advanced gastric cancer. Proc Am Soc Clin Oncol 20: 310 (abstr)
6. Macdonald JS, Woolley PV, Smythe T, et al (1979) 5-Fluorouracil, adriamycin and mitomycin-C treatment of advanced gastric cancer. Cancer 44: 42-47
7. The Gastrointestinal Tumor Study Group (1979) Phase II-III chemotherapy studies in advanced gastric cancer. Cancer Treatm Rep 63: 1871-1876
8. Levi JA, Dalley DN, Aroney RS (1979) Improved combination chemotherapy in advanced gastric cancer. Br Med J 2: 1471-1473
9. Bitran JD, Desser RK, Kozloff MF, et al (1979) Treatment of metastatic pancreatic and gastric adenocarcinoma with 5-fluorouracil, adriamycin and mitomycin C (FAM). Cancer Treatm Rep 63: 2049-2051
10. Lacave AJ, Wils J, Bleiberg H, et al (1987) An EORTC Gastrointestinal Group phase III evaluation of combinations of methyl-CCNU, 5-fluorouracil and adriamycin in advanced gastric cancer. J Clin Oncol 5: 1387-1393
11. Lacave AJ, Izarzugaza J, Anton Aparicio LM, et al (1983) Phase II clinical trial of cis-dichlorodiamine platinum in gastric cancer. Am J Clin Oncol 6: 35-38
12. Leichman L, McDonald B, Dindogru A, et al (1984) Cisplatin: An active drug in the treatment of disseminated gastric cancer. Cancer 53: 18-22
13. Lacave AJ, Wils J, Diaz-Rubio E, et al (1985) Cis-platinum as second-line chemotherapy in advanced gastric carcinoma. A phase II study of the EORTC Gastrointestinal Tract Cancer Cooperative Group. Eur J Clin Oncol 21: 1321-1324
14. Klein HO, Dias Wickramanayake P, Dieterle F, et al (1982) Chemotherapieprotokoll zur Behandlung des metastasierenden Magenkarzinoms. Methotrexat, Adriamycin und 5-Fluorouracil. Dtsch Med Wschr 45: 1708-1712
15. Klein HO, Dias Wickramanayake P, Farrokh G-H (1986) 5-Fluorouracil (5-FU), adriamycin (ADM) and methotrexate (MTX) - a combination protocol (FAMTX) for treatment of metastasized stomach cancer. Proc Am Soc Clin Oncol 5: 84 (abstr)
16. Wils J, Bleiberg H, Blijham G, et al (1986) An EORTC gastrointestinal group evaluation of the combination of sequential methotrexate (MTX) and 5-fluorouracil (F), combined with adriamycin (A) (FAMTX) in advanced measurable gastric cancer. J Clin Oncol 4: 1799-1803
17. Blijham G, Herrmann R, Neijt JP, et al (1986) Background for and progress of an ongoing EORTC phase II study. Proc EORTC Symp on Gastrointest Cancer Update on Comb Modal Ther, Heidelberg (abstr)
18. Bruckner HW, Stablein DM (1984) Single arm trials of triazinate, cisplatin and methotrexate combinations in advanced gastric cancer. Proc Am Soc Clin Oncol 3: 144 (abstr)
19. Muro H, Romero Acuna L, Castagnari A, et al (1986) Sequential methotrexate, 5-fluorouracil (high-dose), and doxorubicin for advanced gastric cancer. Cancer Treatm Rep 70: 1333-1334
20. Ajani J, Levin B, Goudeau P, et al (1986) Adriamycin with sequential methotrexate and 5-fluorouracil (AMF) for advanced gastric cancer. Proc Am Soc Clin Oncol 5: 93 (abstr)
21. Macdonald JS, Schein PS, Woolley PV, et al (1980) 5-Fluorouracil, doxorubicin and mitomycin C (FAM) combination chemotherapy for advanced gastric cancer. Ann Intern Med 93: 533-536
22. Anderson JR, Cain KC, Gelber RD (1983) Analysis of survival by tumor response. J Clin Oncol 1: 710-719

23. The Gastrointestinal Tumor Study Group (1982) A comparative clinical assessment of combination chemotherapy in advanced gastric carcinoma. Cancer 49: 1362-1366
24. The Gastrointestinal Tumor Study Group (1984) Randomized study of combination chemotherapy in unresectable gastric cancer. Cancer 53: 13-17
25. Panettiere FJ, Haas C, McDonald B, et al (1984) Drug combinations in the treatment of gastric adenocarcinoma: a randomized Southwest Oncology Group study. J Clin Oncol 2: 420-424
26. Haas C, Oistri N, McDonald B, et al (1983) Southwest Oncology Group phase II-III gastric cancer study: 5-Fluorouracil, adriamycin and mitomycin-C+vincristine (FAM vs V-FAM) compared to chlorozotocin (CZT), m-AMSA and dihydroxyanthracenedine (DHAD) with unimpressive differences. Proc Am Soc Clin Oncol 2: 122
27. Douglass HO, Lavin PT, Goudsmit A, et al (1984) An Eastern Cooperative Oncology Group evaluation of combinations of methyl-CCNU, mitomycin-C, adriamycin and 5-fluorouracil in advanced measurable gastric cancer (EST 2277). J Clin Oncol 2: 1372-1381
28. Cullinan SA, Moertel CG, Fleming TR, et al (1985) A comparison of three chemotherapeutic regimes in the treatment of advanced pancreatic and gastric carcinoma. Fluorouracil vs fluorouracil and doxorubicin vs fluorouracil, doxorubicin and mitomycin. JAMA 253: 2061-2067
29. De Lisi V, Cocconi G, Tonato M, et al (1986) Randomized comparison of 5-FU alone or combined with carmustine, doxorubicin and mitomycin (BAFMi) in the treatment of advanced gastric cancer. A phase III trial of the Italian Clinical Research Oncology Group (GOIRC). Cancer Treatm Rep 70: 481-485
30. Wooley PV, Smith F, Estevez R, et al (1981) A phase II trial of 5-FU, adriamycin and cisplatin (FAP) in advanced gastric cancer. Proc Am Soc Clin Oncol 22: 455 (abstr)
31. Vogl SE, Engstrom PF (1984) Cisplatin, doxorubicin and 5-FU in combination for advanced gastric cancer. Cancer Treatm Rep 68: 1273-1276
32. Wagener DJTh, Yap SH, Wobbes Th, et al (1985) Phase II trial of 5-fluorouracil, adriamycin and cisplatin (FAP) in advanced gastric cancer. Cancer Chemother Pharmacol 15: 86-87
33. Moertel CG, Rubin J, O'Connell MJ, et al (1986) A phase II study of combined 5-fluorouracil, doxorubicin and cisplatin in the treatment of advanced upper gastrointestinal adenocarcinomas. J Clin Oncol 4: 1053-1057
34. Rougier Ph, Droz JP, Piot G, et al (1986) Phase II trial of combined 5-FU-adriamycin-cisplatin (FAP) in gastric carcinoma. Cancer Chemother Pharmacol 18 (suppl 1): 62 (abstr)
35. Tagliagambe A, Lombardi M, Troiani R, et al (1986) FAP regimen in advanced gastric cancer. Cancer Chemother Pharmacol 16 (suppl 1): 67 (abstr)
36. Bruckner HW, Stablein DM (1986) A randomized study of 5-fluorouracil (F) and doxorubicin (A) with semustine (Me), cisplatin (P), or triazinate (T) for treatment of advanced gastric cancer. Proc Am Soc Clin Oncol 5: 90 (abstr)
37. Lacave AJ, Anton-Aparicio L, Gonzales-Baron M, et al (1987) Cisplatin and 5-fluorouracil (5FU) 120-hr infusion for advanced gastric cancer (GC): A phase II multicenter study. Proc Am Soc Clin Oncol 6: 91 (abstr)
38. Preusser P, Wilke H, Achterrath W, et al (1987) Advanced gastric carcinoma: A Phase II study with etoposide (E), adriamycin (A) and split cource cisplatin (P) = EAP. Proc Am Soc Clin Oncol 6: 75 (abstr)
39. Killen JY, Ellenberg SS, Friedman MA (1985) Combination chemotherapy (CT) regimens in advanced gastric cancer (GC). Proc Am Soc Clin Oncol 4: 82 (abstr)

Adjuvante Chemotherapie des Magenkarzinoms

J. A. Wils

Zusammenfassung

Es folgt ein Überblick über randomisierte Studien zur adjuvanten Therapie des Magenkarzinoms nach Resektion. Bis heute gibt es keinen Beweis dafür, daß eine adjuvante Chemotherapie die Prognose von Patienten mit Magenkarzinom nach einer kurativen Resektion verbessert. Bessere Therapieprotokolle für fortgeschrittene Krankheitsfälle müssen entwickelt werden, bevor eine Auswirkung der adjuvanten Behandlung auf die rezidivfreie oder gesamte Überlebenszeit erwartet werden kann.

Einleitung

Die Inzidenz des Magenkarzinoms hat in den vergangenen 50 Jahren in der westlichen Welt abgenommen; besonders in den USA hat sich die Zahl stark verringert, von 30/100000 auf 8/100000 vorwiegend bei älteren Menschen und in der weißen Bevölkerung. Unter den häufigsten Ursachen der Krebssterblichkeit liegt das Magenkarzinom jetzt an 6. Stelle. In Westeuropa liegt die Inzidenz immer noch bei ungefähr 20/100000, während eine hohe Inzidenz in Japan, Südamerika (besonders Chile), Osteuropa, Spanien und Portugal zu verzeichnen ist. Eine allgemein sinkende Tendenz ist jedoch generell zu beobachten, und seit kurzem scheint die Häufigkeit des Magenkrebs sogar in Japan geringer zu werden.

Die Prognose des Magenkarzinoms hängt von der Ausdehnung der Krankheit bei Diagnosestellung und demzufolge davon ab, ob eine kurative Resektion möglich ist oder nicht. Langfristig ist ein Überleben oder eine Heilung nur bei Patienten mit vollständiger Resektion eines lokalisierten Karzinoms möglich. Faßt man alle Patienten mit Magenkarzinom zusammen, liegt die Fünfjahresüberlebensrate unter 10%, und für die relativ kleine Gruppe von Patienten mit kurativer Resektion des lokalisierten Krankheitsgeschehens beträgt die Fünfjahresüberlebensrate ungefähr 30%. Der Lymphknotenstatus ist ein wichtiges Prognosezeichen; für Patienten ohne Lymphknotenbefall beträgt die Fünfjahresüberlebensrate 40-60%, während sie bei Patienten mit positiven, maximal 3 cm vom Primärtumor entfernten Lymphknoten (N1) auf 20-30% absinkt. Patienten mit auf die Mukosa oder Submukosa begrenzten Tumoren (T1) ohne Lymphknotenbefall (Stadium I) haben die beste Prognose mit einer Fünfjahresüberlebensrate von ungefähr 80%, doch wird eine Diagnose in diesem Frühstadium des Magenkarzinoms selten gestellt. Aus diesen Daten wird deutlich, daß die adjuvante Chemotherapie des resezierten Magenkarzinoms von großem Interesse ist, denn in einer erfolgreichen Chemotherapie liegt das Potential, langfristig die Überlebenszeit zu verbessern.

Monotherapiestudien

Die ‚Veterans Administration Surgical Oncology Group' (VASOG) war ein Wegbereiter für die Durchführung von Studien zur adjuvanten Therapie des Magenkarzinoms. Die Daten dieser Gruppe zeigten, daß weder die Monochemotherapie mit Thiotepa noch die mit Fluorodesoxyuridin (FUdR) eine Verbesserung der rezidivfreien Fünfjahresüberlebensrate ergaben. Bei 194 Patienten, die entweder Thiotepa oder keine weitere Therapie erhielten, betrug die Fünfjahresüberlebensrate 25,5% versus 33,7%, und bei 276 Patienten, die entweder FUdR oder keine Therapie bekamen, 23,9% bzw. 21,3% [1, 2].

Kombinationstherapiestudien

Mitte der 70er Jahre wurden 3 große randomisierte klinische Prüfungen zur Beurteilung einer Kombination von 5-Fluorouracil (5-FU) und Methyl-CCNU (Semustin) begonnen. In der von der VASOG durchgeführten Studie wurden zwischen August 1974 und Mai 1980 312 Patienten randomisiert, von denen sich 134 einer kurativen Resektion unterzogen hatten. Bei den Patienten mit vollständiger Resektion fiel die mediane Überlebenszeit ähnlich aus und lag bei 27 Monaten. Die Überlebensrate nach 3,5 Jahren betrug 38,9% bzw. 37,8%. Patienten mit unvollständiger Resektion oder inoperable Fälle wurden ebenfalls in die Studie aufgenommen. Auch bei diesen Patienten bestanden keine Unterschiede: Die 1,5-Jahres-Überlebensrate bei Patienten mit unvollständiger Resektion betrug 29% bzw. 31% und bei inoperablen Fällen lag die mediane Überlebenszeit bei 6 Monaten und die Einjahresüberlebensrate bei 13,9% bzw. 14,7% [3]. Von der ‚Gastrointestinal Tumor Study Group' (GITSG) wurden zwischen Januar 1975 und September 1980 insgesamt 142 Patienten mir kurativer Resektion randomisiert. Bei einer medianen Verlaufsbeobachtung von 4 Jahren fiel die mediane Überlebenszeit in der behandelten Gruppe signifikant besser aus als in der Kontrollgruppe (über 48 Monate im Vergleich zu 33 Monaten; $p = 0{,}03$). Jedoch führte die Eastern Cooperative Oncology Group (ECOG) von September 1975 bis Juni 1980 genau die gleiche Prüfung durch, und es gelang ihnen nicht, diese positiven Ergebnisse zu reproduzieren. Unter 180 randomisierten Patienten lag die mediane Überlebenszeit in der Behandlungsgruppe bei 37 Monaten und in der Kontrollgruppe bei 33 Monaten [5]. In einer kleineren deutschen Studie, die 103 Patienten umfaßte, die entweder mit 5-FU + BCNU (Carmustin) behandelt wurden oder als Kontrollgruppe dienten, ergaben sich ebenfalls keine signifikanten Unterschiede zwischen den beiden Behandlungsarmen [6].

Eine kumulierte Darstellung der Daten dieser klinischen Prüfungen findet sich in Tabelle 1. Obwohl ein strenger Vergleich dieser Studien nur mit Vorsicht vorge-

Tabelle 1. Kumulierte Daten aus Kombinationstherapiestudien mit 2 Substanzen bei Patienten mit reseziertem Magenkarzinom (Zahl der Todesfälle/Zahl der aufgenommenen Patienten)

Therapiegruppe	Kontrollgruppe	Literatur
36/66	36/68	[3]
29/71	40/71	[4]
57/91	51/89	[5]
10/44	17/54	[6]
132/272 (49%)	144/282 (51%)	

nommen werden kann, deuten diese Daten doch stark darauf hin, daß die Kombination von 5-FU mit einem Nitrosoharnstoffpräparat als adjuvante Therapieform bei Patienten mit Magenkarzinom anscheinend keinen Vorteil bringt.

Kombinationschemotherapie einschließlich Doxorubicin

Seit den ersten optimistischen Berichten über eine Kombinationschemotherapie bei fortgeschrittenem Krankheitsstadium, die 5-FU, Adriamycin und Mitomycin C (FAM) einschloß [7, 8], wurden mehrere randomisierte Studien der 3. Generation zur Untersuchung dieser Kombination als adjuvante Therapieform durchgeführt. Vorläufige Ergebnisse wurden von der South West Oncology Group (SWOG) für 78 Patienten berichtet, bei denen sich keine signifikanten Unterschiede nach einer medianen Verlaufsbeobachtung von 2 Jahren fanden [9].

Unter Verwendung des FAM-Schemas im Vergleich zu Kontrollpatienten berichtete die International Collaborative Cancer Group (ICCG) vor kurzem, daß nach einer medianen Verlaufsbeobachtung von 4,5 Jahren die Häufigkeit von Todesfällen bei 284 voll auswertbaren Patienten 46% im Behandlungsarm und 50% in der Kontrollgruppe betrug. Es ergaben sich auch keine signifikanten Unterschiede bei einer Unterteilung der Patienten nach positiven und negativen Lymphknoten. Die mediane Überlebenszeit wird in dieser Studie für beide Behandlungsarme bei ungefähr 4 Jahren liegen [10]. Andere Phase-III-Studien von FAM im Vergleich zu Kontrollen, darunter eine Studie des Mid Atlantic Oncology Program (MAOP) und eine 1981 von der European Organisation for Treatment and Cancer Research (EORTC) initiierte Prüfung, sind noch nicht abgeschlossen. In der EORTC-Studie wurden 259 Patienten randomisiert, und die mediane Überlebenszeit von 185 auswertbaren Patienten wird bei ungefähr 3,5 Jahren liegen. In Anbetracht der bisher veröffentlichten Ergebnisse erscheint es unwahrscheinlich, daß diese Studien ein positives Ergebnis liefern werden.

Die relativ lange mediane Überlebenszeit bei allen beobachteten Patienten, insbesondere denen der ICCG- und EORTC-Studien, ist im Vergleich zu älteren Prüfungen interessant und unterstreicht den Wert der randomisierten Prüfungen. Eine mögliche Verlängerung der Überlebenszeit ist höchstwahrscheinlich das Ergebnis eines besseren präoperativen Staging unter Einsatz von Computertomographiebildern.

Diskussion

Seit dem Erstbericht aus Georgetown wurde das FAM-Chemotherapieschema überall in der Welt als Standardtherapie für das fortgeschrittene Magenkarzinom angewandt. Obwohl die von der ECOG bei fortgeschrittenen Krankheitsfällen durchgeführte Studie für FAM eine Ansprechrate von 39% ergab, und die Schlußfolgerung gezogen wurde, daß FAM als adjuvante Therapie nachdrücklich befürwortet werden sollte [11], stellen doch die neueren randomisierten Prüfungen den Wert einer Kombinationschemotherapie im Vergleich zu einer Monotherapie mit 5-FU in Frage. Die North Central Cancer Treatment Group (NCCTG) verglich FAM mit 5-FU, ohne Unterschiede in der Überlebenszeit nachzuweisen, und in einer italienischen Studie zum Vergleich von FAM+BCNU (BAFMI) mit 5-FU ergaben sich auch keine signifikanten Unterschiede in der Ansprechrate oder Überlebenszeit [12, 13]. Ein konstant zu verzeichnendes Ergebnis aller Studien, die FAM, MeFA oder FAB einsetzten, war die niedrige Ansprechrate von Fällen mit vollständiger Remission (CR), die meist unter 5% lag. Bei Chemotherapieprotokollen mit derartig niedrigen CR-Ansprechraten und Gesamtansprechraten von ungefähr 30% (die meist frühzeitige Todesfälle, toxische Todesfälle und Fälle, bei denen das Protokoll nicht eingehalten oder die zur Verlaufsbeobachtung nicht mehr zur Verfügung standen, ausschließen) ist die Wahrscheinlichkeit groß, daß sie weder irgendeinen Einfluß auf die Gesamtüberlebenszeit haben noch als adjuvante Therapie für die Patienten von Nutzen sind.

Da Cisplatin (P) beim Magenkarzinom therapeutische Aktivität besitzt, wurde es FA zugefügt (FAP). In 6 Studien variierten die Ansprechraten zwischen 29% und 59% und die mediane Überlebenszeit zwischen 4-12 Monaten. In einigen dieser Studien wurde über eine histologisch gesicherte Vollremission berichtet [14]. Ein anderes Schema der „neuen Generation“ besteht aus einer Kombination von Etoposid (E), A und P (EAP). Hier wurde bei 44 Patienten eine Ansprechrate von 72%, die auch einige Fälle mit histologisch gesicherter Vollremission enthielt, berichtet [15]. Schließlich wurden die Ergebnisse der Kombination einer Sequenztherapie mit hochdosiertem Methotrexat (MTX) und 5-FU zusammen mit A (FAMTX), die erstmals 1982 mit einer Ansprechrate von 63% veröffentlicht und 1986 auf den neuesten Stand gebracht wurden und ergaben ein Ansprechen bei 59 von 100 Patienten, darunter 12 Vollremissionen, sowie eine mittlere Überlebenszeit von 9 Monaten [16]. Die EORTC-GI-Gruppe hat mit diesem Therapieschema eine multizentrische Phase-II-Studie durchgeführt und berichtete, daß 22 von 66 auswertbaren Patienten auf die Behandlung ansprachen, darunter 9 Vollremissionen, von denen 3 histologisch gesichert waren [17].

Es ist klar, daß neue Therapieschemata, wie die oben besprochenen, mit höheren CR-Ansprechraten und längerer Überlebenszeit noch genauer bewertet werden müssen, bevor eine adjuvante Chemotherapie als wertvolle Alternative gesehen werden kann. Man sagt, daß neue Therapieprotokolle mindestens eine Ansprechrate von 35% und eine mediane Überlebenszeit von mehr als 7 Monaten in klinischen Prüfungen der Phase II ergeben müssen, bevor sie in der Phase III geprüft werden sollten [18]. Therapieprotokolle der 2. Generation, wie FAP, EAP und FAMTX, werden gegenwärtig von verschiedenen Gruppen in randomisierten Studien geprüft und werden hoffentlich zu Fortschritten in der Behandlung des fortgeschrittenen Magenkarzinoms führen. Erst wenn dieses Ziel erreicht ist, können von der adjuvanten Chemotherapie positive Ergebnisse bei resezierbarem Magenkarzinom erwartet werden.

Literatur

1. Dixon WJ, Longmire WP, Holden WD (1971) Use of triethylenethiophosphoramide as an adjuvant to the surgical treatment of gastric and colorectal carcinoma: Ten year follow up. Ann Surg 173: 16
2. Serlin O, Wolkoff JS, Amadeo JH, et al (1969) Use of 5-fluorodeoxyuricine (FudR) as an adjuvant to the surgical management of carcinoma of the stomach. Cancer 24: 223
3. Higgins GA, Amadeo JH, Smith DE, et al (1983) Efficiency of prolonged intermittent therapy with combined 5-FU and methyl-CCNU following resection for gastric carcinoma. Cancer 52: 1105-1112
4. The Gastrointestinal Tumor Study Group (1982) Controlled trial of adjuvant chemotherapy following curative resection of gastric cancer. Cancer 49: 1116-1122
5. Engstrom PF, Levin PT, Douglass HO, et al (1985) Postoperative adjuvant 5-fluorouracil plus methyl-CCNU therapy for gastric cancer patients. Cancer 55: 1868-1873
6. Schlag P (1987) Adjuvant chemotherapy in gastric cancer: Would J Surg 11: 473-477
7. Macdonald JS, Schein PS, Woolley PV, et al (1980) 5-Fluorouracil, doxorubicin and mitomycin C (FAM) combination chemotherapy for advanced gastric cancer. Ann Intern Med 93: 533-536
8. Bitran JD, Desser RK, Kozloff MF, et al (1979) Treatment of metastatic pancreatic and gastric adenocarcinoma with 5-fluorouracil, adriamycin and mitomycin C (FAM). Cancer Treatm Rep 63: 2049-2051
9. Gagliano R, Mc Cracken JD, Chen T (1983) Adjuvant chemotherapy with 5-fluorouracil, adriamycin and mitomycin (FAM) in gastric cancer - A SWOG study. Proc Am Soc Clin Oncol 2: 114
10. Wils J, Coombes RC, Chilvers C, et al (1988) Randomized trial of FAM (5-fluorouracil, adriamycin, mitomycin C) chemotherapy versus control as adjuvant treatment for resected gastric carcinoma. Proc Am Soc Clin Oncol 7 (in press) (abstr)
11. Douglass HO, Lavin PT, Goudsmit A, et al (1984) An Eastern Cooperative Oncology Group evaluation of combinations of methyl-CCNU, mitomycin-C, adriamycin and 5-fluorouracil in advanced measurable gastric cancer (EST 2277). J Clin Oncol 2: 1372-1381
12. Cullinan SA, Moertel CG, Fleming TR, et al (1985) A comparison of three chemotherapeutic regimens in the treatment of advanced pancreatic and gastric carcinoma. Fluorouracil vs fluorouracil and doxorubicin vs fluorouracil, doxorubicin and mitomycin. JAMA 253: 2061-2067
13. De Lisi V, Cocconi G, Tonato M, et al (1986) Randomized comparison of 5-FU alone or combined with carmustine, doxorubicin and mitomycin (BAFMi) in the treatment of advanced gastric cancer. A phase III trial of the Italian Clinical Research Oncology Group (GOIRC). Cancer Treatm Rep 70: 481-485
14. Wils J (1987) Current status of chemotherapy for advanced gastric cancer. Anticancer Research 7: 755-760
15. Preusser P, Wilke H, Achterrath W, et al (1987) Advanced gastric carcinoma. A phase I-II study with etoposide (E), adriamycin (A) and split course cisplatin (P) = EAP. Proc Am Soc Clin Oncol 6: 75 (abstr)
16. Klein HO, Dias Wickramanayake P, Farrokh G-H (1986) 5-Fluorouracil (5-FU), adriamycin (ADM) and methotrexate (MTX) - a combination protocol (FAMTX) for treatment of metastazised stomach cancer. Proc Am Soc Clin Oncol 5: 84 (abstr)
17. Wils J, Bleiberg H, Blijham G, et al (1986) An EORTC gastrointestinal group evaluation of the combination of sequential methotrexate and 5-fluorouracil, combined with adriamycin in advanced measurable gastric cancer. J Clin Oncol 4: 1799-1803
18. Killen JY, Ellenberg SS, Friedman MA (1985) Combination chemotherapy (CT) regimens in advanced gastric cancer (GC). Proc Am Soc Clin Oncol 4: 82 (abstr)

Klinische Studien zum Magenkarzinom: Folgerungen der „Gastrointestinal Tumor Study Group" (GITSG) und Erfahrungen des „Mount Sinai Medical Center"

H. W. Bruckner

Einleitung

Die Erfahrungen der GITSG sind sehr lehrreich. Ärzte können früher gemachte Fehler vermeiden und multidisziplinäre Behandlungsstrategien von nachgewiesenem therapeutischen Nutzen weiterentwickeln. Die Studien wurden an ausreichend großen Patientenzahlen durchgeführt, um herauszufinden, inwieweit bestimmte Therapieverfahren möglicherweise für kleine Patientenuntergruppen vorteilhaft sind. Die Summe mehrerer unterschiedlicher Therapieverfahren, von denen jedes einzelne nur begrenzt anwendbar erscheinen mag, gibt jedem Arzt in der Praxis etwas für den Großteil seiner Patienten in die Hand. Als Folgerung daraus ist es notwendig, die für jeden einzelnen Patienten spezifischen Merkmale zu ermitteln. Diese Übersicht wird sich auf die Beobachtungen konzentrieren, die für den erstbehandelnden Gastroenterologen oder Chirurgen relevant sind.

Es besteht eine wachsende Notwendigkeit, in Datensammlungen wichtige Patientencharakteristika zu erfassen, um sie sich im weiteren zunutze zu machen. Dies bedarf der gemeinsamen Bemühungen von Pathologen, Chirurgen und Gastroenterologen sowie Onkologen, um für neue Behandlungsstrategien die am besten geeigneten Patienten auszuwählen. Objektive, prognostische Tests werden möglicherweise künftig das Risiko eines Therapiemißerfolges vorhersagen und dabei Hilfe leisten können, weiterführende Behandlungsmöglichkeiten für die wachsende Zahl von Patienten mit klinisch kompletter Remission zu ermitteln.

Entscheidend für den Erfolg sind wahrscheinlich die Behandlung der frühen Krankheitsstadien, optimales Staging, frühestmöglicher Behandlungsbeginn, optimale Supportivmaßnahmen (Ernährung, prä- und postoperative Maßnahmen) und eine adäquate/ansteigende Dosisintensivierung (vorzugsweise für neue Medikamente).

Neue Behandlungsregime ermöglichen eine hohe Anzahl kompletter Remissionen, was die Voraussetzung darstellt, ihren Nutzen in adjuvanten Studien zu prüfen. Manche Patienten mit residueller Erkrankung nach operativer Reduktion des Tumorvolumens eines lokal begrenzten Tumors leben 5–10 Jahre ohne progrediente Erkrankung. Dies unterstreicht den besonderen Stellenwert der Methode, operatives „Debulking" mit Strahlen- und Chemotherapie zu verbinden. Neue Substanzen bieten die Möglichkeit, die multidisziplinären Behandlungskonzepte der resektablen und lokalisierten, inkomplett resektablen oder irresektablen Krankheitsstadien zu verbessern.

Studien bei fortgeschrittener Erkrankung ergaben, daß Ersatzsubstanzen für Mitomycin C, wie z.B. MetylCCNU das Gesamtüberleben verbessern, jedoch nicht die mediane Überlebenszeit. Folinsäure-Antagonisten und Cisplatin stellen weniger toxische Substanzen dar, die das Gesamtüberleben weiter verbessern. Als ein Ergebnis einer Anwendung dieser experimentellen Behandlungsalternativen überleben bereits heute manche Patienten länger. Der kompetente Einsatz experimenteller Alternativen scheint heute eine größere Chance auf einen tatsächlichen Überlebensvorteil für die Mehrheit der Patienten darzustellen als die sogenannte Standardtherapie.

Pilotstudien mit Kombinationen aus Folinsäure-Antagonisten, Cisplatin und biochemischer Modulation von 5-FU mittels Leukovorin ergaben eine wachsende Zahl an Vollremissionen bei weit fortgeschrittener Erkrankung. Komplette Remissionen sind hier für den einzelnen wahrscheinlich ein echter Überlebensvorteil. Intensivierte neue Chemotherapiekombinationen bieten offenbar eine mehr als 50%ige Wahrscheinlichkeit für ausgewählte Patienten mit fortgeschrittener Erkrankung, einen Vorteil aus der Therapie zu ziehen. Dies stellt einen Meilenstein in der Schaffung neuer Möglichkeiten für multidisziplinäre Behandlungsstrategien dar.

Fortgeschrittene Erkrankung

Die Reihe kontrollierter Studien der GITSG und anderer kooperierender Gruppen werden allgemein als Beweis dafür angesehen, daß Chemotherapie keinen Einfluß auf die Überlebenszeit habe. Man kann einwenden, daß diese Argumentation einige vielversprechende neue experimentelle Behandlungen übersieht, die sich möglicherweise zu nützlichen Behandlungskonzepten entwickeln. Die Überlebenskurven unterscheiden sich signifikant nach 12 und 18 Monaten, obwohl sie im Median von 6 Monaten nicht unterschiedlich sind (Abb. 1). Mathematische Modelle belegen, daß einige Therapieformen das Überleben der Patienten in weniger als 35% der Fälle verlängern und somit den Median nicht verändern (Bruckner, unveröffentlicht). Der Unterschied am Ende der Überlebenskurve weist jedoch auf eine Verbesserung der Lebensqualität für die Patienten hin, die auf die Therapie ansprechen. Die Behandlung verlängert das Überleben für diese Patienten. Eine Abstufung von den wirksamsten bis zu den unwirksamsten Behandlungsstrategien, wie sie von der GITSG protokolliert wurden, ist in Tab. 1 aufgelistet.

Die Interessen der wenigen Patienten, welche auf die Therapie ansprechen, und die Interessen der Gesamtgruppe stehen nicht miteinander in Konflikt. Mehrere Medikamentenkombinationen bieten einen wesentlichen palliativen Vorteil, aber nur für wenige Patienten, deren Anteil durch das Ende der Überlebenskurven dargestellt wird. Die gut gemeinten Bedenken, daß die große Zahl an Patienten, die keinen Vorteil durch die Therapie erlangen, zu sehr geschädigt würden, um den Nutzen für die wenigen Patienten, die auf die Therapie ansprechen, zu rechtfertigen, wird durch die vorliegenden Daten nicht gestützt. Das Gesamtüberleben leidet eindeutig nicht. Keiner scheint bereit zu sein, eine eindeutige Studie mit einem Vergleich zwischen einer allgemein supportiven Therapie und der

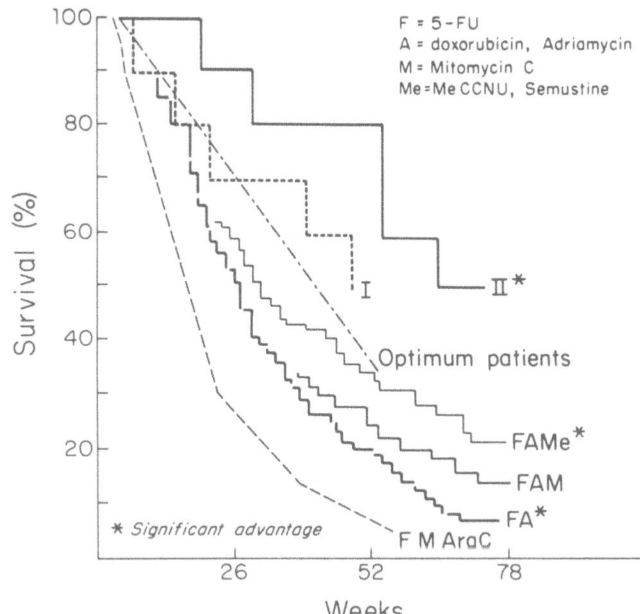

Abb. 1. Das Hinzufügen neuer Substanzen zu Polychemotherapieregimen hat das Überleben systematisch verbessert: Adriamycin (1975), MeCCNU (1979), Cisplatin und TZT (Folinsäureantagonisten). Pilot-Studien I und II bleiben verschlüsselt. Optimum = vollständig ambulant, alle Laborwerte normal. Mit Genehmigung von Bruckner u. Stablein, 1984; 11)

Tabelle 1. Vergleich unterschiedlicher Behandlungsregime beim Magenkarzinom. *R* Razoxane, ICRF 159. (Literatur: s. auch 6)

Trend	signifikant		Literatur
FAT≈ > FAP > FAMe	(FAT/P) > FAMe)	Überleben	5
FAMe > FAM > FA	(FAMe > FA)	Überleben	3
FAMe > FAM > FMeR > FMe >	(FAMe > FMeR)	Überleben	2
FAMe > FAM > ADM > MFuCa	(ADM aktiv)	Ansprechen	1

gegenwärtig besten Chemotherapie durchzuführen. Zu wenige erfahrene Therapeuten glauben, daß die Chemotherapie in dieser Studie schlechter abschneiden könnte.

Liefern diese Unterschiede zwischen verschiedenen Behandlungsregimen nützliche Hinweise für das Studiendesign der frühen Krankheitsstadien? Die Unterschiede bezüglich des Überlebens werden eindeutiger, wenn man sie auf die GITSG-Studien bei lokalisierter Erkrankung anwendet.

Die große Zahl klinischer Studien stellt eine bestätigende retrospektive Analyse dar. Zwischen den Behandlungsregimen bestehen wirkliche Unterschiede, die auf Untergruppen anwendbar sind. Bei der Identifikation der Untergruppen ist es unsicher, ob gegenwärtig durchgeführte Tests von Wert sind, welche die Tumorsensitivität vorhersagen sollen, obwohl diese Tests einen Wert hätten, wenn ihre Methodik verbessert würde. Ihr Wert läge darin, das für den jeweiligen Patienten wirksame Präparat herauszufinden unter den vielen nur manchmal wirksamen Medikamenten.

Die Toxizität der lange wirkenden Substanzen in FAMe und FAM kann katastrophale Folgen haben und schränkt ihren Nutzen in der Kombinationstherapie

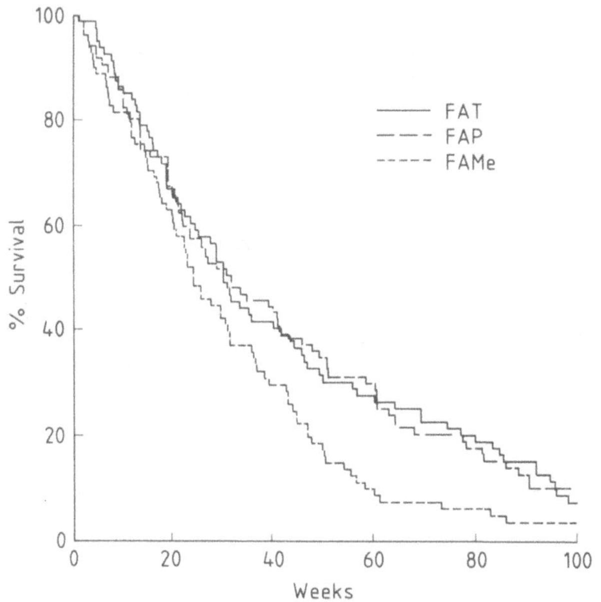

Abb. 2. Überlebenswahrscheinlichkeit in Abhängigkeit von der Behandlung. (GITSG 8380, mit Genehmigung von Bruckner u. Stablein, 1986; 4

(Strahlentherapie) oder der adjuvanten Therapie ein. Variationen der Therapieschemata dieser toxischen Substanzen ergaben bestenfalls kleine Unterschiede im Gesamtüberleben (7).

Neue Substanzen könnten sowohl weniger toxisch als auch effektiver sein als FAM. Phase-III-Studien der GITSG haben die Möglichkeit aufgezeigt, diese Toxizitätsschranke zu durchbrechen und das Gesamtüberleben zu verbessern (Abb. 2). Die jüngste GITSG-Phase-III-Studie vergleicht FAMe, FAP und FAT, wobei P für Cisplatin und T für den Folinsäureantagonisten Triazinat steht. Durch den Einsatz, entweder von Cisplatin oder des Folsäureantagonisten in Chemotherapiekombinationen kann zum ersten Mal ein etwas besseres Überleben erreicht werden als mit FAM oder FAMe (5). Die GITSG liefert den stichhaltigsten Beweis durch eine aktuelle Phase-III-Studie, daß Folinsäureantagonisten oder Cisplatin Sicherheit und Überleben verbessern. Dies erstreckt sich auch auf die äußerst vielversprechenden und ergänzenden Ergebnisse der Studien mit Folinsäure/Methotrexat und EAP (8-10). Es ist sehr wahrscheinlich, daß die Phase-III-Untersuchungen von Klein et al. (8), der EORTC (9) und der Gruppe um Preusser diese Ergebnisse untermauern werden.

Studien, welche neue Substanzen benutzen, bieten verbesserte Überlebenschancen, verglichen mit Regimen, welche Standardmedikamente benutzen. Dies steht in vollkommener Übereinstimmung mit den zahllosen auf das Ansprechen ausgerichteten Phase-II-Studien, vor allem mit Folinsäureantagonisten und Cisplatin über die in diesem Buch bereits von Wils, Klein et al. und Preusser et al. berichtet wird.

Die umfassende Zahl von Phase-II-Monotherapiedaten, die für eine bedeutende Rolle von Cisplatin sprechen, wurde von Preusser und Wils dargestellt. Tabel-

Tabelle 2a. Vergleich unterschiedlicher Behandlungsregime beim Magenkarzinom, Triazinat. *TZT* Triazinat, *JCRF 159* Razoxan, *1°* Primärtherapie, *2°* Sekundärtherapie

Trend	signifikant	Literatur
TZT > MTX > ICRF 159	(TZT > andere)	4
FAT < Phase II (1°)	Überleben	11
FAT > FAMe (1°)	(FAT > FAMe) Überleben	5
FAT > FAMe (1°) Niereninsuffizienz	Überleben	5
MMC TZT Phase II (2°)	Ansprechen	12

Tabelle 2b. Vergleich unterschiedlicher Behandlungsregime beim Magenkarzinom. *1°* Primärtherapie, *2°* Sekundärtherapie, * Sequenz mit 5-FU, + Sequenz mit Adriamycin

Regime	Ergebnis	Quelle
(2°) MTX niedrig dosiert	Ansprechen	GITSG
(2°) MTX* mittelhoch dosiert	Ansprechen	Mount Sinai
(2°) MTX* mittelhoch dosiert	kein Ansprechen	GITSG
(2°) MTX+ mittelhoch dosiert	21% Ansprechen	Texas
(1°) MTX+ hoch dosiert	Ansprechen	Köln
(1°) MTX+ hoch dosiert	Ansprechen	EORTC

le 2 zeigte eine Reihe von GITSG-Studien, die einen Stellenwert für TZT in der Mono- oder Kombinationstherapie belegen (4,5,11), was durch Untersucher des Mayo-Institutes bestätigt wurde (12).

Frühere GITSG-Studien mit MTX alleine (4) und MTX/5-FU-Kombinationen am Mount Sinai Medical Center (13) belegten, daß nach einer 5-FU enthaltenden Standardtherapie keine objektiven Remissionen mit MTX mehr erreichbar sind (Abb.3). Die GITSG-Ergebnisse mit MTX/5-FU (11) schlossen dabei eine wahrscheinlich falsch-negative Studie ein. Bei massiv vorbehandelten Patienten können Salvage-Therapiestudien fehlschlagen und irreführend sein, indem sie falsch-negative Ergebnisse erbringen. MTX als Monotherapie zeigte Wirksamkeit beim Magenkarzinom in wenigstens 2 Versuchen, weshalb der völlige Mißerfolg in der jüngsten Studie möglicherweise ein falsch-negatives Ergebnis darstellt.

Durch eine Verdopplung der Überlebensrate nach 12 und 18 Monaten wurde die Wirksamkeit von Folsäureantagonisten und Cisplatin in Kombination mit 5-FU und Adriamycin belegt (5). Dies führte zum nächsten Protokoll der Mount-Sinai-Gruppe „MLP“ (Tab.3), bei dem MTX/5-FU und Leukovorin/5-FU kombiniert wurde, wobei Leukovorin sowohl als Antidot nach vorangehender MTX-Gabe als auch zur Wirkungsverstärkung des nachfolgenden 5-FU verwandt wurde. Leukovorin ist ein Kofaktor, der 5-Fluoro-2-Deoxiuridylat an die Thymidylatsynthetase (TS) koppelt, was nachweislich die Responseraten in drei Phase-III-Studien beim Kolonkarzinom verdoppelte. Es scheint auf alle in vitro getesteten TS-Systeme zu wirken (14). Machover et al. (15) zeigten die Wirksamkeit von Leukovorin beim Magenkarzinom mit einer 5-Tage-Therapie von Leukovorin/5-FU. Bei Arbuck et al (16), welche eine wöchentliche Gabe über 6 Wochen prüften, war dies nicht der Fall. Diese Unterschiede beruhten möglicherweise auf den Einzel-

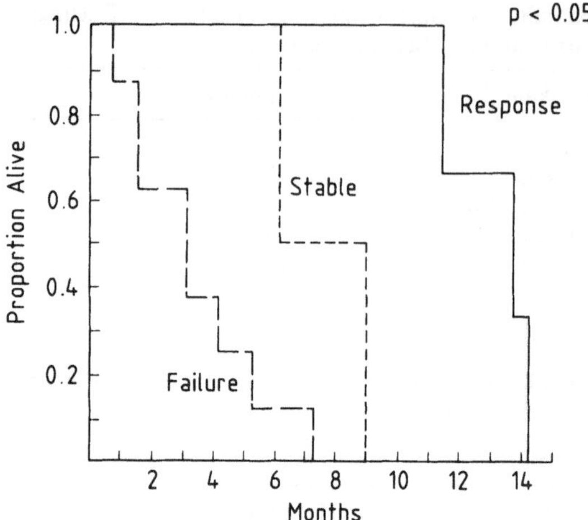

Abb. 3. Überleben von Patienten mit Magenkarzinom abhängig vom Therapieansprechen vom Beginn der Therapie mit einem sequentiellen Regime MTX/5-FU. Alle Patienten hatten vorher nicht auf konventionelle Therapieregime angesprochen, die 5-FU und Adriamycin enthielten, sie z. B. FAM mit MTX oder FAMe mit MeCCNU. (Mit Genehmigung von Bruckner u. Cohen, 1983; 13)

Tabelle 3. Regime der Mount-Sinai-MLP beim Magenkarzinom: Schema für eine systemische Behandlung des Magenkarzinoms. Um einer Verzögerung der Therapie wegen unzureichender Erholung postoperativ zu vermeiden, kann vor Beginn dieses Regimes gegeben werden: MTX 160 mg/m^2 h 0; 5-FU 500 mg/m^2 h 1 Tag 1 und 8. Beginn des Regimes dann Tag 15

h	Substanz	Dosis
o	MTX	160 200 300 mg/m^2
4	5-FU	600 mg/m^2
18	Leukovorin	200 mg/m^2*
19	5-FU	600 mg/m^2
19	5-FU Infusion	25 mg/kg/24h × 96h
20	Cisplatin	100 mg/m^2 mit Mannitol

* Leukovorin 12,5 mg alle 6h × 4 Tag 2,9; doppelte Dosis nach totaler Gastrektomie oder bei erhöhtem Risiko für MTX-Toxizität

Tabelle 4. Mount-Sinai-Protokolle mit Methotrexat, Folinsäure, und Cisplatin bei verschiedenen Tumoren

Kombination	Anwendung	Literatur
MTX/5-FU	Magenkarzinom	8, 13
MTX/CDDP	in vitro	19
LV/5-FU	Kolon-, Magenkarzinom	16
LV/5-FU/CDDP	in vitro	18
5-FU/CDDP	klinisch, Ösophagus (Adenokarzinom)	18
CDDP/5-FU	theoretisch	-

heiten des jeweiligen Therapieschemas, oder die letztgenannte Untersuchung ist ein weiteres Beispiel für eine kleine Falsch-negativ-Studie.

Die Entscheidung Leukovorin/5-FU innerhalb des Mount-Sinai-Regimes zu versuchen, scheint durch die heute vorgestellten, exzellenten Ergebnisse einer Studie mit Etoposid/5-FU/Leukovorin bei Patienten in höherem Lebensalter gestützt zu werden. Cisplatin wurde beim Mount-Sinai-Protokoll in Verbindung zur 5-FU-Infusion hinzugefügt. Man war der Ansicht, daß die Infusion der Bolusinjektion von 5-FU vorzuziehen sei, zum einen, da Cisplatin eindeutig synergistisch zur Infusion wirkt, zum anderen auf Grund der Probleme bei der Verabreichung der vollen Dosis von 5-FU als Bolus bei gleichzeitiger Verabreichung von hochdosiertem Cisplatin wie sie von der GITSG festgestellt wurden (5). Diese drei Schemata, komprimiert auf 4 Tage, als MLP-Protokoll bezeichnet, um die neuartigen Komponenten MTX, Leukovorin und Cisplatin zu benennen, stellen tatsächlich 5, möglicherweise 6 unterschiedliche potentiell synergistische Kombinationen dar. Cisplatin kann mit Leukovorin/5-FU synergistisch wirken (17) und MTX wirkt teilweise hoch synergistisch mit Cisplatin (18) (Tab. 4).

Fünf der ersten 10 Patienten erreichten eine Vollremission mit kleinen Variationen dieser Kombination. Die Dosis der einzelnen Substanzen wurde angepaßt nach der Maßgabe, so viel als möglich zu geben, genügend um milde Nebenwirkungen zu verursachen, aber die Dosis, wenn nötig, zu reduzieren, um das Risiko von mittelgradigen bis schweren nichthämatologischen Nebenwirkungen für den einzelnen Patienten zu vermeiden.

In allen Fällen handelte es sich um symptomatische, ungewöhnlich stark leidende Patienten mit überdurchschnittlich großen, leicht meßbaren Tumoren. Bemerkenswert für Folinsäureantagonisten war außerdem die Geschwindigkeit des Ansprechens. Komplette Remissionen traten teilweise nach 4–8 Wochen auf. Dieses rasche Ansprechen hatten wir zum Teil auch mit den TZT-Regimen beobachtet.

Ähnliche Kombinationen sind es wert, künftig geprüft zu werden. Komplette Remissionen mit MLP und anderen Regimen (8,9,10) werden wahrscheinlich für die Entwicklung neuer Behandlungsstrategien genutzt und sind für den einzelnen auf die Therapie ansprechenden Patienten von wirklichem Vorteil. Das MLP-Protokoll überschreitet die 50%-Grenze des erfolgreichen Einsatzes beim Magenkarzinom. Da 8 der ersten 10 Patienten eine partielle oder komplette Remission erreichten, darf man vermuten, daß wenigstens die Hälfte der behandelten Patienten einen Nutzen aus der Therapie ziehen wird.

Die milde Neurotoxizität von Cisplatin mag die Anwendung begrenzen. Die Patienten überleben letztlich lange genug, um dem Risiko kumulativer Toxizität ausgesetzt zu sein. Das Magenkarzinom wird sich möglicherweise als die erste wichtige Indikation für ein weniger toxisches Cisplatinanalog herausstellen. Einer solchen Substanz sollte der Vorrang bei Untersuchungen eingeräumt werden angesichts der zahlreichen Erfolge von Cisplatin beim fortgeschrittenen Magenkarzinom sowie seiner voraussichtlichen Wirksamkeit als strahlensensibilisierende Substanz in Studien bei lokalisierter Erkrankung.

Vollremissionen führen zu neuen klinischen Fragestellungen:

1. Was ist zu tun, nachdem es zu einer Vollremission gekommen ist? Sind hier Einsatzmöglichkeiten für biologische Responsemodulatoren wie Interleukin-2 oder für eine Strahlentherapie oder operative Maßnahme? Die wenigen verbliebenen Zellen haben einen weitaus rascheren Metabolismus als die ursprüngliche Masse des Tumors, soweit andere Modelle von Tumorverkleinerungen entweder mittels Chemotherapie oder Chirurgie anwendbar sind. Die aktiven Zellen

könnten theoretisch eine Möglichkeit bieten, ein Therapieschema aus aktiven Substanzen zu prüfen.

2. Sind genauere und sensitivere Tests zur Erkennung der residuellen Erkrankung notwendig und stehen sie zur Verfügung? Brauchen die Untersucher die Kernspintomographie und neue Tumormarker, vielleicht sogar den erweiterten Einsatz von Endoskopie und Laparoskopie? Das Resttumorvolumen liegt unter der Nachweisgrenze für Computertomographie und CEA-Bestimmung.
3. Was sind die klinischen und biologischen Folgerungen? Sobald häufig Vollremissionen erreicht werden, werden neue Lokalisationen eines Tumorrezidives auftreten. Früher seltene Rezidivlokalisationen wie z. B. das zentrale Nervensystem nehmen zu. Es ist an der Zeit, schlecht ansprechende Tumorlokalisationen genauer zu untersuchen und die Indikation für regionale Therapie von Magen-, Peritoneum- oder ZNS zu überprüfen, falls sich eine Lokalisation als voraussichtlich refraktär auf die neuen Regime herausstellen sollte. Nach den Erfahrungen des Mount-Sinai-Center zeigt das Magenkarzinom von allen gastrointestinalen Karzinomen die größte Neigung, ZNS-Metastasen zu entwickeln. Magenkarzinome und die weit zahlreicheren Kolonkarzinome führen gleich häufig zu neurologischen Schädigungen durch Wirbelsäulenmetastasen. Die Notwendigkeit einer häufigeren Untersuchung der Wirbelsäule und eine prophylaktische Bestrahlung können deshalb zukünftig wichtig werden. Diese Folgerungen müssen sowohl bei der Planung der Versorgung jedes einzelnen Patienten als auch der Planung von Studien berücksichtigt werden. Dies sind noch keine gesicherten Empfehlungen. Ihre Bedeutung für die Lebensqualität des Patienten läßt es jedoch erforderlich erscheinen, sie dem Kliniker frühzeitig zur Kenntnis zu bringen.

Aus Zeitgründen ist eine detaillierte Besprechung von klinischen Verläufen hier nicht möglich. Von einigen Autoren wird jedoch eine Antiöstrogentherapie mit Medroxyprogesteron oder Tamoxifen bei jungen Frauen insbesondere mit Krukenberg-Tumor einige Bedeutung beigemessen. Der Krukenberg-Tumor könnte einen In-vivo-Sensitivitätstest zur Hormonabhängigkeit darstellen. Daneben gibt es Berichte, daß steigende Dosen von MTX, von 160–300–600 mg/m^2, wirksamer sein können, und daß Ara-C, das nach biochemisch pharmakologischen Kriterien eine gute Substanz für die intraperitoneale Therapie und als biochemischer Modulator darstellt, eine Prüfung sowohl in der intraperitonealen, als auch in der sequentiellen Therapie verdiene.

Die GITSG-Studien über den natürlichen Krankheitsverlauf liefern neue Informationen, die zum Teil allgemeine klinische Annahmen widerlegen (19–21). Das Magenkarzinom ist eine systemische Erkrankung. Auf keine Metastasenlokalisation können ausreichend viele Todesfälle zurückgeführt werden, um damit eine regionale Therapie zu rechtfertigen, ausgenommen vielleicht auf den Magen selbst (19). Durch Untersuchungen müßte zuerst eine Subpopulation gefunden werden (falls es diese überhaupt gibt), die für solche Studien geeignet wäre. Basierend auf dem fehlenden Nachweis irgendeines Zusammenhanges zwischen einer einzigen Metastasenlokalisation und dem Überleben sind Studien zur regionalen Therapie für einen größeren Anteil der Patienten nicht sinnvoll. Darüberhianus muß der Schweregrad einer regionalen Erkrankung wahrscheinlich in Grade eingeteilt werden (1-5), basierend sowohl auf dem Grad der Erkrankung, als auch auf der Schwere der resultierenden Folgen, wenn Studien über lokalisierte Erkrankungsstadien interpretierbar sein sollen (Bruckner, Manuskript in Vorbereitung).

Die intraperitoneale Therapie, wie sie am Mount-Sinai-Medical-Center entwickelt wurde, stellt einen Weg dar, die intraperitoneale Therapie zu prüfen (s. Übersicht)

Intraperitoneale Therapie: Vorteile - Ziele

- Erlaubt beste Annäherung an experimentelle Bedingungen (Konzentration × Zeit)
  - maximale Dosis
  - maximale Dauer
  - geringste systemische Toxizität
- wirkt gleichzeitig systemisch
- geeignet für große Tumoren
- keine Verzögerung der systemischen Therapie.

Die systemische Therapie darf nicht verzögert oder in der Dosis reduziert werden, um die intraperitoneale Therapie zu prüfen, da das Magenkarzinom eine rasch zum Tode führende systemische Erkrankung darstellt. Durch Entwicklung einer langsam intraperitonealen Infusionsbehandlung kann der Kliniker ausreichend hohe Dosen intraperitoneal geben und gleichzeitig eine wirksame systemische Therapie erreichen. Symptomatische Patienten profitieren tatsächlich von einer intraperitonealen Behandlung mit MTX/5-FU, Leukovorin/5-FU und Cisplatin/5-FU, was hier in mehreren Protokollen geprüft wurde (Tab. 5). Da unglücklicherweise keine Kontrollen mit derselben systemischen Therapie durchgeführt wurden, ist es unklar, ob der Verabreichungsmodus und die größere intraperitoneale Konzentration der Substanzen oder lediglich die Wahl der Substanzen selbst für diesen Vorteil verantwortlich ist. Klinische Eindrücke sind oft irreführend. Ärzte sind manchmal zu pessimistisch - das Überlebensspektrum ist sehr viel heterogener als sie es einschätzen. Die Größe des Tumors und die Zahl der befallenen Organe beeinflussen zwar die Prognose, die wichtigsten Prognosekriterien sind jedoch biochemische Untersuchungen und schwere Veränderungen der Laborparameter (20, 21, 22). Ausgedehnte Tumoren mit normalen Laborwerten sind sehr viel weniger ernst als kleine Tumoren, die auch nur mit geringen Abweichungen der

Tabelle 5. Intraperitoneale Regime. *CDDP* Cisplatin, *LV* Leukovorin. Vgl. frühe vs. späte Therapie 2, 3, 4h vs. 2, 18, 19, 20h. Beim ersten Mal 2, 3, 4 wenn tolerabel 2, 18, 19, 20

Substanz	mg/m^2	Zeit	Substanz	mg/m^2	Zeit
MTX	200-400	0 h	MTX	200-400	0 h
5-FU	1000	2 h	5-FU	1000	2 h
LV	100-200	3 h			
CDDP	100	4 h	LV	100-200	18 h
			× 10 i.v. alle 6 h d 1-3		
			5-FU	1000	19 h
			CDDP	100	20 h

Laborwerte einhergehen (22). Ansprechraten können direkt mit Prognosefaktoren in Beziehung stehen (20). Deshalb kann man dafür eintreten, möglichst früh zu behandeln, bevor der Patient symptomatisch wird oder Laborwerte pathologisch werden; das Risiko therapiebedingter Komplikationen ist zudem geringer.

Manchmal führt eine Chemotherapie nur zu einer Stabilisierung der Erkrankung. Auch hier ist es besser, früh zu behandeln und eine Erkrankung im asymptomatischen Stadium zu stabilisieren, als die Therapie zu verzögern und trotz Tumorstabilisation therapierefraktäre Symptome in Kauf zu nehmen. Prognostische Tests können auch dazu beitragen, objektive Kriterien für die Operation zu ermitteln, indem sie zum Operationsergebnis in Beziehung gesetzt werden. Vielversprechende Tests sind hierbei die objektiven chemischen und hämatologischen Untersuchungen der GITSG, immunologische Profile, Messungen des Tumor-DNA-Gehaltes und vielleicht Chemotherapiesensitivitätstests in vivo. Wann zahlt es sich eindeutig aus, entweder Tumor operativ zu verkleinern oder präoperativ kombinierte Behandlungsmodalitäten anzuwenden? Die Untersuchung möglicher prognostischer Faktoren kann die Wahl zwischen diesen unterschiedlichen Alternativen erleichtern. Patienten mit ungünstigen Prognosekriterien werden wahrscheinlich besser ohne chirurgische Eingriffe, sogar ohne Probelaparotomie besser versorgt; sie brauchen eine möglichst rasche, unkomplizierte Tumorevaluation und systemische Therapie unter Einsatz von Laser, um Obstruktionen zu beseitigen oder zu verhindern.

Die Erfahrungen des Mount-Sinai-Centers beweisen, daß Endoprothesen die weitere Versorgung eher komplizieren, und daß Verlaufsuntersuchungen nicht einmal den Nachweis erbrachten, daß dadurch eine Obstruktion vermieden werden könnte (s. Übersicht).

Mögliches neues Vorgehen bei Obstruktion:
- Laserendoskopie vor Endoprothesen, die mit zu vielen Komplikationen belastet sind;
- gleichzeitige Radio-/Chemotherapie vor chirurgischer Therapie bei Patienten mit schlechter Prognose; spätere Chirurgie für Patienten mit Vollremission; Tubus für Nonresponder;
- sofortige parenterale Ernährung (normo- nicht hyperkalorisch) vor Abwarten eines Mißerfolges oraler Ernährung auf Kosten ernster nutritiver und immunologischer Mangelzustände

Eine Kombination von Laserchirurgie und Strahlen- sowie Chemotherapie zur lokalen Tumorkontrolle ist eine prüfenswerte Alternative zur Tubusversorgung oder sogar zur Chirurgie, insbesondere da die Ansprechraten mit systemischer Therapie und strahlensensibilisierenden Substanzen sich verbessert haben.

Die wesentlichen Zusammenfassungen und Folgerungen für die Entwicklung neuer Studien bei fortgeschrittenen Erkrankungsstadien sind in den beiden folgenden Übersichten aufgeführt.

Ergebnisse beim fortgeschrittenen Magenkarzinom
1. 30% Vollremissionen mit Folinsäureantagonisten oder Cisplatin (MTX/5-FU, ADM, EAP)

2. Verdopplung des Überlebens nach 1 Jahr
   30% vs. 15%; FAT oder FAP vs. FAMe (GITSG)
3. Im Vergleich zu Punkt 1 und 2 kann MTX/5-FU, LV/5-FU und Cisplatin 5-FU in einem 4-Tage-Regime kombiniert werden (Mount Sinai); dies scheint die Raten für Voll- und Teilremissionen weiter zu verbessern
4. Einzelne Erfahrungen lassen einen Nutzen erwarten für:
   a) Sensitivere Verlaufsuntersuchungen (Tumormarker-Assays, Laparoskopie, Endoskopie, NMR)
   b) Ein weniger toxisches Cisplatin-Regime
   c) MTX Dosis-Wirkungs-Studien
   d) Prüfung von Antiöstrogenen (Krukenberg-Tumoren)
   e) Prüfung von Ara-C (regionale Therapie) und biochemische Modulation

Modifikationen von Studien beim fortgeschrittenen Magenkarzinom. Mehrere Regime (FAT, FAP FAMe) verbessern das Gesamtüberleben. Neue Regime (MLP EAP FAMTX) scheinen zudem die mediane Überlebenszeit zu verbessern, sofern Phase-II-Ergebnisse reproduzierbar sind.
Bei mehr als 50% der Patienten darf das Erreichen einer objektiven Remission mit klinischem Vorteil erwartet werden. Das Ziel kompletter Remissionen verlangt folgende Voraussetzungen:

a) Studien zu natürlichem Verlauf und Prognose
b) bessere Verlaufsuntersuchungen, um beginnenden und residuellen Tumor zu bestimmen
c) weniger initiale, mehr selektive Chirurgie; früher Start der Chemotherapie; keine weitere Verzögerung der systemischen Therapie, Chirurgie nur in einzelnen Fällen, auch bei Obstruktion des Magens (Tab. 7)
d) Schwerpunkt auf dem Erreichen von Vollremissionen, nicht der Erhaltung von Teilremissionen
e) sequentielle Therapien mit Vollremissionen und deren Konsolidierung als neue Ziele
f) prospektive Studien zum Risiko je nach Tumorlokalisation und Erkennung spezifischer therapierefraktärer Lokalisationen (Magen, Peritoneum, Leber, Meningen).

Therapie bei lokalisiertem Erkrankungsstadium

Ergebnisse von GITSG-Studien zeigen, daß sich der therapeutische Nutzen einer Behandlung bei regionaler Erkrankung stark von dem der identischen Behandlung bei metastasierender Erkrankung unterscheidet (23). Wenn die Erkrankung auf das mögliche Bestrahlungsfeld beschränkt ist, wird das Überleben recht eindeutig auch durch die heute zur Verfügung stehenden Therapiemöglichkeiten beeinflußt. Manche Patienten können geheilt werden. Individuelle Unterschiede in den Details einer Chemotherapie (Timing, Wahl der Substanzen) und der operativen Tumorreduktion wirken sich offenbar sehr viel stärker in der Behandlung der regionalen im Vergleich zur metastasierten Erkrankung aus. In den randomisierten

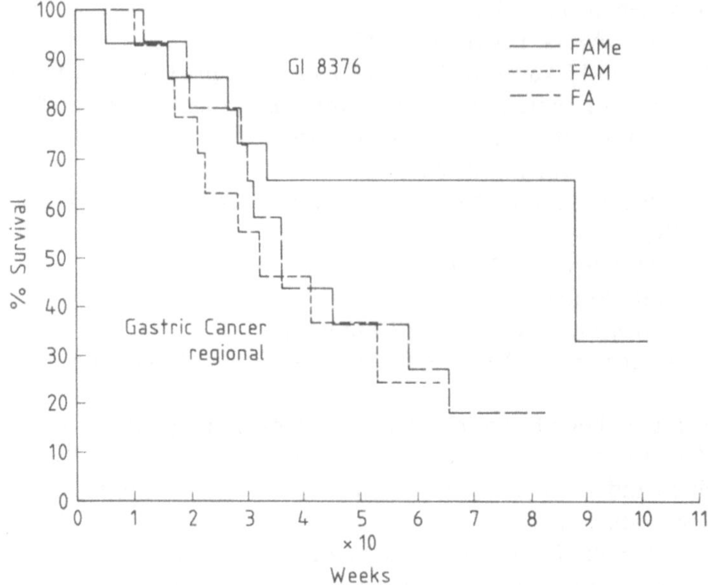

Abb. 4. Überleben einer Untergruppe von randomisierten Patienten mit lokalisiertem inoperablen residuellen Magenkarzinom

GITSG-Studien, die nach Stadium stratifizierten (lokal versus fortgeschritten) wurden Unterschiede im medianen Überleben für Patienten mit lokalisierter Erkrankung gefunden, während in der Gruppe mit fortschrittener Erkrankung Unterschiede nur am Ende der Überlebenskurve vorhanden waren (GITSG, unveröffentlichte Beobachtungen; 2, 3).

Für Patienten mit lokalisiertem Krankheitsstadium, die eine randomisierte Untergruppe in den frühen GITSG-Studien bei ausgedehnter Erkrankung darstellen, ist das Hinzufügen einzelner Substanzen zur Chemotherapie eindeutig von Vorteil, wenn auch trotzdem palliativ. Die Zugabe z. B. von Adriamycin, führt zu FAMe, das FMe überlegen ist. FAMe ist durch Ersatz von Mitomycin durch MeCCNU besser als FAM. Eine offenbar unwirksame Substanz kann eine wesentliche Rolle bei der regionalen und theoretisch sogar bei der adjuvanten Therapie spielen (Bruckner u. Stablein, in Vorbereitung; Abb. 4).

In der GITSG-Studie Nr. 8274 (Abb. 5) wurde ein Vorteil für die Chemotherapie (FMe) gefunden, der sich in einer verbesserten 25. bis 50. Perzentile der Überlebenskurve widerspiegelte, und ebenso ein kleiner statistisch signifikanter Unterschied für die Strahlentherapie nach 4 und 5 Jahren. Die Überlebenskurven kreuzen sich. Chemotherapie, wie auch Strahlentherapie sind anscheinend für Patienten mit lokalisiertem Magenkarzinom je nach unterschiedlichen Voraussetzungen von Nutzen (24).

Verzögerungen bei der Einleitung einer Chemotherapie führten wahrscheinlich zu einer frühen (letztlich tödlichen) Progression okkulter systemischer Metastasen (23). Auf dieser Grundlage verzögert eine Infusionstherapie mit 5-FU die Manifestation klinisch okkulter, normalerweise nicht lebensbedrohlicher Metastasen

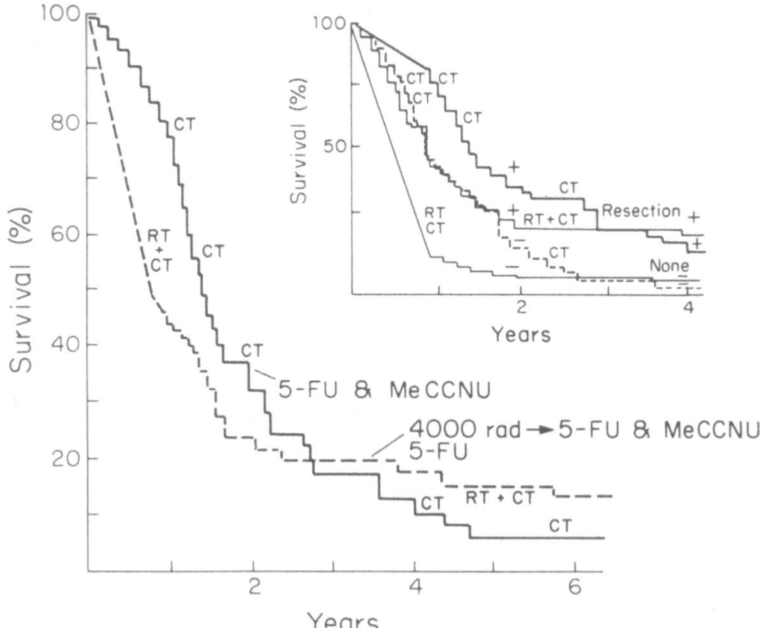

Abb. 5. Chemotherapie verzögert die Fernmetastasierung und verlängert das Überleben; Strahlentherapie verbessert möglicherweise das Fünfjahresüberleben (nicht signifikant); palliative Resektion des Primärtumors verbessert die mediane und Fünfjahresüberlebenszeit. (Mit Genehmigung der GITSG, 1982; 23)

beim Kolonkarzinom in Phase-III-Studien, obwohl sie bei klinisch nachgewiesener Erkrankung nur von geringer Wirksamkeit ist (25).

Des weiteren kann ein früher Einsatz der Strahlentherapie auch zu toxisch gewesen sein. GITSG-Studien konnten die relative Bedeutung von schlechter Ernährung, Ort der Tumorprogredienz, therapiebedingter Toxizität und des Tumors selbst für die Frühsterblichkeit nicht ermitteln. Die genauen Mechanismen der (frühen) Todesfälle bleiben unklar, sogar diejenigen, welche nicht therapie-, sondern tumorbedingt waren. Es besteht weiterhin die Notwendigkeit für genauere, quantitative, beschreibende Daten, die sich auf die pathophysiologischen Mechanismen beziehen, die das Überleben beeinflussen können.

Diese Studien führten zur sogenannten Sandwich-Strategie, die aus einer Chemotherapie besteht, welche von gleichzeitiger Bestrahlung + 5-FU und schließlich von weiterer Chemotherapie gefolgt wird, wie sie erfolgreich beim Rektumkarzinom angewendet wurde (26). Mehr Patienten können mit einer Chemotherapie allein früher und sicherer behandelt werden, indem die Risiken der kombinierten Therapiemodalität verzögert werden. In der gegenwärtig durchgeführten GITSG-Studie (8380) mit FAMe, in der nachfolgend die Hälfte der Patienten randomisiert einer Kombination aus Bestrahlung und 5-FU zugeteilt wird, gefolgt von einer erneuten Chemotherapie mit FAMe, bestätigt, daß man die sehr frühen palliativen Ergebnisse reproduzieren und gleichzeitig eine ausgeprägte frühe Toxizität vermeiden kann. Das Sandwich-Konzept und sequentielle kombinierte Therapiemodalitäten sind wahrscheinlich allgemein anwendbar.

Die Strahlentherapiekomponente der GITSG-Studie 8274 scheint das Fünfjahresüberleben zu verbessern, unabhängig vom möglichen Nutzen durch die Chemotherapie allein (24). Dies muß noch bestätigt werden, doch gibt es bei lokalisiertem Erkrankungsstadium viele Beispiele, in denen eine Bestrahlung mit gleichzeitiger 5-FU-Behandlung, jedoch nicht die Bestrahlung allein das Gesamtüberleben verbessert. Zum Teil verbesserte die kombinierte Therapie sogar die Fünfjahresüberlebenszeit.

Magenkarzinom: Strahlentherapie und 5-FU
- Hohe Zahl lokalen Therapieversagens historisch problematisch in GITSG
- Weiter ausgedehnte Resektion ist verbunden mit erhöhter Morbidität
- RT/5-FU vs. RT, doppel-blind, Überleben (27)
- RT/5-FU vs. 5-FU/MeCCNU (23)
- Fünfjahresüberlebende trotz initial nachgewiesene residuelle Erkrankung; RT/5-FU scheint der Chemotherapie überlegen
- Vorteil der Chemotherapie in der medianen Überlebenszeit
- Sandwich-Therapie 5-FU/MeCCNU→RT/5-FU→5-FU/MeCCNU bei Progress (GITSG, unveröffentlicht)
- 5-FU Infusion +/− RT, bei kleinen Läsionen (2 cm), aus medizinischen Gründen inoperabel (32)
- 2/2 kompletten Remissionen ohne Operation (1 + Jahre)

Es gibt eine Vielzahl anderer Beispiele bezogen auf gastrointestinale Karzinome: beim Pankreaskarzinom (27, 28), beim Rektumkarzinom (26, 29), und möglicherweise anderen Tumoren (30, 31); beim Analkarzinom sind die Beispiele zu umfangreich, um sie hier zu zitieren. Dennoch scheint speziell in der Studie Nr. 8274 die Chemotherapie alleine in der Lage zu sein, ein Fünfjahresüberleben zu bewirken, wenn auch weniger häufig als dies mit der kombinierten Therapie möglich ist (24). Aus den beobachteten Auswirkungen einer Chemotherapie oder Chemo-Strahlentherapie auf die Überlebenszeit ergibt sich die Notwendigkeit für klar definierte Studien mit besseren radiosensibilisierenden Substanzen (z. B. 5-FU-Infusion + Cisplatin) und Kombinationstherapien, die hohe Raten an Vollremissionen erzeugen.

Die Erfahrungen der GITSG zeigten, daß mit den damals zur Verfügung stehenden schwach wirksamen Regimen eine Tumorreduktion notwendigerweise vorausgehen mußte, um bestmögliche Resultate zu erzielen (24). Dennoch kann niemand daraus ableiten, welche Strategie prä- oder postoperativer Behandlungen heute das Optimum darstellt. Wie in den Beiträgen von Klein et al. und Preusser et al. beschrieben, lassen neue und wirksamere Chemotherapien häufiger eine Tumorreduktion von hoher Qualität erzielen, noch bevor es zum Einsatz einer Radio- oder operativen Therapie kommt. Theoretisch könnte die neue Chemotherapie in Konkurrenz zur chirurgischen Tumorreduktion treten, denn sie ermöglicht gleichzeitig (1) eine frühere systemische Behandlung, (2) keinen Verlust von Patienten durch operative Morbidität und (3) einen in vivo Sensitivitätstest.

In anderen Beiträgen dieses Buches stimmen Klein et al., Wils und Preusser et al. darin überein, daß es in einzelnen Fällen möglich ist, die lokalisierte Erkrankung zu heilen. Es ist zu hoffen, daß diese wirksameren Regime die bereits von der GITSG erreichten Erfolge mit weniger intensiven Regimen verbessern werden, die in Einzelfällen ein Überleben von mehr als 5 Jahren ermöglichten. Bei der Planung der Behandlung des lokalisierten Magenkarzinoms geht es um Heilungen - nicht nur um Palliation. Interessanterweise besteht selten einmal die Notwendigkeit, medizinisch inoperable Magenfrühkarzinome zu behandeln. Bei diesen kann im einzelnen eine Vollremission mit einer viel weniger intensiven Therapie ereicht werden, was wiederum die Notwendigkeit unterstützt, neue Regime zu prüfen (32). Japanische Studien liefern sowohl eine stützende, als auch zur Vorsicht mahnende Beobachtung. Sie unterstützen eindeutig die palliative Tumorreduktion. Es gibt dabei einzelne Patienten mit positiven Tumorrändern, die ohne weitere Therapie überleben (33). Dies bestätigt ebenfalls die Notwendigkeit einer genaueren Beschreibung der residuellen Erkrankung, um sicherzustellen, daß Heilungen tatsächlich einer zusätzlichen Therapie zugeschrieben werden dürfen. Einige der überlebenden GITSG-Patienten hatten mehr als einen mikroskopischen Resttumor, was vermuten läßt, daß die weitere Therapie zur Heilung beitrug (23).

In anderen Beiträgen dieses Buches stimmen Klein et al., Wils und Preusser et al. darin überein, daß es in einzelnen Fällen möglich ist, die lokalisierte Erkrankung zu heilen. Es ist zu hoffen, daß diese wirksameren Regime die bereits von der GITSG erreichten Erfolge mit weniger intensiven Regimen verbessern werden, die in Einzelfällen ein Überleben von mehr als 5 Jahren ermöglichten. Bei der Planung der Behandlung des lokalisierten Magenkarzinoms geht es um Heilungen - nicht nur um Palliation. Interessanterweise besteht selten einmal die Notwendigkeit, medizinisch inoperable Magenfrühkarzinome zu behandeln. Bei diesen kann im einzelnen eine Vollremission mit einer viel weniger intensiven Therapie erreicht werden, was wiederum die Notwendigkeit unterstützt, neue Regime zu prüfen (32). Japanische Studien liefern sowohl eine stützende, als auch zur Vorsicht mahnende Beobachtung. Sie unterstützen eindeutig die palliative Tumorreduktion. Es gibt dabei einzelne Patienten mit postiven Tumorrändern, die ohne weitere Therapie überleben (33). Dies bestätigt ebenfalls die Notwendigkeit einer genaueren Beschreibung der residuellen Erkrankung, um sicherzustellen, daß Heilungen tatsächlich einer zusätzlichen Therapie zugeschrieben werden dürfen. Einige der überlebenden GITSG-Patienten hatten mehr als einen mikroskopischen Resttumor, was vermuten läßt, daß die weitere Therapie zur Heilung beitrug (23).

Die Zusammenfassungen und Folgerungen dieser Studien sind in den beiden folgenden Übersichten aufgelistet.

Regionale Therapiestudien beim Magenkarzinom

1. Operative Tumorverkleinerung ist palliativ, möglicherweise kurativ (muß noch bestätigt werden; GITSG, Japan)
2. Adjuvante Radio-, Chemotherapie heilt wahrscheinlich 20% der Patienten nach vorangehender Tumorverkleinerung (GITSG)
3. Chemotherapie ist nachweisbar palliativ (GITSG)
4. Strahlentherapie ist umstritten, aber wahrscheinlich kurativ für 5-10% der Patienten (GITSG)
5. Benötigt werden detaillierte Datensammlungen betr. nicht ansprechende bzw. Rezidivlokalisationen, Todesursache, supportive Therapie, Ernährung (GITSG).

6. Periadjuvante Chemo-/Strahlentherapie kann die Früherkrankung „abtöten" bei aus medizinischen Gründen inoperablen Patienten (Mount Sinai)
7. Modelle beginnen präoperative Behandlung zu bevorzugen, CT+/−CT - RT+/−Operation→CT, mit selektiver Operation zum festgelegten Zeitpunkt.

Modifikationen der regionalen Therapie beim Magenkarzinom
Höchste Priorität für Heilung als Therapieziel; Möglichkeit der Heilung mit kombiniertem Vorgehen, Kombinationschemotherapie und möglicherweise sogar mit tumorverkleinernder Chirurgie alleine
Wirksame Regime schaffen vielversprechende Alternativen zur chirurgischen Tumorverkleinerung irresektabler Tumoren

a) Tumorverkleinerung mit besser wirksamen Substanzkombinationen; dann, falls notwenig, gleichzeitige Chemo-und Strahlentherapie vor Chirurgie.
b) Ausgedehnte präoperative Behandlung für Tumoren mittlerer Größe; es gibt bereits einzelne pathologisch komplette Remissionen mit weniger aggressiven Regimen

Primärtumoren scheinen chemotherapieempfindlicher zu sein, als Tumormetastasen; der Austausch eines einzelnen Medikamentes in Chemotherapieregimen kann möglicherweise die mediane Überlebenszeit wesentlich verbessern, sogar wenn diese Substanzen in Studien bei fortgeschrittener Erkrankung nicht wirksam waren. Die Einschätzung des Chemotherapieeffektes auf den Primärtumor ist möglicherweise eine nützliche Hilfe für eine umfassende Therapie.

Adjuvante Therapie

Die adjuvante Therapiestudie der GITSG 5-FU und Methyl CCNU versus Beobachtung nach kurativer Resektion ist nahezu die einzige, welche einen Überlebensvorteil von 15-25% für die adjuvante Chemotherapie erbringt (Abb. 6) (34). Dieser offenkundige Vorteil für die Chemotherapie wurde in allen Untergruppen gefunden, die nach Lymphknotenstatus (positiv vs. negativ), Operationsverfahren (subtotal vs. total) oder primäre Tumorlokalisation (distal vs. proximal) definiert wurden (Abb. 6). Es gibt keine klare Antwort darauf, warum eine Studie erfolgreich war, während andere fehlschlugen. Auf Grund der Art der statistischen Testmethoden besteht eine weniger als 5%ige Wahrscheinlichkeit dafür, daß diese Studien falsch-positive Ergebnisse erbringen. Im Gegensatz dazu beinhalten kleine Behandlungsstudien ein 20-40%iges Risiko, Überlebensunterschiede zwischen den Therapien von 10-20% nicht aufzudecken („Macht"). Ein eindeutiger Präzedenzfall liegt in den adjuvanten Studien beim Kolonkarzinom vor. Kleine Studien mit ähnlichen Methyl CCNU/Vincristin/-5-FU-(MOF) Regimen verliefen anscheinend negativ, während im Gegensatz dazu eine Studie mit 1000 Patienten einen eindeutigen Erfolg zeigte (30,31). Vielleicht sollten zukünftige adjuvante Studien beim Magenkarzinom größer angelegt sein, um realistischere Aussagen zu erlauben. Auf der anderen Seite gelang es voneinander unabhängig 2 Mitgliedern der GITSG (Mount-Sinai-Medical-Center und Mayo-Klinik), einen statistisch nachweisbaren Vorteil für die Behandlung im Rahmen der GITSG-Studie

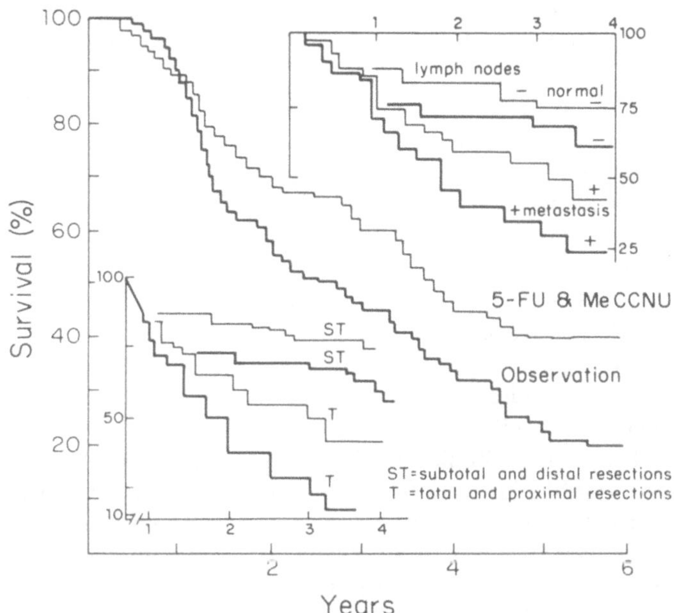

Abb. 6. Chemotherapieverbessertes Überleben in jeder Untergruppe nach potentiell kurativer Resektion, besonders bei Patienten mit Metastasen in resezierten Lymphknoten und/oder proximal sitzenden Primärtumoren. GITSG 8174. (Mit Genehmigung von Douglas et al., 1982; 34)

Nr. 8174 zu finden. Die 2 Unterstudien stützen erneut den Nachweis eines Vorteils für die Behandlung.

Vielleicht waren diese Zentren erfolgreich, weil sie die gegenwärtig größten und erfahrensten sind und besonders streng bei der pathologischen Beurteilung waren. Kliniker machen oft den Fehler der zu niedrigen Stadieneinteilung, weil sie sich auf die routinemäßigen Pathologieberichte verlegen und eine Hilfestellung von seiten der Chirurgen durch Beschreibung der Lage und der Ränder des Tumorpräparates fehlte. Magenkarzinome haben 3dimensionale Ränder (35). Sie grenzen an das Netz, die Milz und das Pankreas nicht nur an den proximal und distal liegenden Teil des Verdauungstraktes. Die GITSG untersuchte mehrere mögliche Erklärungen für ihren Erfolg in einer Studie, die andere nicht reproduzieren konnten (36). Unglücklicherweise stehen die Daten anderer Studien nicht in einer Weise zur Verfügung, die nähere Untersuchungen erlauben würde. Dies beweist die Notwendigkeit, unterschiedliche Fragestellungen zukünftig vollständig zu bearbeiten (36, 37). Basierend auf der o.g. Qualität des Tumorstaging hat die GITSG-Studie 8174 möglicherweise weniger, nicht auswertbare Patienten enthalten, da ungeeignet eingerechnete Patienten ausgeschlossen wurden. Zudem hat die GITSG möglicherweise auch früher mit der Behandlung begonnen bei geringerer Verzögerung nach Operation. Der Frühbeginn einer adjuvanten Therapie ist in einigen klinischen Situationen fast schon eine Voraussetzung für den Erfolg (37). In Tiermodellen ist der verbliebene Tumor nur während einer kurzen postoperativen Phase besonders chemotherapieempfindlich. Japanische Studien beim Magenkarzinom, welche einen Vorteil für die adjuvante Therapie ergaben, hatten wahrscheinlich früher mit der Behandlung begonnen, als jene, die fehlschlugen (36, 37).

Außerdem könnten von der GITSG höhere Medikamentendosen in intensiverer Form verabreicht worden sein. Eine adäquate Dosisintensität ist auf Grund des steilen Verlaufes der Dosiswirkungskurven wahrscheinlich für einen Erfolg entscheidend. Eine unzureichende Dosierung stellt eine unzureichende Prüfung für eine Therapie dar. Anders als noch vor 10 Jahren gibt es heute viel mehr Ärzte, die bereit sind, frühe und intensive Behandlungen durchzuführen. Adjuvante Therapiestudien sind besonders empfindlich für viele, scheinbar kleine, tatsächlich jedoch folgenschwere Fehler.

Es gibt keine Beweise dafür, daß in früheren adjuvanten Therapiestudien Patienten geschädigt wurden (35). Die Behandlung geht nicht mit einem schlechteren Überlebensprofil einher.

Die GITSG-Studien 8174 und 8180 zeigen den Wert und die Zuverlässigkeit von Stratifikationsvariablen auf. Proximale Tumoren sind eindeutig ungünstiger als distale. Sie sind wahrscheinlich ätiologisch und pathologisch eigenständige Entitäten, was man aus den GITSG-Analysen zum Therapieversagen ableiten kann (19, 28). Der Lymphknotenstatus läßt ebenso ein Therapieversagen vorhersehen (ebenso wie ein Serosabefall) (Douglas et al. unveröffentlicht; 19, 28, 35, 36). Dies ist analog zu Darstellungen zu sehen, welche das Rastler-Koller Stagingsystem benutzen. Die Anwendung mehrerer quantitativer Details - Zahl der Lymphknoten, Lage der befallenen Lymphknoten und möglicherweise Art des Lymphknotenbefalls (mikroskopisch, ob die Architektur zerstört ist, ob sie makroskopisch vergrößert sind, die Art der zellulären Reaktion, Invasion durch Lymphozyten, Monozyten und natürlich Killerzellen) - könnte zu einer sehr genauen Prognosestellung führen. Computerunterstütztes Vorgehen eröffnet die Möglichkeit einer derzeit unvorstellbaren Qualität vergleichender historischer Kontrollen für Pilotstudien, vorausgesetzt man besteht nicht darauf, kleine Verbesserungen des Überlebens durch eine Therapie herausfinden zu wollen. Es gibt einige Beispiele für die Prüfung derartiger Ansätze, die sowohl auf GITSG-Studien als auch anderen adjuvanten Studien beim Kolon- und Magenkarzinom basieren (30, 31, 35, 36). Die multivariate Voraussage ist ziemlich übereinstimmend.

Die Analyse der Tumorlokalisationen, die auf eine Therapie nicht ansprechen, stellt die Priorität bei künftigen Untersuchungen dar und wird dazu beitragen, die Patienten zu finden, die für regionale Therapiestudien geeignet sind. Sie ermöglicht es gleichzeitig festzustellen, ob es eine Begründung für weiter ausgedehnte Operationen gibt und kann vermutete Indikationen zur Prüfung der Strahlentherapie aufdecken oder verwerfen.

Anfänglich ergaben Analysen keinen Beweis für ein lokalisiertes Therapieversagen (19). Die GITSG verbesserte jedoch ihr Analysensystem bezüglich dieser Fragestellung. Es gibt wohl einen Trend, der den Magen selbst als eine Rezidivlokalisation identifiziert. Es ist jedoch auch heute ungewiß, ob es genug isolierte Lokalrezidive gibt, verglichen zu gleichzeitig verschiedenen Rezidivorten bei Lokalrezidiv, um adjuvante Therapiestudien des Magens selbst und der umgebenden Lymphabflußgebiete erforderlich erscheinen zu lassen. Vielleicht 30–50% der Tumoren rezidivieren lokal. Statistisch gesehen ist dies häufig genug, um Studien zu rechtfertigen, die darauf ausgerichtet sind, ein Lokalrezidiv zu verhindern. Erste Analysen zeigten jedoch, daß das Magenkarzinom an verschiedenen Stellen rezidiviert: am häufigsten in der Leber, dann im Bereich des Peritoneums, darüber hinaus im Skelett (19). Zudem ist es nicht sicher, daß ein Lokalrezidiv in ausreichend häufiger Zahl die Ursache für eine bestehende Morbidität oder Mortalität ist, um hier eine Studie zu begründen. Dies gilt nur teilweise für die distalen Magenkarzinome (19). Distale Karzinome rezidivieren offenbar häufiger lokal ohne gleichzeitige Fernmetastasen. GITSG-Untersuchungen haben jedoch Schwierigkeiten mit dem Nachweis, daß irgendeine Untergruppe der Patienten geeignet ist für Studien, die darauf ausgerichtet sind, ein Lokalrezidiv zu verhindern. Trotzdem könnte das Konzept einer intraperitonealen Fusionstherapie zur adjuvanten Therapie hinführen (35, 36).

Untersucher müssen zunächst die ideale Gruppe von Patienten für eine derartige Studie identifizieren, anstatt einfach eine große adjuvant-regionale Therapiestudie zu riskieren. Dies gilt um so mehr deshalb, als neue wirksamere Regime die Notwendigkeit für irgendeine regionale Therapie möglicherweise herabsetzen. Die Prüfung der systemischen Therapie besitzt Priorität.

Analysen prognostischer Faktoren und ihrer Verbindung zum Auftreten eines Rezidivs könnten eine Gruppe von Patienten identifizieren, die ein ausreichend hohes Risiko für ein Therapieversagen haben, um Studien mit den sehr erfolgreichen neuen intensivierten Chemotherapieregimen zu rechtfertigen. Als adjuvante Behandlung werden sie wahrscheinlich für die Hälfte der Patienten palliativ sein wie sie es auch für Patienten mit metastasierter Erkrankung sind. Dies ist in etwa vergleichbar mit adjuvanten Therapiestudien beim Mammakarzinom. Die ersten Studien zielten auf die Untergruppe der Patienten mit dem höchsten Rezidivrisiko. Die jüngsten Erfolge der systemischen Therapie beim fortgeschrittenen Magenkarzinom und kombinierter Therapiemodalitäten beim lokalisierten Krankheitsstadium legen Möglichkeiten für eine erfolgreiche adjuvante Therapie nahe, da bei einer adjuvanten Therapie die okkulte Tumorlast wesentlich geringer ist als die ausgedehnten Primärtumoren, die man inzwischen erfolgreich auslöschen kann.

Die mehrfach reproduzierten Beweise, daß intensive Chemotherapie 30% oder mehr komplette Remissionen induziert, sollte zu präoperativen Studien vor dem chirurgischen Eingriff ermutigen (diese stellen einen tatsächlichen Versuch einer In-vivo-Sensitivitätstestung dar). Chemotherapie kann vor der endgültigen Resektion zum Teil von kombinierter Chemo- und Strahlentherapie gefolgt sein.

Im Gegensatz zu gegenwärtig gültigen Zielen sind sehr wahrscheinlich die Patienten mit Tumoren mittlerer Größe diejenigen, welche von einer adjuvanten Therapie profitieren werden, einschließlich präoperativer regionaler Therapiepunkt. Dies basiert auf mathematischen Modellen, teilweise abgeleitet von erfolgreichen regionalen Therapien beim Analkarzinom (Bruckner, Manuskript in Vorbereitung). Sehr kleine Tumoren stellen ein zu kleines Risiko für statistische Tests dar. Die ausgedehnten Tumoren sind zu häufig bereits subklinisch metastasiert oder für eine lokale Therapie zu ausgedehnt. Nur Tumoren mittlerer Größe scheinen die optimale Balance zwischen Risiko und Durchführbarkeit einer effektiven Therapie aufzuweisen.

Die adjuvante Therapiestudie der GITSG Nr. 8180 verglich 5-FU und Methyl-

CCNU (FME) mit oder ohne Adriamycin als adjuvante Therapie. Vorläufige Überlebenskurven lassen vermuten, daß diese Studie frühere Ergebnisse (GITSG-Studien 8174) wiederholt. Dies würde jedoch die Wirksamkeit einer adjuvanten Therapie bestärken. Die Datenbank ist zu insuffizient, um Gesamtunterschiede sogar von 20% im Überleben in einer randomisierten Studie zu erkennen, obwohl sie klinisch wesentlich wären. Diese Studie wurde vorzeitig geschlossen. Chemotherapeuten sind immer weniger von Adriamycin überzeugt, obwohl Adriamycin alleine in der Zahl der erreichbaren Tumorregressionen von keiner anderen Einzelsubstandz beim Magenkarzinom übertroffen wird.

Die niedrigen Responseraten mit Adriamycin alleine und die noch niedrigere Dosierung, die üblicherweise in Kombinationschemotherapien angewandt wird, lassen den Mißerfolg einer derartigen Studie erwarten. Dies gilt insbesondere dann, wenn das Kontrollregime aus zwei Substanzen irgendeine Wirksamkeit bei derselben Patientengruppe zeigt, die auch auf Adriamycin anspricht, weil dann jegliche Unterschiede verwischt werden. In der Theorie ist ultrahochdosiertes Adraimycin alleine von größerem Interesse als FAM oder FAMe, aber von geringerem Interesse als neue Kombinationen.

Die neuen Chemotherapieregime mit Cisplatin und Folsäureantagonisten, die derzeit von unterschiedlichen Gruppen beschrieben werden, scheinen eine völlig andere neue Möglichkeit für adjuvante Chemotherapien zu schaffen. Aus grundlegenden Erwägungen wurden Therapieprotokolle der FMe, FAMe und FAM-Generationen beiseite gelegt, da die genannten neuen Regime offensichtliche Vorteile aufweisen (s. folgende Übersichten).

Modifikationen der adjuvanten Therapie
Durch die wachsende Zahl von Vollremissionen schafft eine effektive Chemotherapie realistische Möglichkeiten, die für die Mehrheit der Patienten mehr Hoffnung bedeutet, als Standardtherapien.

Zur Definition von Risikogruppen für adjuvante Studien:

a) gutes (geringes Rezidiv) Risiko für Studien mit biologischen Response-Modulatoren
b) schlechtes Risiko für Studien mit intensiver Chemotherapie bei Verdacht auf okkulte Metastasen
c) Hohes Risiko für Lokalrezidiv für Studien regionaler Therapie. Kombiniere CT mit RT präoperativ für kleine Tumoren vs. postoperativ für große Tumoren vs. prä- und postoperativ für ausgedehnteste Tumoren

Präoperative in vivo Sensitivitätstestung für intensive, adjuvante Therapie (wenn eine Therapie zu pathologisch kompletten Remissionen führt folgt daraus, daß einzelne von einer adjuvanten Therapie profitieren müssen).

Empfohlene Modifikationen zu adjuvanten Therapiestudien beim Magenkarzinom

a) Größere Genauigkeit bei der prospektiven Chirurgie und pathologischen Untersuchung, um die Identifikation mit niedrigem Risiko für ein isoliertes Lokalrezidiv zu verbessern, die nicht für ausgedehnte chirurgische Maßnahmen oder kombinierte Therapiemodalitäten geeignet sind.

b) Wirksamere Kombinationen erzielen 30% komplette Remissionen; FAM und FAMe erfüllen nicht die Kriterien für den Einsatz in der adjuvanten Therapie
c) Intensivierte Behandlungen vermeiden den suboptimalen Teil der Dosiswirkungskurve
d) Früherer Beginn der adjuvanten Therapie
e) Wachsende Größe der Studie um einen erwarteten Therapievorteil von 25% aufzudecken.

Literatur

1. Gastrointestinal Tumor Study Group (1979) Phase II-III chemotherapy studies in advanced gastric cancer. Cancer Treat Rep 63: 1871
2. Gastrointenstinal Tumor Study Group (1982) A comparative clincal assessment of combination chemotherapy in the management of advanced gastric carcinoma. Cancer 49: 1362
3. Gastrointenstinal Tumor Study Group (1984) Randomized study of combination chemotherapy in unresectable gastric cancer. Cancer 53: 13
4. Bruckner HW, Lokich JJ, Stablein DM (1982) Studies of Baker's antifol, methotrexate, and Razoxane in advanced gastric cancer. A Gastrointestinal Tumor Study Group Report. Cancer Treat Rep 66: 1713
5. Bruckner HW, Stablein DM, für the Gastrointestinal Tumor Study Group (1986) A randomized study of 5-fluorouracil and doxorubicin with semustine, cisplatin, or triazinate for treatment of advanced gastric cancer, abstract. Proc ASCO 5: 90
6. O'Connell MJ (1985) Current status of chemotherapy for advanced pancreatic and gastric cancer. J Clin Oncol 3: 1032
7. Douglass HO Jr, Lavin PT, Goudsmit A, et al (1984) An Eastern Cooperative Oncology Group evaluation of combinations of methyl-CCNU, mitomycin-C, Adriamycin, and 5-fluorouracil in advanced measurable gastric cancer (EST 2277). J Clin Oncol 2: 1372
8. Klein HI, Dias Wichramanayake P, Farrokh GR (1986) 5-Fluorouracil, Adriamycin, and methotrexate - a combination protocol for treatment of metastasized stomach cancer. Proc ASCO 5: 84
9. Wils J, Bleigerg H, Dalesio O, et al (1986) An EORTC gastrointestinal group evaluation of the combination of sequential methotrexate and 5-fluorouracil, combined with Adriamycin in advanced measurable gastric cancer. J Clin Oncol 4: 1799
10. Preusser P, Wilke H, Achterrath W, et al (1987) Advanced gastric carcinoma: A phase II study with etoposide, Adriamycin and split course cisplatin. Proc ASCO 6: 75
11. Bruckner HW, Stablein DM, für the Gastrointestinal Tumor Study Group (1984) Single arm trials of triazinate, cisplatin and methotrexate combinations in advanced gastric cancer, abstract. Proc ASCO 3: 144
12. O'Connell MJ, Schutt AJ, Moertel CG, Hahn RG (1987) Phase II clinical trial of triazinate in combination with mitomycin C for patients with advanced gastric cancer. J Clin Oncol 5: 83
13. Bruckner HW, Cohen J (1983) MTX/5-FU trials in gastrointestinal and other cancers. Sem Oncol 10: 32
14. Houghton JA, Houghton PJ (1984) Basis for the interaction of 5-fluorouracil and leucovorin in colon adenocarcinoma, in Bruckner HW, Rustum YM (eds): Advances in Cancer Chemotherapy: The Current Status of 5-Flourouracil-Leucovorin Calcium Combination. Park Row, New York, p 23
15. Machover D, Schwarzenberg L, Goldschmidt E et al (1982) Treatment of advanced colorectal and gastric adenocarcinomas with 5-FU combined with high-dose folinic acid: a pilot study. Cancer Treat Rep 66: 1803
16. Arbuck SG, Douglass HO Jr, Trave F et al (1987) A phase II trial of 5-flourouracil and high-dose intravenous leucovorin in gastric carcinoma. J Clin Oncol 5: 1150
17. Trave F, Rustum YM, Goranson J (1985) Synergistic antitumor activity of cisplatin and 5-fluorouracil in mice bearing leukemia L 1210 cells, abstract. Proc ASCO 26: 322

18. Burchenal JH, Lokys L, Turkevich J, Gale G (1980) Rationale of combination chemotherapy, on Prestayko AW, Crooke ST, Carter SK (eds): Cisplatin: Current Status and New Developments. Academic, New York, p 113
19. Bruckner HW, Stablein DM, für the Gastrointestinal Tumor Study Group (1983) Sites of treatment failure: Gastrointenstinal Tumor Study Group Analyses of gastric, pancreatic and colorectal trials. Cancer Treat Sym 2: 199
20. Lavin PT, Bruckner HW, Plaxe SC, for the Gastrointestinal Tumor Study Group (1983) Studies in prognostic factors relating to chemotherapy for advanced gastric cancer. Cancer 50: 2016
21. Bruckner HW, Lavin P, Plaxe S, et al (1983) Routine clinical chemistries as improved determinates of prognosis for patients with metastatic cancer of the stomach. Oncology 40: 31
22. Brucker HW, Lavin PT, Plaxe SC et al (1982) Absolute granulocyte, lymphocyte and monocyte counts. Useful determinants of prognosis for patients with metastatic cancer of the stomach. JAMA 274: 1004
23. Gastrointestinal Tumor Study Group (1982) A comparison of combination chemotherapy and combined modality for locally advanced gastric carcinoma. Cancer 49: 1771
24. Stablein DM, Carter WH et al (1981) Analysis of survival data with nonproportional hazard functions. Control Clin Trials 2: 149
25. Kemeny N, Daly J, Reichman B et al (1987) Intrahepatic or systemic infusion of flourodeoxyuridine in patient with liver metastases from colorectal carcinoma. Ann Intern Med 107: 459
26. Krook J, Moertel C, Wieand H et al (1986) Radiation vs sequential chemotherapy-radiation-chemotherapy. A study of the North Central Cancer Treatment Group, Duke University, and the Mayo Clinic. Proc ASCO 5: 82
27. Moertel CG, Childs DS, Reitemeirer RJ, et al (1969) Conbined 5-fluorouracil and supervoltage radiation therapy of locally unresectable gastrointestinal cancer. Lancet 2: 865
28. Gastrointenstinal Tumor Study Group (1979) A multi-institutional comparative trial of radiation therapy alone and in combination with 5-fluorouracil for locally unresectable pancreatic carcinoma. Ann Surg 189: 126
29. Gastrointestinal Tumor Study Group (1985) Prolongation of the disease-agree interval in surgically treted rectal carcinoma. N Engl J Med 312: 1465
30. Wolmark N, Fisher B, Rockette H, et al (1987) Adjuvant therapy in carcinoma of the colon: five years results of NSABP protocol C-01. Proc ASCO 6: 92
31. Fisher B, Wolmark N, Rockette H et al (1987) Adjuvant chemotherapy or post-operative radiation for rectal cancer: 5-year results of NSABP R-01. Proc ASCO 6: 92
32. Bruckner HW (1988) Letter to the Editor. Am J Gastroenterol, to be published
33. Nakazato H, Imanaga H (1979) Results of surgery for gastric cancer and effect of adjuvant chemotherapy, in Herfarth CH, Schlag P (eds): Gastric Cancer. Springer, Berlin Heidelberg New York, p 344
34. Douglass HO, Stablein D, Brukcern HW et al (1982) Controlled trial of adjuvant chemotherapy following curative resection for gastric cancer. Cancer 49: 1116
35. Kabakow B, Storch JA, Bruckner HW (1977) New multidisciplinary treatment for gastric carcinoma. Digestion 16: 248
36. Douglass HO Jr: Western Surgical adjuvant trials in gastric cancers: lessons from currentrials to be applied to the future. in: Contemporary Issues in Clinical Oncology. Churchill-Livingston, New York, p 145
37. Douglass HO Jr (1985) Adjuvant chemotherapy-stomach cancer-adjuvant treatment of gastric cancer, in: Cancer Chemotherapy: Challenges for the Future. First Nagoya Intern Symp on Cancer Treatment. Excerpta Medica International Congress Series 729

Präoperative („neoadjuvante“) Chemotherapie bei lokal fortgeschrittenen Magenkarzinomen

H. Wilke, P. Preusser, U. Fink, W. Achterrath, H.-J. Meyer, H.-J. Schmoll, H. Poliwoda

Die Prognose des Magenkarzinoms ist weiterhin besonders ungünstig. Die Chirurgie kann nur bei einem kleinen Teil der Patienten eine Heilung bzw. ein längerfristiges krankheitsfreies Überleben erzielen, da die meisten Magenkarzinome in weit fortgeschrittenen Tumorstadien diagnostiziert werden. Mehr als 85% aller Patienten mit einem neu diagnostizierten Magenkarzinom sterben an einem irresektablen lokalen Tumor und/oder Fernmetastasen. Aus diesem Grund ist die Chemotherapie die Behandlung der Wahl bei fortgeschrittenen Magenkarzinomen entweder alleine oder in Kombination mit Chirurgie und/oder Strahlentherapie. Mit häufiger verwendeten Chemotherapieprotokollen wie FAM [1-15], FAB [16-20], und FAP [21-28] werden objektive Ansprechraten von etwa 30-40% erzielt, jedoch selten komplette Remissionen (<5%). In einer Phase-II-Studie mit der Kombination Etoposid/Adriamycin/Cisplatin (EAP) wurde eine Ansprechrate von 73% einschließlich 21% kompletter Remissionen bei 56 Patienten mit fortgeschrittenem Magenkarzinom erreicht [29]. Der Vergleich von EAP mit anderen Kombinationen (FAM, FAB, FAP), die beim Magenkarzinom häufiger eingesetzt werden, zeigt, daß EAP eine höhere Wirksamkeit haben könnte. In dieser Studie wurde bei 6/12 Patienten mit einem nur lokal fortgeschrittenen Magenkarzinom eine komplette Remission induziert. Darüber hinaus konnte gezeigt werden, daß bei einer durch EAP induzierten objektiven Remission eine radikale Resektion von residuellem Tumor möglich wurde. Aus diesen Gründen wurde eine krankheitsorientierte Phase-II-Studie mit EAP als präoperative Chemotherapie bei Patienten mit lokal fortgeschrittenen und irresektablen Magenkarzinomen durchgeführt.

Seit Juni 1985 bis Juli 1987 wurden 27 Patienten mit lokal fortgeschrittenen und irresektablen Magenkarzinomen in diese Studie aufgenommen. Das wichtigste Einschlußkriterium war die Durchführung einer explorativen Laparotomie, in deren Verlauf die Irresektabilität des Tumors als auch seine Ausbreitung beurteilt wurde. Die Definition des lokal fortgeschrittenen Magenkarzinoms schloß auch eine Lymphknotenbeteiligung im N3-Kompartement (jetzt M1 in abdominalen Lymphknoten nach der neuen UICC-Klassifikation, gültig seit dem 1.1.1987) und eine lokale Peritonealkarzinose durch Tumorpenetration der Serosa ein.

Das Studiendesign sah vor, Patienten mit lokal fortgeschrittenen oder irresektablen Magenkarzinomen nach der explorativen Laparotomie einer Chemotherapie mit EAP zuzuführen. Die Chemotherapie wurde bei einer explorativen Laparotomie 2 Wochen nach der Operation begonnen, bei palliativen Eingriffen am

Gastrointestinaltrakt 3 Wochen nach der Operation. Bei Patienten mit einer chemotherapeutisch induzierten objektiven Remission (CR/PR) war eine Second-look-Operation mit Resektion des residuellen Tumors geplant. Die explorative Laparotomie und die Second-look-Operation wurden von dem gleichen Chirurgen durchgeführt. Wurde die klinische Remission intraoperativ bestätigt, waren 2 weitere Zyklen EAP zur Konsolidierung vorgesehen.

Bei 27 Patienten wurde eine Remissionsrate von 70% (19/27), einschließlich 22% (6/27) klinisch kompletter Remissionen induziert. 2 Patienten hatten ein geringfügiges Tumoransprechen bzw. Tumorstabilisation (Minor remission/No change) und bei 5 Patienten war der Tumor unter Chemotherapie primär progredient. Ein Patient starb 14 Tage nach Beginn der ersten Chemotherapie an einer vermuteten Tumorperforation (early death). 16 von 19 Patienten mit einem objektiven Ansprechen auf die Chemotherapie wurden einer Second-look-Operation zugeführt. Ein Patient mit einer klinisch kompletten Remission verweigerte die Reoperation. 2 Patienten mit einer klinisch partiellen Remission hatten einen erneuten Tumorprogreß vor der geplanten Second-look-Operation. Bei 5 Patienten wurde die klinisch komplette Remission pathologisch bestätigt. In 8 Fällen (partielle Remission) konnte der Tumor komplett (R0) reseziert werden. Bei 2 Patienten fanden sich im oralen Resektionsrand noch Tumorzellen (R1-Resektion). Beide Patienten sind nach Konsolidierungstherapie mit EAP, über 5 und über 19 Monate tumorfrei. Bei einem Patient war der Tumor erneut irresektabel. Ein durch die Chemotherapie induziertes „down-staging" (Vergleich des bei der explorativen Laparotomie festgestellten TNM-Stadiums versus dem TNM-Sta-

Tabelle 1. Behandlungsergebnisse nach EAP und Second-look-Operation. (n = 16)

Alter	Stadium b. expl. Lap.	CR/ PR	EAP-Zyklen (n)	Stadium b. Second-look-Operation	Chirurgisches[a] Vorgehen	Ergebnis nach Chirurgie
23	T4 N2 M0	cCR	4	pCR	G u. L	pCR
61	Lokalrezidiv u. N3 M0	cCR	4+2	pCR	PL u. MB	pCR
34	R2-Resektion u. N3 M0	cCR	4+2	pCR	L u. MB	pCR
18	T4 N3 M0	cCR	3+2	pCR	PL u. MB	pCR
53	T4 N3 M0	cCR	4+2	pCR	G u. L	pCR
64	T4 N3 M0	cPR	4+2	pT3 N3 M0	G u. L	R1-Resektion[b]
63	T4 N1 M0	cPR	5+2	pT2 N1 M0	G u. L	R1-Resektion[b]
54	T4 N3 M0	cPR	5	pT4 N3 M0	PL	irresektabel
42	T4 N1 M0	cPR	4+2	pT1 N0 M0	G u. L	NED
65	T4 N3 M0	cPR	4	pT3 N0 M0	G u. L	NED
59	T4 N2 M0	cPR	3+1	pT3 N1 M0	G u. L	NED
65	T4 N2 M0	cPR	2	pT4 N2 M0	G u. L	NED
57	T4 N3 M0	cPR	6+1	pT2 N3 M0	G u. L	NED
55	T4 N2 M0	cPR	3+1	pT2 N1 M0	G u. L	NED
59	T3 N1 M0	cPR	4+2	pT2 N1 M0	G u. L	NED
57	T4 N3 M0	cPR	4+1	pT2 N0 M0	G u. L	NED

[a] G = Gastrektomie, L = Lymphadenektomie, PL = Probelaparotomie, MB = multiple Biopsien.
[b] Ohne Hinweis für Tumor nach 2 Konsolidierungszyklen mit EAP.

dium bei der Second-look-Operation) konnte bei 14/15 Tumoren objektiviert werden, die nach EAP resektabel geworden waren (Tabelle 1).

Nach einer medianen Beobachtungszeit von 15 Monaten ist die Rezidivrate bei 16 Patienten, die nach EAP mit/ohne Chirurgie mit/ohne Konsolidierungschemotherapie tumorfrei (1 cCR, 5 pCR, 10 NED) waren, 33% (5/16). Ein Patient hatte ein ZNS-Rezidiv ohne weitere Tumorlokalisation bei der Autopsie. Eine Patientin hatte ein kleines Lokalrezidiv im Magen. Bei ihr war bei der Second-look-Operation makroskopisch kein Tumor mehr nachweisbar gewesen und multiple Biopsien aus der ehemaligen Tumorregion ergaben gleichfalls keinen Hinweis für einen residuellen Tumor. Aus diesem Grund wurde damals bei der Second-look-Operation keine Gastrektomie durchgeführt. Das Lokalrezidiv konnte zwar radikal reseziert werden, jedoch verstarb die Patientin an Hirnmetastasen als alleinige Tumormanifestation bei der Autopsie. 2 weitere Patienten hatten ein Rezidiv in lokoregionalen Lymphknoten und 1 Patient hatte ein lokales Rezidiv im gastrischen Bett. Außer diesen 2 ZNS-Rezidiven wurden bei keinem anderen Patienten Fernmetastasen beobachtet.

Die mediane Überlebenszeit für die Gesamtgruppe beträgt 21 Monate (0,5-über 26). Das mediane krankheitsfreie Intervall und die mediane Überlebenszeit für Patienten, die nach EAP mit/ohne Chirurgie mit/ohne konsolidierender Chemotherapie mit EAP krankheitsfrei waren, ist bis jetzt noch nicht erreicht.

Im Vergleich zu einer alleinigen Chirurgie ohne neoadjuvante, perioperative oder adjuvante Chemotherapie wurde in dieser Studie bei präoperativ chemotherapeutisch behandelten Patienten keine erhöhte peri- oder postoperative Morbidität beobachtet. Chemotherapie- bzw. Chirurgie bedingte Todesfälle wurden nicht beobachtet.

Diskussion

Die Erfahrung mit präoperativer Chemotherapie bei Patienten mit lokal fortgeschrittenen Magenkarzinomen ist begrenzt. Es gibt nur wenige klinische Untersuchungen [30-33] und einige mehr kasuistische Berichte [34-35], die sich mit dieser Therapiemodalität befassen. Mit präoperativem FAM und BCNU, die intraarteriell gegeben wurden, berichteten Stephens et al., daß 11/27 Patienten zwischen 1 und 5 Jahren postoperativ krankheitsfrei waren [32]. In 2 weiteren nicht randomisierten Studien konnte kein Unterschied in der Überlebenszeit zwischen neoadjuvant behandelten Patienten und historischen Kontrollgruppen gezeigt werden [30, 31]. Die einzige publizierte randomisierte Studie, in der Mitomycin intravenös gegeben wurde, zeigte einen Überlebensvorteil für präoperativ behandelte Patienten im Stadium III [33]. In einer kleinen Studie mit präoperativ eingesetztem FAM wurden bei 5 Patienten mit lokal fortgeschrittenem und klinisch irresektablen Magenkarzinom 5 objektive Remissionen induziert [35]. 3 Resektionen konnten durchgeführt werden, wobei in allen 3 Fällen residueller Tumor im resezierten Magen nachgewiesen wurde (1mal mikroskopisch und 2mal makroskopisch).

In allen diesen Studien war eine chirurgisch nachgewiesene Irresektabilität des Primärtumors kein essentielles Einschlußkriterium. Aus diesem Grund ist es nicht möglich, eine Aussage darüber zu treffen, ob die präoperative Chemotherapie zur

Resektabilität und zum Überleben beigetragen hat oder ob auch eine alleinige Chirurgie die gleichen Resultate erzielt hätte. Daß bisher nur in wenigen klinischen Studien der Stellenwert der präoperativen Chemotherapie beim Magenkarzinom untersucht wurde, könnte an der relativ geringen Wirksamkeit der häufiger eingesetzten Behandlungsprotokolle wie FAM und FAM-Modifikationen (Ansprechrate 30-35%; mediane Remissionsdauer 5-7 Monate; mediane Überlebenszeit 7 Monate) liegen. Dennoch konnte bei anderen Tumorentitäten gezeigt werden, daß eine Chemotherapie, die bei weit fortgeschrittenen Tumoren wenig effektiv ist, in niedrigeren Tumorstadien, speziell in Kombination mit Chirurgie und/oder Strahlentherapie, sehr effektiv sein kann [36-38].

Die theoretische Grundlage für das Konzept der präoperativen Chemotherapie wird in den folgenden Betrachtungen und experimentellen Ergebnissen dargestellt:

1. Mit zunehmender Tumorgröße wird die Wahrscheinlichkeit von primären, oft pleiotrop resistenten Zellpopulationen größer. Aus diesem Grund ist bei geringerer Tumormasse (frühe Tumorstadien) eine höhere Effektivität der Chemotherapie zu erwarten [39, 40]. Bei Tieren mit transplantierten Xenografttumoren konnte mit einer präoperativen Chemotherapie eine deutlich längere Überlebenszeit erzielt werden im Vergleich zu einer postoperativen Chemotherapie [41, 42].
2. Nach Tumorresektionen und lokaler Strahlentherapie ist die regionale Gefäßversorgung erheblich verändert. Dies könnte zu einer verminderten Zytostatikaexposition von residuellem Tumor im Operationsgebiet führen [43, 44].

Diese theoretischen experimentellen Grundlagen und die vielversprechenden klinischen Ergebnisse mit einer präoperativen Chemotherapie bei anderen Tumoren (z. B. Osteosarkom, Kopf-Hals-Tumoren [36, 37]) waren die Begründung für diese Studie. Die Kombination Etoposid/Adriamycin/Cisplatin wurde wegen ihrer hohen Wirksamkeit bei Patienten mit weit fortgeschrittenen Magenkarzinomen gewählt. Das Ziel dieser Studie war es, durch eine chemotherapeutisch induzierte Verkleinerung des lokoregionalen Tumors eine radikale Resektion bei Patienten mit primär irresektablem Magenkarzinom zu ermöglichen. Darüber hinaus sollte die Wirksamkeit von EAP auf okkulte Fernmetastasen beurteilt werden. Ein weiteres wichtiges Ziel war es, die Durchführbarkeit einer Second-look-Operation nach präoperativer Chemotherapie zu überprüfen.

Diese Studie bestätigt die Wirksamkeit von EAP bei fortgeschrittenen Magenkarzinomen [29]. Das Ziel, nach präoperativer Chemotherapie mit EAP eine sekundäre Resektabilität zu ermöglichen, wurde bei einem hohen Prozentsatz (15/27 = 56%) der Patienten erreicht. 5 komplette und 10 partielle Remissionen konnten durch Chirurgie und Pathologie bestätigt werden. Im Vergleich mit bildgebenden Verfahren wie Computertomographie, Sonographie und mit der Endoskopie ist die Second-look-Operation sehr viel exakter in der Beurteilung der Remission. Dieses Vorgehen hilft Patientensubgruppen zu identifizieren, die von einer postoperativen Chemotherapie profitieren könnten. Darüber hinaus kann das resezierte Tumormaterial zur Testung der Chemotherapiesensitivität verwendet werden.

Normalerweise entwickeln mehr als 60% aller Patienten mit resezierten, lokal fortgeschrittenen Magenkarzinomen Fernmetastasen, entweder alleine oder in Kombination mit Lokalrezidiven [45]. Außer den 2 ZNS-Rezidiven, die beim Magenkarzinom eher eine Seltenheit darstellen, wurden keine weiteren Fernmetastasen in dieser Studie beobachtet. Aus diesem Grund scheint EAP als präoperative Chemotherapie sehr wirksam in der Zerstörung von Fernmetastasen zu sein. Die bisher beobachteten 4 lokoregionalen Rezidive (1mal Magen, 2mal Lymphknoten, 1mal Magenbett) weisen darauf hin, daß bei der Second-look-Operation die Resektion so radikal wie möglich durchgeführt werden sollte (Gastrektomie, erweiterte Lymphadenektomie).

Unbehandelte Patienten mit lokal fortgeschrittenen und irresektablen Magenkarzinomen haben eine mediane Lebenserwartung von etwa 4 Monaten [46, 47]. Mit Standardchemotherapieprotokollen (FAM; FAM-Modifikationen) liegt ihre Überlebenszeit bei etwa 7 Monaten [1-15]. In dieser Studie betrug die mediane Überlebenszeit 21 Monate und für Patienten mit NED nach EAP u./o. Chirurgie u./o. Konsolidierungschemotherapie 25 Monate.

EAP als präoperative Chemotherapie scheint die Prognose für Patienten mit lokal fortgeschrittenen Magenkarzinomen zu verbessern und könnte dazu beitragen, einen Teil dieser Patienten, mit einer ansonsten fatalen Prognose, zu heilen.

Wegen dieser vielversprechenden Ergebnisse sollte das Konzept der präoperativen Chemotherapie bei Magenkarzinomen in weiteren, gut geplanten Studien untersucht werden.

Literatur

1. Beretta G, Fraschini P, Labianca R, et al (1982) The value of FAM polychemotherapy in advanced gastric carcinoma. Proc Amer Soc Clin Oncol 1: 103 (abstr)
2. Beretta G, Fraschini P, Labianca R, et al (1986) Weekly 5-Fluorouracil (F) versus combination chemotherapy for advanced gastrointestinal carcinomas. Proc Amer Soc Clin Oncol 5: 94 (abstr)
3. Biran H, Sulkes A (1984) A possible dose-response relationship in „FAM" chemotherapy for advanced gastric cancer. Proc Amer Soc Clin Oncol 3: 132 (abstr)
4. Cartei G (1985) 5-Fluorouracil, Adriamycin und Mitomycin C beim Magenkarzinom. In: Nagel GA, Bach F, Bartsch HH (eds) Aktuelle Onkologie. Zuckschwerdt, München Bern Wien, pp 56-64
5. Douglass HO Jr, Lavin PT, Goudsmit A, et al (1984) An eastern cooperative oncology group evaluation of combinations of Methyl-CCNU, Mitomycin C, Adriamaycin, and 5-Fluorouracil in advanced measurable gastric cancer (EST 2277). J Clin Oncol 2: 1372-1381
6. Fornasiero A, Cartei G, Daniele O, et al (1984) FAM2 regimen in disseminated gastric cancer. Tumori 70: 77-80
7. Haas C, Oishi N, McDonald B, et al (1983) Southwest oncology group phase II-III gastric cancer study: 5-Fluorouracil, Adriamycin and Mitomycin C ± Vincristine (FAM vs V-FAM) compared to Chlorozotocin (CTZ), M-Amsa, and Dihydroxyanthracenedione (DHAD) with unimpressive differences. Proc Amer Soc Clin Oncol 2: 122 (abstr)
8. Haim N, Cohen Y, Honigman J, et al (1982) Treatment of advanced gastric carcinoma with 5-Fluorouracil, Adriamycin, and Mitomycin C (FAM). Cancer Chemother Pharmacol 8: 277-280
9. Haim N, Epelbaum R, Cohen Y, et al (1984) Further studies in the treatment of advanced gastric cancer by 5-Fluorouracil, Adriamycin (Doxorubicin) and Mitomycin C (modified FAM). Cancer 54: 1999-2002
10. Kim NK (1984) Chemotherapy of advanced gastric carcinoma with 5-Fluorouracil, Adriamy-

cin, Mitomycin (FAM), and 5-Fluorouracil, Adriamycin, Cisplatin (FAP) combinations: Experience in South Korea. In: Ogawa M, Muggia FM, Rozencweig M (eds) Adriamycin, its expanding role in cancer treatment. Excerpta Medica, Amsterdam, pp 137-145

11. MacDonald JS, Schein PS, Wooley PV, et al (1980) 5-Fluorouracil, Doxorubicin, and Mitomycin (FAM) combination-chemotherapy for advanced gastric cancer. Ann Int Med 93: 533-536
12. Oshima K, Yamada T, Nonaka T, et al (1982) Treatment of advanced G.I. cancer with 5-FU, Adriamycin, and Mitomycin C (FAM). Proc 13th Intern Cancer Congr Seattle, 695 (abstr)
13. Pannetiere FJ, Haas C, McDonald B, et al (1984) Drug combinations in the treatment of gastric adenocarcinoma: A randomized southwest oncology group study. J Clin Oncol 2: 420-424
14. The Gastrointestinal Tumor Study Group (1979) Phase II-III chemotherapy studies in advanced gastric cancer. Cancer Treat Rep 63: 1871-1876
15. The Gastrointestinal Tumor Study Group (1984) Randomized study of combination chemotherapy in unresectable gastric cancer. Cancer 53: 13-17
16. Levi JA, Dalley DN, Aroney RS (1979) Improved combination chemotherapy in advanced gastric cancer. Brit Med J 2: 1471-1473
17. Levi JA, Fox RM, Tattersall MH, et al (1986) Analysis of a prospective randomized comparison of Doxorubicin versus 5-Fluorouracil, Doxorubicin, and BCNU in advanced gastric cancer: Implications for future studies. J Clin Oncol 4: 1348-1355
18. Lopez M, Di Lauro L, Papaldo P, et al (1986) Treatment of advanced gastric carcinoma with 5-Fluorouracil, Adriamycin, and BCNU. Oncology 43: 288-291
19. Lopez M, Perno CF, Di Lauro L, et al (1984) 5-Fluorouracil, Adriamycin, BCNU (FAB) combination chemotherapy for advanced gastric cancer. Cancer Chemother Pharmacol 12: 194-197
20. Schnitzler G, Queißer W, Heim ME, et al (1986) Phase III study of 5-Fu and Carmustine versus 5-Fu, Carmustine, and Doxorubicin in advanced gastric cancer. Cancer Treat Rep 70: 477-479
21. Cazap EL, Gisselbrecht C, Smith FP, et al (1986) Phase II trials of 5-FU, Doxorubicin, and Cisplatin in advanced, measurable adenocarcinoma of the lung and stomach. Cancer Treat Rep 70: 781-783
22. Figoli F, Galligioni E, Crivellari D, et al (1986) Cisplatin (DDP) in combination with Adriamycin (A) and Fluorouracil (F) (DAF) in advanced gastric cancer - A phase II study. Proc Amer Soc Clin Oncol 5: 95 (abstr)
23. Moertel CG, Fleming T, O'Connell MJ, et al (1986) A phase II study of combined 5-Fluorouracil, Doxorubicin, and Cisplatin in the treatment of advanced upper gastrointestinal adenocarcinoma. J Clin Oncol 4: 1053-1057
24. Moertel CG, Rubin J, O'Connell MJ, et al (1986) A phase II study of combined 5-Fluorouracil, Doxorubicin, and Cisplatin in the treatment of advanced upper gastrointestinal adenocarcinomas. J Clin Oncol 4: 1053-1057
25. Robinson E, Haim N, Epelbaum R, et al (1985) Phase II trials in the treatment of advanced gastric cancer, I - 5-Fluorouracil, Adriamycin and Mitomycin (FAM), II - Cisplatin, Adriamycin and 5-Fluorouracil (DAF). Proc Amer Soc Clin Oncol 4: 77 (abstr)
26. Rougier P, Droz JP, Amiel JL, et al (1985) Gastric carcinoma: A phase II trial of chemotherapy with association 5-Fluorouracil (5-FU), Adriamycin (ADR) and Cisplatin (DDP) (FAP protocol) in metastasized or inoperable patients. Preliminary results. Cancer Chemother Pharmacol 14 (Suppl): 54-59
27. Wagener DJT, Yap SH, Wobbes T, et al (1985) Phase II trial of 5-Fluorouracil, Adriamycin, and Cisplatin (FAP) in advanced gastric cancer. Cancer Chemother Pharmacol 15: 86-87
28. Wooley P, Smith F, Estevez R, et al (1981) A phase II trial of 5-Fu, Adriamycin and Cisplatin (FAP) in advanced gastric cancer. Proc Amer Soc Clin Oncol & Amer Assoc Cancer Res 22: 455 (abstr)
29. Preusser P, Wilke H, Achterrath W, et al (1987) Advanced gastric carcinoma: A phase II study with Etoposide (E), Adriamycin (A), and split course Cisplatin (P) = EAP. Proc Amer Soc Clin Oncol 6: 292 (abstr)
30. Fujimoto S, Akao T, Itol B, Koshizuka I, Koyano K (1976) A study of survival in patients with stomach cancer treated by a combination of preoperative intra-arterial infusion therapy and surgery. Cancer 37: 1648

31. Nishioka B, Ouchi T, Watanabe S, et al (1982) Follow-up study of preoperative oral administration of an antineoplastic agent as an adjuvant chemotherapy in gastric cancer. Gan To Kagaku Ryoho 9: 1427
32. Stephens FO, Johnson AW, Crea P (1984) Preoperative „basal“ chemotherapy in the management of cancer of the stomach. Med J Aust 140: 143
33. Jinnai D, Higashi H (1976) Extended radical operation with preoperative chemotherapy for gastric cancer. In: Hirayama T (ed) Cancer in Asia. Univ Park Press, Baltimore, pp 111-119
34. Klein HO (1985) Preoperative chemotherapy in patients with gastric cancer. Prog Clin Biol Res 201: 283-293
35. Bonatsos C, Aust J, Meisner D, et al (1985) Preoperative chemotherapy for patients with locally advanced gastric cancer. Proc Amer Soc Clin Oncol 4: 83 (abstr)
36. Clark JR, Fallon BG, Frei III E (1987) Induction chemotherapy as initial treatment for advanced head and neck cancer: A model for the multidisciplinary treatment of solid tumors. In: DeVita VT, Hellman S, Rosenberg SA (eds) Important advances in oncology. Lippincott, Philadelphia, pp 175-195
37. Rosen G, Nirenberg A (1985) Neoadjuvant chemotherapy for osteogenic sarcoma: A five-year follow-up (T-10) and preliminary report of new studies (T-12). In: Wagener DJ, Blijham GH, Smeets JBE, Wils JA (eds) Primary chemotherapy in Cancer Medicine. Liss, New York, pp 39-51
38. Advani SJ, Saiki TK, Swaroop S, et al (1985) Anterior chemotherapy in esophageal cancer. Cancer 56: 1502-1506
39. Goldie JH, Coldman AJ (1979) A mathematical model for relating the drug sensitivity of tumors to their spontaneous mutation rate. Cancer Treat Rep 63: 1727-1733
40. Goldie JH, Coldman AJ (1983) Quantitive model for multiple levels of drug resistance in clinical tumors. Cancer Treat Rep 67: 923-931
41. Fisher D, Gunduz N, Saffer EA (1983) Influence of the interval between primary tumor removal and chemotherapy on kinetics and growth of metastases. Cancer Res 43: 1488-1492
42. Van Putten LM (1985) Optimal timing of adjuvant chemotherapy in mouse models. In: Wagener DJT, Blijham GH, Smeets JBE, Wils JA (eds) Primary chemotherapy in cancer medicine. Liss, New York, pp 15-21
43. Rubin P, Casarett GW (1968) Clinical Radiation Pathology. Saunders, Philadelphia
44. Reinhold HS, Buisman GH (1973) Radiosensitivity of capillary endothelium. Br J Radiol 46: 54-57
45. Meyer HJ, Pichmayr R (1987) Patterns of recurrence to therapeutic strategy in gastric cancer. Scand J Gastroenterol 22: 45-48
46. Trompke R, Grege A, Keser M (1965) Zum natürlichen Verlauf des Magenkrebses. Bruns' Beitr Klin Chir 211: 19-36
47. Moertel CG (1968) The natural history of advanced gastric cancer. Surg Gynec Obstet 126: 1071-1074

Chemotherapie des fortgeschrittenen Magenkarzinoms bei älteren Patienten und Risikopatienten

P. Preusser, H. Wilke, W. Achterrath, U. Fink

Einleitung

Das Magenkarzinom ist in der Bundesrepublik die zweithäufigste Todesursache bei den malignen Neoplasien. Pro Jahr sterben 28 von 100000 Einwohner an einem Magenkarzinom [25].

Ca. 60% der Patienten mit einem Magenkarzinom sind älter als 65 Jahre [81]. Aufgrund von zu hohem Alter und/oder Komorbidität werden nur ca. 20% der Patienten im Rahmen von Studien behandelt [32]. Diese Tatsachen machen die Entwicklung von Chemotherapieprogrammen für ältere Patienten (>65 Jahre) erforderlich.

Für die Chemotherapie des Magenkarzinoms stehen derzeit nur wenige wirksame Zytostatika zur Verfügung, wenn eine Remissionsrate von ≥15% als Aktivitätslimit zugrunde gelegt wird [38].

Seit 1980 wurden zahlreiche Zytostatika in krankheitsorientierten Phase-II-Studien bei chemotherapeutisch nicht vorbehandelten Patienten geprüft. Hierbei erweisen sich Idarubicin [80], Aclacinomycin [63], Mitoxantron [13, 63], Bisantren [63], Amsacrin [46] und Roxazone [63] als wenig bis nicht wirksam (Remissionsrate ≤10%).

In krankheitsorientierten Phase-II-Studien mit ≥14 Patienten wurden die in Tabelle 1 aufgeführten Substanzen als wirksam identifiziert.

Etoposid zeigte eine mit den anderen in Tabelle 1 angegebenen Substanzen vergleichbare antineoplastische Aktivität, obwohl bei der Prüfung die für Phase-

Tabelle 1. Monoaktivität bei chemotherapeutisch nicht vorbehandeltem Magenkarzinom (>15% Remissionen)

Substanz	Patienten n	CR n (%)	CR+PR n (%)	mR	Literatur
5-Fluorouracil	54	1 (2%)	11 (20%)	4	[10, 12, 36, 47]
Doxorubicin	124	10 (8%)	21 (17%)	4-6	[42, 47, 53, 73]
Epidoxorubicin	39	2 (5%)	8 (21%)	n.a.	[80]
Cisplatin	14	2 (14%)	5 (36%)	3-6	[40]
Etoposid	14	0	3 (21%)	1-5	[33]
Mitomycin C	211	n.a.	63 (30%)	n.a.	[11, 69]
BCNU	55	1 (2%)	10 (18%)	5	[47, 51]

na = nicht angegeben

Tabelle 2. Summierte Ergebnisse mit häufiger verwendeten Kombinationen aus 3 Zytostatika (> 50 Patienten)

Kombination	Patienten n	Studien n	CR n (%)	CR+PR n (%)	mR	mS	Literatur
					(Monate)		
FAM	612	14	10 (2%)	185 (30%) 26-34%[a]	5-10	6-9	[3-5, 7, 19, 22, 27-29, 34, 48, 56, 59, 73, 74]
FAMe	55	2	6 (11%)	15 (27%) 15-39%[a]	5	6	[19, 74]
FAB	177	4	10 (6%)	76 (43%) 36-50%[a]	7-9	6-8	[41, 42, 44, 45, 71]
FAP	187	8	9 (5%)	68 (36%) 29-43%[a]	4, 5-7	6-13	[8, 21, 34, 52, 54, 65, 67, 79, 88]
FAMTX	187	3	21 (11%)	81 (43%) 36-50%[a]	9	3-8	[30, 35, 85]
EAP	72	2	16 (22%)	51 (71%) 60-82%[a]	7	9	[61, 62]

[a] 95-%-Konfidenzintervall

II-Studien geeignete Dosierung um 30-50% und mehr unterschritten wurde [2, 26, 33, 72].

Die als wirksam identifizierten Zytostatika wurden in zahlreichen Kombinationen in offenen und krankheitsorientierten Studien geprüft, wobei in neuerer Zeit meist Kombinationen aus 3 Zytostatika verwendet wurden. Die Therapieergebnisse sind in Tabelle 2 zusammengefaßt.

Die Analyse der Studien zeigt, daß mit den häufiger verwendeten Kombinationen FAM, FAB, FAMe, FAMTX und FAP 27-43% Remissionen einschließlich 2-11% Vollremissionen erreicht wurden.

Die mediane Remissionsdauer beträgt in der Mehrzahl der Studien 5-9 Monate und die mediane Überlebenszeit für alle Patienten beträgt 6-8 Monate.

In einer krankheitsorientierten Phase-I/II-Studie wurden mit der Kombination EAP bei 72 Patienten 22% Vollremissionen und eine Gesamtremissionsrate von 71% erreicht. Diese Daten deuten unter Berücksichtigung des 95-%-Vertrauensbereichs darauf hin, daß mit EAP höhere Remissionsraten als mit den anderen aufgeführten Kombinationen induziert werden können. Die mediane Remissionsdauer und Überlebenszeit der mit EAP behandelten Patienten bewegt sich im oberen Drittel der publizierten Daten.

Die meisten Zytostatika, die in der Polychemotherapie des Magenkarzinoms häufiger verwendet werden, besitzen gleichgerichtete und/oder kumulative Organtoxizität, durch die unerwartete und/oder schwere Nebenwirkungen induziert werden können (Tabelle 3).

Von erheblicher therapeutischer Bedeutung ist die verzögert einsetzende und lang anhaltende myelosuppressive Wirkung von BCNU und Mitomycin C, woraus eine erhöhte Infektions- und Blutungsgefahr resultieren. Die kumulative Wir-

Tabelle 3. Schwerwiegende Nebenwirkungen der beim Magenkarzinom aktiven Zytostatika

Substanz	Myelosuppression[a]	Andere schwerwiegende Organtoxizität	Kumulative Organtoxizität
Doxorubicin	Akut dosislimitierend, früh, schnelle Recovery	Herz, kumulative Dosis limitierend	Herz [15, 64]
Epidoxorubicin	Akut dosislimitierend, früh, schnelle Recovery	Herz, kumulative Dosis limitierend	Herz [9, 83]
Mitomycin C	Akut dosislimitierend, verzögerter Eintritt, langsame Recovery	Lunge, Niere	Knochenmark, Lunge [14]
BCNU	Akut, dosislimitierend, verzögerter Eintritt, langsame Recovery	Lunge, Niere	Knochenmark, Lunge [16, 82]
Cisplatin	Bei gebräuchlicher Dosierung wenig ausgeprägt	Peripheres Nervensystem, Gehör, Niere, Gastrointestinaltrakt	Peripheres Nervensystem, Gehör, (Niere?) [1, 6, 20, 37, 39, 50, 58, 60, 66, 68, 76, 86, 87]
5-Fluorouracil	Akut dosislimitierend, früh, schnelle Recovery	Mucositis, Gastrointestinaltrakt	- [17]
Etoposid	Akut dosislimitierend, früh, schnelle Recovery	-	- [55, 64, 70]

[a] *Eintritt* früh: Nadir nicht später als Tag 16,
verzögert: Nadir nach ≥3 Wochen;
Recovery schnell: innerhalb von 20 Tagen,
langsam: ≥5 Wochen.

kung beider Substanzen auf Knochenmark und Lunge kann frühzeitig Dosisreduzierungen erforderlich machen und zu letalen Komplikationen führen.

Doxorubicin und Epidoxorubicin können aufgrund ihrer potentiellen Kardiotoxizität bei Patienten mit kardialen Erkrankungen nur eingeschränkt verwendet werden. Die kardiotoxische Wirkung beider Substanzen ist kumulativ. Die applizierbare Gesamtdosis wird durch diese Nebenwirkung limitiert. Die Myelosuppression stellt dagegen die akute dosislimitierende Nebenwirkung dar.

Die möglicherweise additive Kardiotoxizität von Doxorubicin und Mitomycin C [75] läßt gegenüber der Monotherapie eine Reduzierung der kumulativen Doxorubicindosis begründet erscheinen.

Cisplatin ist aufgrund seines Nebenwirkungsspektrums ein wichtiger Kombinationspartner in der Polychemotherapie des Magenkarzinoms. Seine myelosuppressive Wirkung ist bei üblicher Dosierung ($\leq 100\ mg/m^2$) wenig ausgeprägt. Für die anderen wirksamen Zytostatika stellt dagegen die Myelosuppression die akute dosislimitierende Nebenwirkung dar. Im Vergleich zur Monotherapie sind deshalb in der Polychemotherapie deutliche Dosisreduktionen der Kombinationspartner erforderlich, wenn nur Zytostatika mit ausgeprägter myelosuppressiver Wirkung kombiniert werden.

Durch den Austausch stark myelosuppressiv wirkender Zytostatika gegen Cisplatin in üblicher Dosierung können Dosisreduktionen bei den anderen wirksamen Substanzen weitgehend vermieden werden.

Die Therapie mit Cisplatin wird häufiger durch Übelkeit und Erbrechen sowie durch aufwendige Hydratationsprogramme zur Vermeidung von Nierenfunktionsstörungen erschwert. Außerdem wird die Behandlungsdauer durch periphere Polyneuropathien und Ototoxizität limitiert. Häufigkeit und Schweregrad dieser beiden Nebenwirkungen korrelieren primär mit der kumulativ verabreichten Cisplatindosis.

5-Fluorouracil und Etoposid haben scheinbar keine schwerwiegende und/oder kumulative Organtoxizität. Ihre myelosuppressive Wirkung ist dosisabhängig, relativ schnell reversibel und gut abschätzbar. Die Allgemeinverträglichkeit beider Substanzen ist relativ gut.

Das Nebenwirkungsspektrum der derzeit meist in Kombinationen verwendeten Zytostatika zeigt, daß Therapieprogramme wie FAM, FAMe, FAP, FAB, FAMTX und EAP primär nur im Rahmen von Studien bei einem streng selektionierten Patientengut eingesetzt werden sollten. Im allgemeinen werden derzeit in Therapiestudien meist nur Patienten im Alter bis 65 Jahre, gutem Allgemeinzustand und ausreichender Knochenmarks-, Herz-, Leber- und Nierenfunktion aufgenommen.

Diese strengen Aufnahmekriterien erfüllen nur ca. 20% aller Patienten, so daß 80% außerhalb von Studien behandelt werden müssen [32]. Bei Patienten mit fortgeschrittenem Magenkarzinom ist die Situation vergleichbar. 60% der Patienten sind älter als 65 Jahre [81]. Sie leiden ihrer Altersgruppe entsprechend an einer oder mehreren nicht tumorbedingten Organerkrankungen, wobei Herz, Niere, Lunge und Leber im Vordergrund stehen [23, 43, 77]. Außerdem erscheint eine erhöhte Empfindlichkeit von Knochemark und Nervensystem bei dieser Altersgruppe vorzuliegen [24].

Die altersbedingten Komorbiditäten und erhöhte Organempfindlichkeit, vor allem des Knochenmarks, machen die Entwicklung von speziellen, risikoadaptierten Chemotherapieprogrammen für ältere Patienten (≥65 Jahre und Risikopatienten) erforderlich.

Bei der Entwicklung dieser Programme sollten primär wirksame Zytostatika mit guter Allgemeinverträglichkeit, sicher abschätzbaren Nebenwirkungen und geringer, nicht kumulativer Organtoxizität verwendet werden, da derzeit noch die Pallation im Vordergrund der therapeutischen Bemühungen steht.

Diese Anforderungen werden von den beim Magenkarzinom wirksamen Zytostatika am besten durch 5-Fluorouracil und Etoposid erfüllt. Von mehreren Gruppen publizierte Phase-II-Studien deuten darauf hin, daß die Wirksamkeit von 5-Fluorouracil beim Magenkarzinom durch simultane Leukovoringabe verbessert werden kann [18, 49].

Die aufgeführten klinischen Daten deuten darauf hin, daß die Kombination Leukovorin/5-FU/Etoposid für die Behandlung des Magenkarzinoms beim älteren Patienten und bei Patienten mit Komorbiditäten, die den Einsatz anderer Zytostatika einschränken, geeignet sein kann. Darüber hinaus erschien die Kombination dieser Substanzen durch folgende experimentelle Untersuchungen gut begründet:

1. Synergistische Wirkung von 5-FU und Etoposid in vitro und in vivo [31, 57].
2. Keine Kreuzresistenz zwischen 5-FU und Etoposid im Tumormodell [31].

Unter Berücksichtigung der klinischen und experimentellen Untersuchungen wurden in einer Pilotstudie die für Phase-II-Studien geeignete Dosierung für die Kombination Leukovorin/5-FU/Etoposid und erste Daten über ihre Wirksamkeit und Tolerabilität ermittelt [84].

Patienten und Methoden

Nach den Ergebnissen der Pilotstudie erschien die Kombination für ältere Patienten als sicher und wirksam, wenn sie nach folgendem Dosierungs-/Applikationszeitplan verabreicht wurde:

Leukovorin 300 mg/m^2 i.v., Tag 1-3;
Etoposid 120 mg/m^2 i.v., Tag 1-3;
5-FU 500 mg/m^2 i.v., Tag 1-3.

Therapieintervall: Tag 22-28 in Abhängigkeit von der Recovery der Leukozyten und Thrombozyten.

In der anschließenden krankheitsorientierten Phase-II-Studie erhielten bisher 22 Patienten mit fortgeschrittenem Magenkarzinom die Kombination nach dem o.g. Dosierungs-/Applikationszeitplan. Neben ältern Patienten (≥65 Jahre) wurden auch jüngere Patienten in die Studie aufgenommen, die aufgrund kardialer Begleiterkrankungen nicht mit Anthrazyklinen behandelt werden konnten. Die Merkmale der aufgenommenen Patienten sind in Tabelle 4 beschrieben.

Die Bewertung des Therapieerfolgs (Remission, Remissionsdauer) und der Nebenwirkungen erfolgte nach WHO-Kriterien [78].

Die Messung der Tumorlokalisation erfolgte mit Endoskopie, Computertomographie und Ultraschall. Szintigraphisch verdächtige Knochenherde wurden röntgenologisch überprüft. Die meßbaren Tumorparameter wurden vor Aufnahme in die Studie, vor jedem Therapiezyklus, 4 Wochen nach dem letzten Therapiekurs

Tabelle 4. Patientencharakteristika

Alter	67 Jahre im Mittel	(48-75)
Männlich/weiblich		14/8
Karnofsky	70% im Mittel	(60-100)
Lokal fortgeschrittener, inoperabler Primärtumor		5
Inoperabel u. Fernmetastasen		17
>65 Jahre		15
≤65 Jahre		7

und anschließend in 3monatigen Intervallen mit den gleichen Methoden wie bei der Eingangsuntersuchung kontrolliert. Die hämatologischen Parameter, Nieren-, Leber-, Herzfunktion und Plasmaelektrolyte wurden vor Therapiebeginn, vor jedem Therapiezyklus und 4 Wochen nach Therapieende überprüft. Die hämatologischen Parameter (vollständiges Blutbild, Thrombozyten) wurden wöchentlich kontrolliert.

Alle Patienten, die einen Therapiezyklus erhalten haben, sind bei der Beurteilung der Nebenwirkungen und Wirkung bei progredienter Erkrankung berücksichtigt. Bei allen anderen Patienten war die Applikation von 2 Therapiekursen Voraussetzung für die Bewertung der Effektivität der Chemotherapie.

Alle 22 in die Studie aufgenommenen Patienten können für die Nebenwirkungsanalyse und 21 Patienten für die Beurteilung des Tumoransprechens herangezogen werden.

Ergebnisse

Insgesamt wurden 79 Therapiezyklen (im Mittel 3,5 pro Patient) verabreicht. Die Therapieergebnisse sind in Tabelle 5 zusammengefaßt.

Bei 21 auswertbaren Patientenprotokollen wurden 3 (14%) Vollremissionen und 6 (29%) Teilremissionen, entsprechend einer Gesamtremissionsrate von 43% (95% Vertrauensbereich 23-63%) erreicht. Bei 6 Patienten wurde ein Minor response oder Wachstumsstillstand erreicht. Bei weiteren 6 Patienten wurde ein progressives Tumorwachstum beobachtet.

Die mediane Remissionsdauer beträgt 8 Monate und die mediane Überlebenszeit für alle Patienten 9,5 Monate. Patienten, die mit einer Remission oder Wachstumsstillstand angesprochen haben, leben im Median 10,5 Monate, während Patienten mit progredienter Erkrankung im Median 4 Monate leben.

Die Nebenwirkungen, die bei 22 auswertbaren Patienten beobachtet wurden, sind in Tabelle 6 dargestellt.

Die Therapie mit der Kombination Leukovorin/5-FU/Etoposid wurde gut vertragen. Lebensgefährliche Nebenwirkungen vom Schweregrad 4 nach WHO wurden nicht beobachtet.

Tabelle 5. Therapieergebnisse mit der Kombination Leukovorin/5-FU/Etoposid (n = 21)

CR	3 (14%)
CR + PR	9 (43%)
MR + NC	6 (29%)
PD	6 (29%)
CR + PR: lokal fortgeschrittener, inoperabler Primärtumor	3/5
inoperabel u. Fernmetastasen	6/16 (38%)
Remission nach Alter:	
> 65 Jahre	6/14 (43%)
≤ 65 Jahre u. kardiale Erkrankung	3/7 (43%)

Tabelle 6. Nebenwirkungen der Kombination Leukovorin/5-FU/Etoposid (WHO-Graduierung, n = 22)

	WHO-Grad			
	1	2	3	4
Alopezie	2 (9%)	7 (32%)	12 (54%)	0
Übelkeit/Erbrechen	7 (32%)	5 (23%)	0	0
Mukositis/Stomatitis	3 (14%)	3 (14%)	0	0
Diarrhö	2 (9%)	1 (5%)	2 (9%)	0
Leukozyten	5 (23%)	8 (36%)	3 (14%)	0
Thrombozyten	5 (23%)	2 (9%)	1 (5%)	0

Eine Leukozytopenie und Thrombozytopenie vom Schweregrad 3 trat bei 3 bzw. 1 der Patienten auf.

Diarrhö vom Schweregrad 3 wurde bei 2 Patienten beobachtet, Alopezie dieses Schweregrades bei 12 (54%) Patienten. Übelkeit/Erbrechen und Mukositis vom Schweregrad 1 und 2 tragen bei 55 bzw 28% der Patienten auf. Nebenwirkungen am Herz-Kreislauf-System und an Niere, Leber, Lunge und Nervensystem wurden nicht beobachtet.

Diskussion

Die bei der Therapie des Magenkarzinoms häufiger verwendeten Polychemotherapieprogramme FAM, FAMe, FAMTX, FAP, FAB, EAP (s. Tabelle 2) sollten aufgrund der Nebenwirkungen der Kombinationspartner und ihrer Tolerabilität nur bei selektionierten Patienten und unter Studienbedingungen angewendet werden. Ältere Patienten (≥65 Jahre) und Patienten mit eingeschränkter Organfunktion (Herz, Niere, Leber, Lunge) werden häufig von der Behandlung mit aggressiven Chemotherapieprogrammen ausgeschlossen, um schwerwiegende Nebenwirkungen zu vermeiden.

Ungefähr 60% der Patienten, die an einem Magenkarzinom erkranken, sind älter als 65 Jahre und leiden altersbedingt an einer oder mehreren nicht tumorbedingten Organerkrankungen. Im Vordergrund stehen hierbei eingeschränkte Funktion des Herz-Kreislauf-Systems, der Niere, der Leber und der Atemwege. Diese Daten deuten darauf hin, daß nur 20–30% aller Magenkarzinompatienten mit den derzeit gebräuchlichen Polychemotherapieprogrammen behandelt werden können.

Die Entwicklung einer wirksamen Chemotherapie mit vertretbaren Nebenwirkungen für den größten Anteil der Erkrankten stellt somit ein aktuelles therapeutisches Problem dar.

Nach der Nebenwirkungsanalyse der beim Magenkarzinom wirksamen Zytostatika wurde für die Behandlung älterer Patienten und von Patienten mit kardialen Begleiterkrankungen die Kombination Leukovorin/5-FU/Etoposid entwickelt und in einer noch nicht abgeschlossenen Phase-II-Studie geprüft.

Bei 21 auswertbaren Patienten wurden 43% Remissionen einschließlich 14%

Vollremissionen erreicht. Die mediane Remissionsdauer beträgt 8 Monate, die mediane Überlebenszeit für alle Patienten 9,5 Monate.

Lebensbedrohliche hämatologische Nebenwirkungen und/oder schwerwiegende nichthämatologische Organtoxizität sowie irreversible Nebenwirkungen traten nicht auf.

Die Kombination Leukovorin/5-FU/Etoposid scheint für die Therapie von definierten Risikopatienten, die mit gebräuchlichen Kombinationen nicht behandelt werden können, geeignet zu sein. Nach den vorläufigen Ergebnissen scheinen mit Leukovorin/5-FU/Etoposid bei definierten Risikopatienten ähnliche Remissionsraten und mediane Überlebenszeiten wie mit FAM, FAMe, FAP, FAB und FAMTX unter Studienbedingungen erreichbar.

Diese ersten Erfahrungen mit der Kombination Leukovorin/5-FU/Etoposid deuten darauf hin, daß durch sorgfältige Selektion der derzeit zur Verfügung stehenden Zytostatika relativ gut verträgliche Chemotherapieprogramme für ältere Patienten und für jüngere Patienten mit definierten nicht tumorbedingten Organerkrankungen entwickelt werden können.

Der beim Magenkarzinom unternommene Versuch, eine differentialtherapeutische risikoadaptierte Strategie zu entwickeln, sollte auf die Behandlung anderer chemotherapiesensibler Malignome übertragen werden, da nur ca. 20% aller Patienten mit malignen Tumoren im Rahmen von Studien mit einer aggressiven Polychemotherapie behandelt werden können.

Bei der Entwicklung solcher Chemotherapieprogramme sollten Zytostatika mit einem hohen therapeutischen Index und nichtüberschneidenden Nebenwirkungen im Vordergrund der therapeutischen Überlegungen stehen.

Literatur

1. Achterrath W, Raettig R, Franks CR, Seeber S (1984) Aktuelle Cisplatinderivate. Beitr Onkol 18: 58-82
2. Aisner J, Van Echo DA, Whitacre C, Wiernik PH (1982) A phase I trial of continuous infusion VP16-213 (Etoposide). Cancer Chemother Pharmacol 7: 157-160
3. Beretta G, Fraschini P, Labianca R, Luporini G (1982) The value of FAM polychemotherapy in advanced gastric carcinoma. (Abstract) Proc Am Soc Clin Oncol 103: C-400
4. Beretta G, Fraschini P, Labianca R, Arnoldi E, Pancera G, Tedeschi M, Tedeschi L, Luporini G (1986) Weekly 5-fluorouracil (F) versus combination chemotherapy for advanced gastrointestinal carcinomas. A prospective study program. (Abstract) Proc Am Soc Clin Oncol 94: C-367
5. Biran H, Sulkes A (1984) A possible dose-response relationship in „FAM“ chemotherapy for advanced gastric cancer (abstract). Proc Am Soc Clin Oncol 132: C-515
6. Bonomi PB, Blessing JA, Stehmann FB, DiSaia PJ, Walton L, Major FJ (1985) Randomized trial of three cisplatin dose schedules in squamous-cell carcinoma of the cervix: A gynecologic oncology group study. J Clin Oncol 3: 1079-1085
7. Cartei G (1985) 5-Fluorouracil, Adriamycin und Mitomycin C beim metastasierenden Magenkarzinom. In: Nagel GA, Bach F, Bartsch HH (Hrsg) Mitomycin '85, Aktuelle Onkologie. Zuckerschwerdt, München, S 56-64
8. Cazap EL, Gisselbrecht Ch, Smith FP, Estevez RA, Alvarez CA, Lagarde C, Hannols A et al (1986) Phase II trials of 5-FU, Doxorubicin, and Cisplatin in advanced, measurable adenocarcinoma of the lung and stomach. Cancer Treat Rep 70: 781-783
9. Cersosismo RJ, Hong WK (1986) Epirubicin: a review of pharmacology, clinical activity, and adverse effects of an adriamycin analogue. J Clin Oncol 4: 425-439

10. Cocconi G, DeLisi V, Di Blasio B (1982) Randomized comparison of 5-FU alone or combined with mitomycin and cytarabine (MFC) in the treatment of advanced gastric cancer. Cancer Treat Rep 66: 1263-1266
11. Comis RL (1979) Mitomycin C in gastric cancer. In: Mitomycin C - current status and new developments. Carter SK, Crooke ST (eds) Academic Press, New York, pp 129-137
12. De Lisi V, Cocconi G, Tonato M, Di Costanzo F, Leonardi F, Soldani M (1986) Randomized comparison of 5-FU alone or combined with carmustine, and mitomycin (BAFMi) in the treatment of advanced gastric cancer: a phase III trial of the Italian clinical research oncology group (GOIRC). Cancer Treat Rep 70: 481-485
13. DeSimone PA, Gams R, Birch R (1986) Phase II evaluation of mitoxantrone in advanced carcinoma of the stomach: a southwestern cancer study group trial. Cancer Treat Rep 70: 1043-1044
14. Doll DC, Weiss RB, Issell BF (1985) Mitomycin: ten years after approval for marketing. J Clin Oncol 3: 276-286
15. Dorr RT, Fritz WL (1980) Doxorubicin. Cancer chemotherapy handbook. Elsevier, New York, pp 388-401
16. Dorr, RT, Fritz WL (1980) Carmustine. Cancer chemotherapy handbook. Elsevier, New York, pp 295-302
17. Dorr RT, Fritz WL (1980) 5-Fluorouracil. Cancer chemotherapy handbook. Elsevier, New York, pp 435-449
18. Douglass HO, Trave F, Milliron S, Baroni M, Nava H, Emrich LJ, Rustum YM (1987) A phase II trial of 5-fluorouracil and highdose intravenous leukovorin in gastric carcinoma. J Clin Oncol 5: 1150-1156
19. Douglass HO Jr, Lavin PT, Goudsmit A, Klaasen DJ, Paul AR (1984) An eastern cooperative oncology group evaluation of combinations of methyl-CCNU, mitomycin C, adriamycin, and 5-fluorouracil in advanced measurable gastric cancer (EST 2277). J Clin Oncol 2: 1372-1381
20. Fausti SA, Schechter MA, Rappaport BZ, Rey RH, Mass RE (1984) Early detection of cisplatin ototoxicity. Cancer 53: 224-231
21. Figoli F, Galligioni E, Crivellari D, Vaccher E, Lo Re G, Tumolo S, Veronesi A et al (1986) Cisplatin (DDP) in combination with adriamycin (A) and fluorouracil (F) (DAF) in advanced gastric cancer - a phase II study (abstract). Proc Am Soc Clin Oncol 95: C-369
22. Fornasiero A, Cartei G, Daniele O, Fosser V, Fiorentino MV (1984) FAM2 regimen in disseminated gastric cancer. Tumori 70: 77-80
23. Franke H (1984) Wesen und Bedeutung der Polypathie und Multimorbidität in der Altersheilkunde. Internist 25: 451-455
24. Gallmeier WM (1977) Krebstherapie im Alter. MMW 43: 1379-1380
25. Statistisches Bundesamt Wiesbaden (1984) Gesundheitswesen, Fachserie 12, Todesursachen 1983. Statistisches Bundesamt Wiesbaden, W. Kohlhammer, Stuttgart, S 12-19
26. Greco FA, Johnson DH, Hande RK, Porter LL, Hainsworth JD, Wolff SN (1985) High-dose Etoposide (VP-16) in small-cell lung cancer. Sem Oncol 12 [Suppl 2]: 42-44
27. Haas C, Oishi N, McDonald B, Coltman C, O'Bryan R (1983) Southwest oncology group phase I-III gastric cancer study: 5-fluorouracil, adriamycin, and Mitomcin C ± Vincristine (FAM vs V-FAM) compared to Chlorozotocin (CZT), M-AMSA, and Dihydroxyanthracenedione (DHAD) with unimpressive differences (abstract). Proc Am Soc Clin Oncol (2) 122: C-478
28. Haim N, Cohen Y, Honigman J, Robinson E (1982) Treatment of advanced gastric carcinoma with 5-fluorouracil, adriamycin and mitomycin C (FAM). Cancer Chemother Pharmacol 8: 277-280
29. Haim N, Epelbaum R, Cohen Y, Robinson E (1984) Further studies in the treatment of advanced gastric cancer by 5-fluorouracil, adriamycin (doxorubicin), and mitomycin C (modified FAM). Cancer 54: 1999-2002
30. Herrmann R, Fritze D, Queißer W, Flechtner H, Ho AD, Schlag P, König H (1984) Chemotherapie des Magenkarzinoms. Dtsch med Wochenschr 109: 1704
31. Hill BT (1986) Potential of continuous tumor cell lines for establishing patterns of cross-resistance and collateral sensitivity in vitro. Drugs Exp Clin Res 12: 293-298
32. Hunter CP, Frelick RW, Feldman AR, Bavier AR, Dunlap WH, Ford L, Henson D et al (1987)

Selection factors in clinical trials: results from the cummunity clinical oncology program physician's patient log. Cancer Treat Rep 71: 559-565

33. Kelsen DP, Magill G, Cheng E, Coonley C, Yagoda A (1982) Phase II trial of etoposide (VP16) in the treatment of upper gastrointestinal malignancies (abstract). Proc Am Soc Clin Oncol 96: C-371
34. Kim NK (1984) Chemotherapy of advanced gastric carcinoma with 5-fluorouracil, adriamycin, mitomycin (FAM), and 5-fluorouracil, adriamycin, cisplatin (FAP) combinations: experience in Korea. In: Ogawa M, Muggia FM, Rozencweig M (eds) Adriamycin, its expanding role in cancer treatment. Excerpta Medica, Amsterdam, pp 137-145
35. Klein HO, Wickramanyake PD, Farkh G-R (1986) 5-Fluorouracil (5-FU), adriamycin (ADM), and methotrexate (MTX)-a combination protocol (FAMTX) for treatment of metastasized stomach cancer (abstract). Proc Am Soc Clin Oncol 84: C-325
36. Kolaric K, Potrebica V, Stanovnik M (1986) Controlled phase III clinical study of 4-epidoxorubicin + 5-fluorouracil versus 5-fluorouracil alone in metastatic gastric and rectosigmoid cancer. Oncology 43: 73-77
37. Kris MG, Gralla RJ, Clark RA, Tyson LB, Wertheim MS, Kelsen DP (1985) Incidence, course, and severity of delayed nausea and vomiting following the administration of high-dose cisplatin. J Clin Oncol 3: 1379-1384
38. Lee YJ, Catane R, Rozencweig M, Bono VH, Muggia FM, Simon R, Staquet MS (1979) Analysis and interpretation of response rates for anticancer drugs. Cancer Treat Rep 63: 1713-1720
39. Legha SS, Dimery IW (1985) High-dose cisplatin administration without hypertonic saline: observation of disabling neurotoxicity. J Clin Oncol 3: 1373-1378
40. Leichmann L, MacDonald B, Dindogru A, Samson M (1982) Platinum: a clinical active drug in advanced adenocarcinoma of the stomach (abstract). Proc Am Assoc Cancer Res 110: 430
41. Levi JA, Dalley DN, Aroney RS (1979) Improved combination chemotherapy in advanced gastric cancer. Br Med J 2: 1471-1473
42. Levi JA, Fox RM, Tattersall MH, Woods RL, Thomson D, Gill G (1986) Analysis of a prospective randomized comparison of doxorubicin versus 5-fluorouracil, doxorubicin, and BCNU in advanced gastric cancer: implications for future studies. J Clin Oncol 4: 1348-1355
43. Lipschitz DA (1985) Conference: cancer in the elderly: basic science and clinical aspects. Ann Intern Med 102: 218-228
44. Lopez M, Di Lauro L, Papaldo P, Conti EMS (1986) Treatment of advanced measurable gastric carcinoma with 5-fluorouracil, adriamycin, and BCNU. Oncology 43: 288-291
45. Lopez M, Perno CF, Di Lauro L, Papaldo P (1984) 5-Fluorouracil, adriamycin, BCNU (FAB) combination chemotherapy for advanced gastric cancer. Cancer Chemother Pharmacol 12: 194-197
46. Louie AC, Issell BF (1985) Amsacrine (AMSA) - a clinical review. J Clin Oncol 3: 562-592
47. MacDonald JS, Gunderson LL, Cohn I Jr (1985) Cancer of the stomach. In: DeVita VT, Hellman S, Rosenberg SA (eds) Cancer, principles and practice of oncology. Lippincott, Philadelphia, pp 534-552
48. MacDonald JS, Schein PS, Wooley PV, Smythe T, Ueno W, Hoth D, Smith F et al (1980) 5-Fluorouracil, doxorubicin, and mitomycin (FAM) combination-chemotherapy for advanced gastric cancer. Ann Intern Med 93: 533-536
49. Machover D, Goldschmidt E, Chollet P (1986) Treatment of advanced colorectal and gastric adenocarcinomas with 5-fluorouracil and highdose folinic acid. J Clin Oncol 4: 685-696
50. Melamed LB, Selim MA, Schuchman D (1985) Cisplatin ototoxicity in gynecologic cancer patients. Cancer 55: 41-43
51. Moertel CG (1973) Therapy of advanced gastrointestinal cancer with the nitosoureas. Cancer Chemother Rep 4: 27-34
52. Moertel CG, Fleming T, O'Connell M, Schutt M, Rubin J (1984) A phase II trial of combined intensive course 5-Fu, adriamycin and cis-platinum in advanced gastric and pancreatic carcinoma. (Abstract) Proc Am Soc Clin Oncol 137: C-535
53. Moertel CG, Lavin PT (1979) Phase II-III chemotherapy studies in advanced gastric cancer. Cancer Treat Rep 63: 1863-1869
54. Moertel CG, Rubin J, O'Connell MJ, Schutt AJ, Wieand HS (1986) A phase II study of com-

bined 5-fluorouracil, doxorubicin, and cisplatin in the treatment of advanced upper gastrointestinal adenocarcinomas. J Clin Oncol 4: 1053-1057

55. O'Dwyer PJ, Leyland-Jones B, Alonso MT, Marsoni S, Wittes RE (1985) Etoposide (VP-16 213). N Engl J Med 312: 692-700
56. Oshima K, Yamada T, Nonaka T, Aoyama M, Hirose H, Adachi N, Kobayachi S, Udo K (1982) Treatment of advanced G.I. cancer patients with 5-Fu, adriamycin, and mitomycin C (FAM). Proc 13th Intern Cancer Congress Seattle 8-15th Sept, p 665, Abstr 3977
57. Osswald H, Kunz W (1987) Therapeutic synergism of Etoposide and Fuororouracil combined sequentially in advanced leukemia L1210. (Abstract) Cancer Res Clin Oncol 113 [suppl]: 53 D-THER 39
58. Ozols RF, Ostchega Y, Myers CE, Young RC (1985) High-dose cisplatin in hypertonic saline in refractory ovarian carcinoma. J Clin Oncol 3: 1246-1250
59. Pannettiere FJ, Haas Ch, McDonald B, Costanzi JJ, Talley RW, Athens J, Oishi N et al (1984) Drug combinations in the treatment of gastric adenocarcinoma: a randomized southwest oncology group study. J Clin Oncol 2: 420-424
60. Preusser P, Achterrath W, Niederle N, Seeber S (1985) Cisplatin. Arzneimitteltherapie 2: 50-65
61. Preusser P, Wilke H, Achterrath W, Neuhaus B, Balleisen L, Meyer L, van de Loo J (1986) Advanced inoperable stomach cancer: a pilot study with the combination etoposide, adriamycin, and cisplatin. Anticancer Res 6: 1195-1196
62. Preusser P, Wilke H, Achterrath W, Fink U, Meyer J, Schmitz-Hübner U, Bünte H (1987) Advanced gastric carcinoma: a phase II study with etoposide (E), adriamycin (A), and split course cisplatin (P) = EAP. (Abstract) Proc Am Soc Clin Oncol 6: 292
63. Queißer W, Flechtner H (1986) Chemotherapy of advanced gastric carcinoma. Onkologie 9: 319-331
64. Radice PA, Bunn PA, Ihde DC (1979) Therapeutic trials with VP-16-213 and VM-26: Active agents in small cell lung cancer, non-hodgkin's lymphomas, and other malignancies. Cancer Treat Rep 63: 1231-1239
65. Robinson E, Haim N, Epelbaum R, Cohen Y (1985) Phase II trials in the treatment of advanced gastric cancer I - 5-fluorouracil, adriamycin and mitomycin (FAM), II - cisplatin, adriamycin and 5-fluorouracil (DAF). (Abstract) Proc Am Soc Clin Oncol 77: C-300
66. Roelofs RI, Hrushesky W, Rogin J, Rosenberg L (1984) Peripheral sensory neuropathy and cisplatin chemotherapy. Neurology 34: 934-938
67. Rougier P, Droz JP, Amiel JL, Ruffier P, Theodore C, Kac J, Chavy A (1985) Gastric carcinoma: a phase II trial of chemotherapy with association 5-fluorouracil (5 FU), adriamycin (ADR) and cisplatin (DDP) (FAP protocol) in metastasized or inoperable patients. Preliminary results. Cancer Chemother Pharmacol 14 [Suppl]: 54-59
68. Schaefer SD, Post JD, Close LG, Wright CG (1985) Ototoxicity of low- and moderate-dose cisplatin. Cancer 56: 1934-1939
69. Schein PS, MacDonald JS, Hoth D, Wooley PV (1978) Mitomycin C: experience in the United States, with emphasis on gastric cancer. Cancer Chemother Pharmacol 1: 73-75
70. Schmoll HJ, Niederle N, Achterrath W (1981) Etoposid (VP-16-213). Klin Wochenschr 59: 1177-1188
71. Schnitzler G, Queißer W, Heim ME, König H, Katz R, Fritze D, Herrmann R et al (1986) Phase III study of 5-Fu and carmustine versus 5-Fu, carmustine, and doxorubicin in advanced gastric cancer. Cancer Treat Rep 70: 477-479
72. Seeber S, Osieka R, Schmidt CG, Achterrath W, Crooke ST (1982) In vivo resistance towards Anthracyclines, Etoposide, and cis-diaminedichloroplatinum (II). Cancer Res 67: 4719-4725
73. The Gastrointestinal Tumor Study Group (1979) Phase II-III chemotherapy studies in advanced gastric cancer. Cancer Treat Rep 63: 1871-1876
74. The Gastrointestinal Tumor Study Group (1984) Randomized study of combination chemotherapy in unresectable gastric cancer. Cancer 53: 13-17
75. Tozak LK, Von Hoff DD (1984) The cardiotoxicity of anticancer agents. In: Perry MC, Yabro JW (eds) Toxicity of chemotherapy. Grune & Stratton, Orlando, pp 199-226
76. Vermorken JB, Kapteijn TS, Hart AAM, Pinedo HM (1983) Ototoxicity of cis-diamminedichloroplatinum (II): influence of dose, schedule, and mode of administration. J Cancer Clin Oncol 19: 55-58

77. Vestal RE (1978) Drug use in the elderly: a review of problems and special considerations. Drugs 16: 358-382
78. WHO (1979) Handbook for reporting results of cancer treatment. WHO Offset Publication No. 48, World Health Organization, pp 1-45
79. Wagener DJTh, Yap SH, Wobbes T, Burghouts JTM, van Dam FE, Hillen HFP, Hoogendoorn GJ et al (1985) Phase II trial of 5-fluorouracil, adriamycin, and cisplatin (FAP) in advanced gastric cancer. Cancer Chemother Pharmacol 15: 86-87
80. Walder S, Green M, Muggia F (1985) The role of anthracyclines in the treatment of gastric cancer. Cancer Treat Rev 12: 105-132
81. Waterhouse JAH (1985) Epidemiology of gastric cancer. In: Preece PE, Cuschieri A, Wellwood JM (eds) Cancer of the stomach. Grune & Stratton, London, pp 1-32
82. Weiss RB, Issell BF (1982) The nitrosoureas: carmustine (BCNU) and lomustine (CCNU). Cancer Treat Rev 9: 313-330
83. Weiss RB, Sarosy G, Clagett-Carr K, Russo M, Leyland-Jones B (1986) Anthracycline analogs: the past, present, and future. Cancer Chemother Pharmacol 18: 185-197
84. Wilke H, Preusser P, Achterrath W, Lenaz L, Stahl M, Schöber Chr, Mayer H-J, Link H, Schmoll H-J (1988) Leukovorin/etoposide/5-fluorouracil in patients during cardiac risks or elderly patients suffering from advanced gastric carcinoma - a phase I/II study. Submitted to Cancer Treat Rep.
85. Wils J, Bleiberg H, Dalesio O, Blijham G, Mulder N, Planting A, Splinter Z, Duez N (1987) An EORTC gastrointestinal group evaluation of the combination of sequential methotrexate and 5-Fluorouracil, combined with adriamycin in advanced measurable gastric cancer. J Clin Oncol 4: 1799-1803
86. Wiltshaw E (1983) Chemotherapy of ovarian malignancies at the Royal Marsden Hospital. In: Bender HG, Beck L (eds) Carcinoma of the ovary. Fischer, Stuttgart, pp 169-170
87. Wiltshaw E, Evans B, Rustin G, Baker J, Barker G (1986) A prospective randomized trial comparing high-dose cisplatin with low-dose cisplatin and chlorambucil in advanced ovarian carcinoma. J Clin Oncol 4: 722-729
88. Wooley P, Smith F, Estevez R, Gisselbrecht C, Alvarez C, Boiron M, Machado C et al (1981) A phase II trial of 5-Fu, adriamycin and cisplatin (FAP) in advanced gastric cancer. (Abstract) Proc Am Soc Clin Oncol 455: C-481

Zusammenfassung

Konsequenzen und praktisches Vorgehen beim Magenkarzinom - Ergebnisprotokoll einer Konsensuskonferenz

J. Hotz, H.-J. Meyer, H.-J. Schmoll

Primärdiagnostik

Endoskopie

Sie ist die Methode der Wahl zum Nachweis eines Magenkarzinoms. Der endoskopierende Arzt sollte Sitz und Ausdehnung des Tumors möglichst genau beschreiben. Zur Klassifizierung des histologischen Typs, z. B. nach Laurén, sind möglichst zahlreiche und große Partikel notwendig, wobei auf Mischtypen zwischen intestinalem und diffusem Typ zu achten ist. Die histologische Klassifikation kann möglicherweise das Operationsverfahren bestimmen (siehe Beitrag H.-J. Meyer) und sollte deshalb bereits möglichst präoperativ festgelegt werden. Intra- und postoperativ erfolgt dann die eigentliche histologische Klassifikation und die Festlegung des Tumorstadiums (siehe Beitrag P. Hermanek).

Zusätzlich zur histologischen Probeexzision aus dem Tumor sollten im Falle einer voraussichtlichen Teilresektion (z. B. bei tiefsitzendem Antrumkarzinom) Biopsien aus dem postoperativ verbleibenden Rest zur Abschätzung einer möglichen Epitheldysplasie entnommen werden. Auch auf die Entwicklung eines frühen Magenzweitkarzinoms ist hierbei zu achten. Der zytologische Bürstenabstrich ist routinemäßig nicht notwendig, sondern erst bei Zweifeln an der Karzinomdiagnose in Einzelfällen sinnvoll. Gelegentlich kann die Differentialdiagnose zum Magenlymphom schwierig sein, z. B. bei starker lymphatischer Reaktion gegenüber einem Adenokarzinom. In diesen Fällen muß gelegentlich eine immunzytochemische Untersuchung mit Zytologie erfolgen (siehe Beitrag P. Hermanek).

Präoperative Stadieneinteilung (Staging)

Röntgen-Magen-Darm-Passage

Diese Untersuchung kann bei Verdacht auf ein szirrhöses Karzinom, insbesondere bei negativem Befund der Histologie, wichtige Aufschlüsse auf eine mögliche Wandinfiltration geben. Bei eindeutigem endoskopischem Nachweis eines Adenokarzinoms im mittleren und unteren Magenabschnitt kann auf diese Methode verzichtet werden. Bei hochsitzenden, die Kardia mit einbeziehenden Karzinom sollte zusätzlich zum endoskopischen Befund in jedem Fall auch eine Röntgenuntersuchung des oberen Gastrointestinaltrakts präoperativ vorgenommen werden.

Ultraschalluntersuchung des Abdomens

Diese Methode ist obligat für die Abklärung grober regionaler Lymphknotenmetastasen, Absiedlungen in der Leber sowie eines möglichen Aszites oder eines Krukenberg-Tumors im Ovar. Die Methode ist auch hilfreich für die Tiefenabschätzung der Wandinfiltration des Primärtumors. In keinem Fall kann der Sonographiebefund jedoch ausreichende Hinweise auf Resektabilität, Inoperabilität oder exakte klinische Stadieneinteilung geben.

Computertomographie (CT)

Diese Methode ist für die routinemäßige präoperative Diagnostik entbehrlich, da sie weder die Operationsindikation noch die Operationstaktik bestimmt. Eine Ausnahme stellt die Abschätzung einer Operationsindikation beim Risikopatienten sowie beim hochsitzenden Magenkarzinom zur Abschätzung von mediastinalen Lymphomen dar (zusätzlich Thorax-CT!, gelegentlich Mediastinoskopie?). Außerdem kann die CT im Falle einer allgemeinen Chemotherapie (s. u.) zur möglichst exakten Stadieneinteilung vor Beginn dieser Behandlung notwendig werden. Isolierte Lebermetastasen sind sehr selten (2–5%), weshalb eine kombinierte sonographische und computertomographische Untersuchung des Abdomens in der Routine besonders aus Kostengründen mit Zurückhaltung geübt werden sollte.

Laparaskopie

Diese Methode ist nur in Ausnahmefällen sinnvoll bei Verdacht auf isolierte Lebermetastasen oder zur Abklärung einer Peritonealkarzinose.

Leberszintigraphie

Diese Methode ist an Treffsicherheit der Ultraschalluntersuchung des Abdomens oder der Computertomographie deutlich unterlegen und deshalb obsolet.

Knochenszintigraphie

Eine Knochenszintigraphie sollte nicht routinemäßig, sondern nur bei klinischem Verdacht, z. B. Knochenschmerzen, erhöhte alkalische Phosphatase bei unauffälliger LAP und γ-GT, erfolgen.

Bestimmung von Tumormarkern

Die Bestimmung von CEA, Ca 19-9 ist präoperativ entbehrlich und sollte nur zu Studienzwecken empfohlen werden, da das Ergebnis weder das therapeutische Vorgehen noch zusätzliche diagnostische Maßnahmen nach sich zieht. Der Sinn einer postoperativen Ausgangsbestimmung ist fraglich, obwohl sie in vielen Nachsorgeprogrammen mit enthalten ist.

Zusammenfassend sollte die präoperative Stadienbeurteilung möglichst sparsam durchgeführt werden, da in der Regel primär operiert wird. Nach der Operation kann, z. B. vor der Entscheidung einer zusätzlichen Chemotherapie, eine zusätzliche Erweiterung der Stadienbeurteilung notwendig werden.

Operative Behandlung

Möglichst in jedem Fall sollte eine intraoperative Abschätzung der Resektabilität erfolgen, wobei der Grundsatz gilt, möglichst viel Tumorgewebe zu entfernen. Die Radikalität richtet sich nach der Lokalisation, der Ausdehnung und dem histologischen Typ. Bei gutem Allgemeinzustand des Patienten, besonders beim jüngeren Patienten, sollte in jedem Fall eine Gastrektomie angestrebt werden. Hierbei ist eine möglichst sorgfältige Aufarbeitung des entnommenen Lymphknotenmaterials durch den Pathologen notwendig. Weitere Einzelheiten siehe Beiträge H.-J. Meyer und R. Pichlmayr, A. Hölscher et al. sowie G. Feifel.

Nachsorge

Insbesondere nach Gatrektomie, aber auch nach ausgedehnter Magenteilresektion, ist eine Reoperation zur Entfernung eines mesenterialen Rezidivs technisch nicht möglich. Außerdem ergeben sich z. B. im Gegensatz zum Kolonkarzinom keine Möglichkeiten der Resektion von isolierten Leber- und Lungenmetastasen, da beim Magenkarzinom praktisch immer eine diffuse Metastasierung, auch beim Nachweis der ersten solitär erscheinenden Metastase, vorliegt. Wegen der fehlenden Konsequenz für eine operativ-therapeutische Maßnahme beim Nachweis von lokoregionalen und Organmetastasen sollte die Nachsorge möglichst symptomorientiert und sparsam erfolgen (siehe Beitrag P. Schlag). Hierdurch wird eine unnötige Beunruhigung des Patienten im asymptomatischen Stadium verhindert, und es werden Kosten gespart. Die bundesweit üblichen Nachsorgeprogramme sind auf diesen Tatbestand hin kritisch zu überprüfen. Sollte sich jedoch in naher Zukunft eine chemotherapeutische Möglichkeit bei synchroner oder metachroner Metastasierung eines operierten Magenkarzinoms über einen rein symptomatisch-palliativen Charakter hinaus ergeben oder in Situationen, wo dies bereits heute vorgenommen wird, so ist eine sorgfältige Nachsorgeuntersuchung in regelmäßigen Abständen, z. B. in Dreimonatsintervallen oder engmaschig symptomenorientiert, notwendig. Bei Nachweis von Metastasen und Einleitung einer chemotherapeutischen Behandlung müssen dann die Follow-up-Untersuchungen nach den Regeln der internistischen Onkologie erfolgen. Sinnvoll ist hierbei die kombinierte sonographische-computertomographische, radiologische (Thorax) und szintigraphische (Knochenszintigramm) Untersuchung einschließlich der Bestimmung von Tumormarkern (CEA, Ca 19-9).

Chemotherapiemodalitäten beim Magenkarzinom

Standardtherapie

Diese kann nach dem heutigen Wissenstand noch nicht empfohlen werden. Die bisherigen Ergebnisse nach dem FAM-Protokoll mit nur sehr niedrigen Ansprechraten sind allenfalls im symptomatischen Stadium im Sinne einer rein palliativen Behandlung angezeigt. Bei unbefriedigendem Therapieerfolg, insbesondere bei fehlender Beschwerdelinderung (z. B. trotz objektivierbarer Tumorregression), sollte die Behandlung wieder abgesetzt werden (siehe Beitrag H. Wilke et al., P. Preusser et al.).

Therapiemodalitäten mit positivem Trend (Zukunftsperspektive)

Aufgrund neuerer Therapieergebnisse, besonders nach dem FAMTX-Protokoll und EAP-Protokoll, zeichnet sich ab, daß das Magenkarzinom als chemotherapiesensibler Tumor möglicherweise einer intensivierten Chemotherapie zugeführt werden kann. Vor einer generellen Empfehlung müssen jedoch die Ergebnisse der

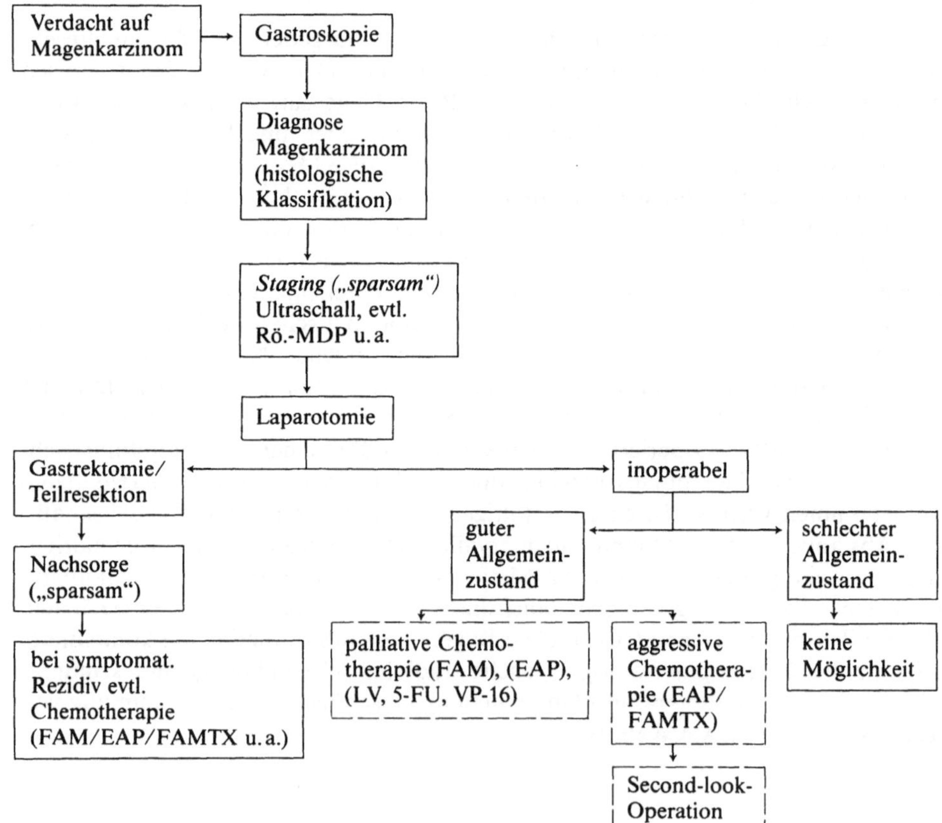

Abb. 1. Schematisches Vorgehen bei Patienten mit Magenkarzinom

laufenden Studien abgewartet werden. Wegen der jetzt bereits nachgewiesenen günstigeren Erfahrungen mit den genannten neueren Protokollen können bei gutem Allgemeinzustand des Patienten beide Schemata - wegen der relativ besseren Verträglichkeit besonders das EAP-Schema - versucht werden. Bei gutem Ansprechen nach 1-2 Kursen sollten mindestens 2, noch besser 4 weitere Kurse durchgeführt werden. Beim Patienten über 65 Jahren und gutem Allgemeinzustand kann palliativ das im Beitrag von Preusser angegebene Protokoll mit Leukovorin/5-FU/Etoposid entweder bei Inoperabilität oder nach Resektionen und zurückgelassenen Tumormassen bzw. Rezidiven empfohlen werden. Leitlinie für die Indikationsstellung sind das Beschwerdebild und der gesamte Leidensdruck sowie der dringende Wunsch des Patienten.

Aufgrund der neuesten kombinierten chirurgisch-chemotherapeutischen Erfahrungen (siehe dazu die Beiträge von H. Wilke und H.-J. Meyer) ergeben sich folgende Alternativen als Zukunftsperspektiven:

1. Gastrektomie/Teilresektion und adjuvante Chemotherapie.
2. Gastrektomie/Resektion und palliative (kurative?) Chemotherapie.
3. Lokal fortgeschrittenes inoperables Karzinom (Bulky disease): Chemotherapie möglichst nach Probelaparotomie und Second-look-Operation bei nachgewiesener Remission.

Hierbei ist auf einen möglichst frühen Umstiegszeitpunkt auf die Zweitoperation zu achten. Diese letztgenannten Modalitäten befinden sich noch im experimentellen Stadium, so daß ihr eigentlicher Stellenwert noch aufgrund der Ergebnisse laufender und zukünftiger Studien festgelegt werden muß.

Eine schematische Übersicht über das Vorgehen bei Patienten mit Magenkarzinom zeigt Abb. 1.

Anhang: Farbtafeln

Farbtafeln zu Beitrag *P. Hermanek:* Magenkarzinom - Präkanzerosen, Klassifikation und Prognose (S. 16-27)

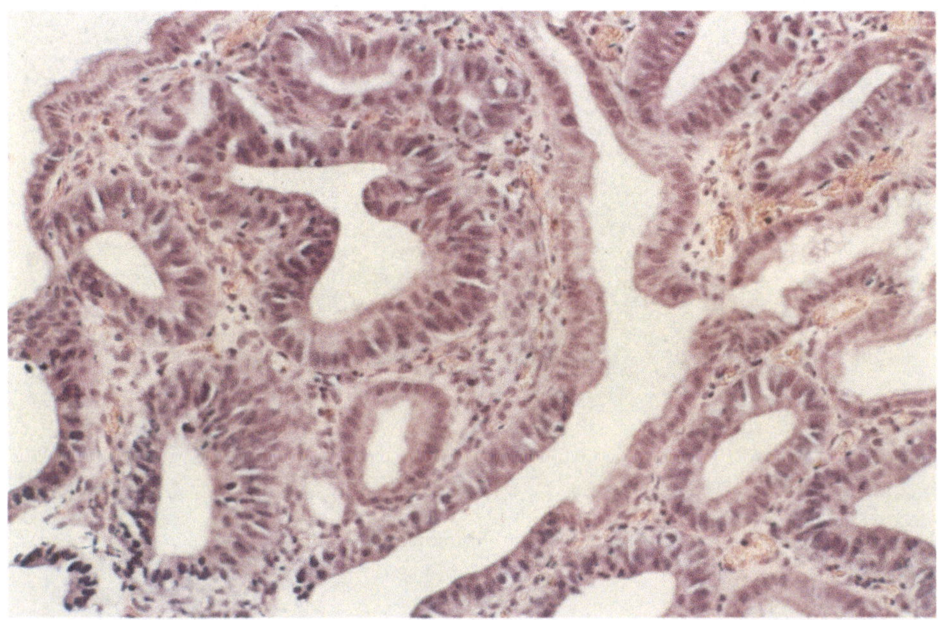

Abb. 2. Polypoide Dysplasie im Magen (Farbhistogramm)

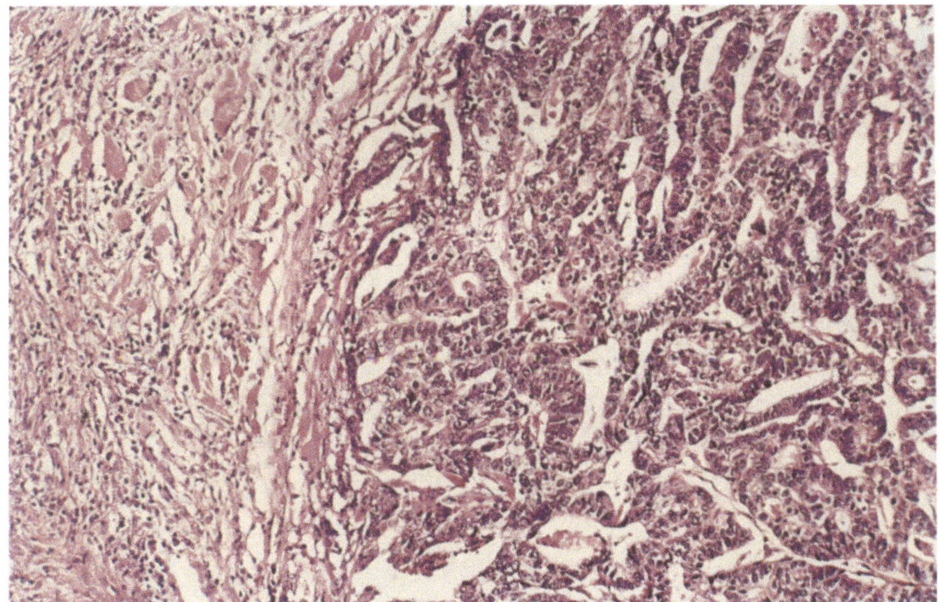

Abb. 3. Magenkarzinom vom Intestinaltyp (Farbhistogramm)

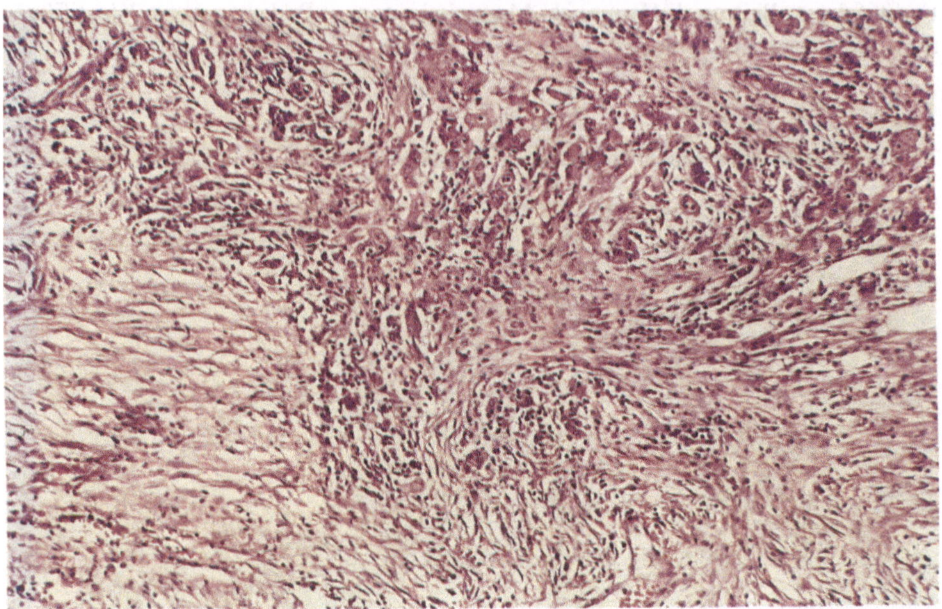

Abb. 4. Magenkarzinom vom diffusen Typ (Farbhistogramm)

Farbtafeln zu Beitrag *W. Rösch:* Endoskopische Kriterien der prämalignen Läsionen und des Magenfrühkarzinoms (S. 31-40)

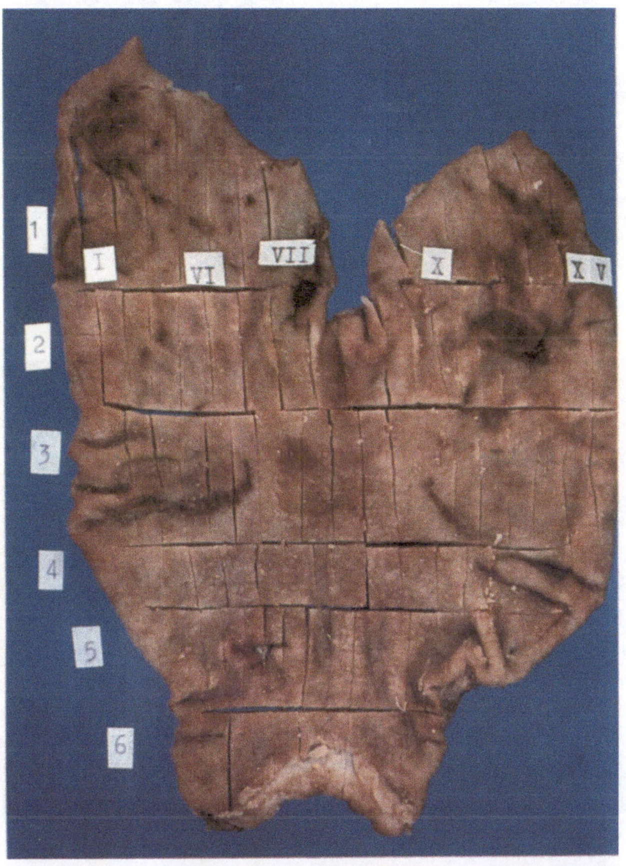

Abb. 2. Histologische Aufarbeitung eines Magenfrühkarzinoms

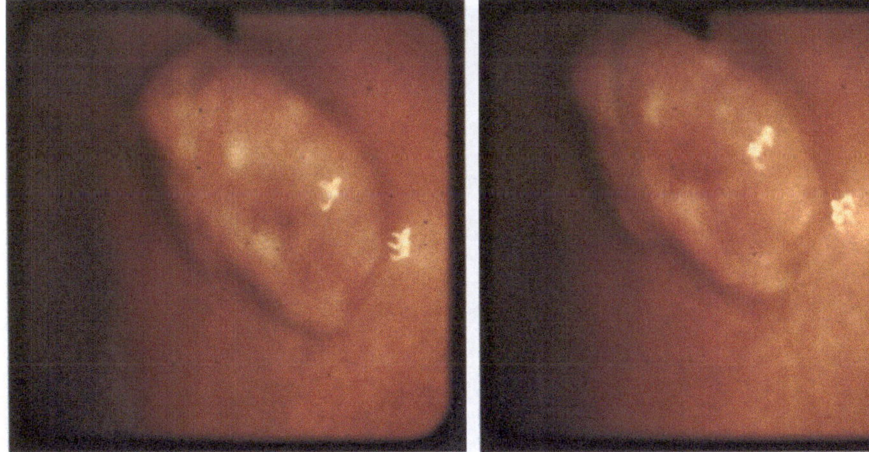

Abb. 3. Frühkarzinom Typ I

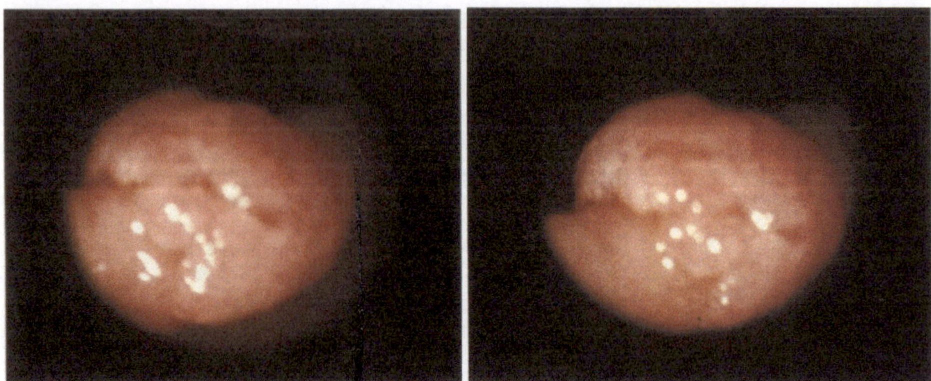

Abb. 4. Magenfrühkarzinom Typ IIa

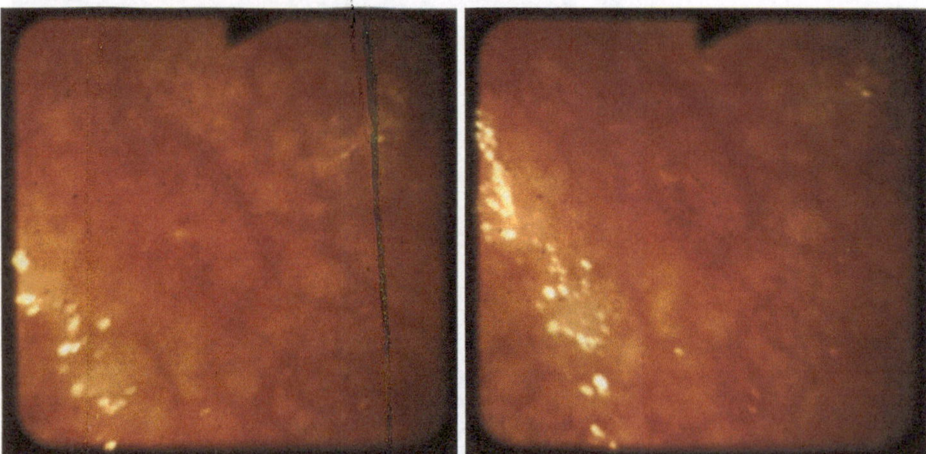

Abb. 5. Magenfrühkarzinom Typ IIb

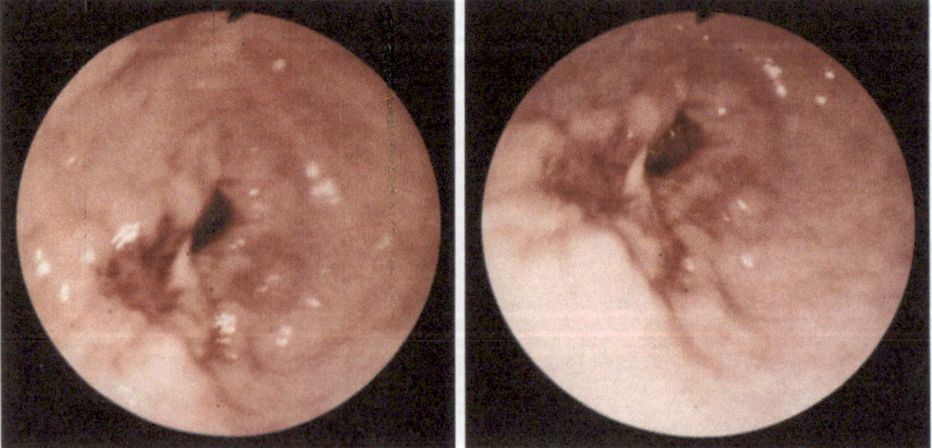

Abb. 6. Magenfrühkarzinom Typ IIc

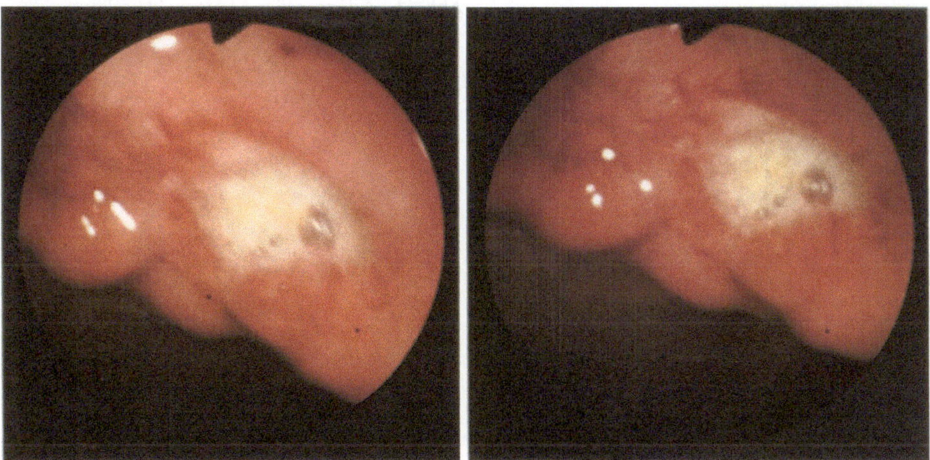

Abb. 8. Magenfrühkarzinom Typ III

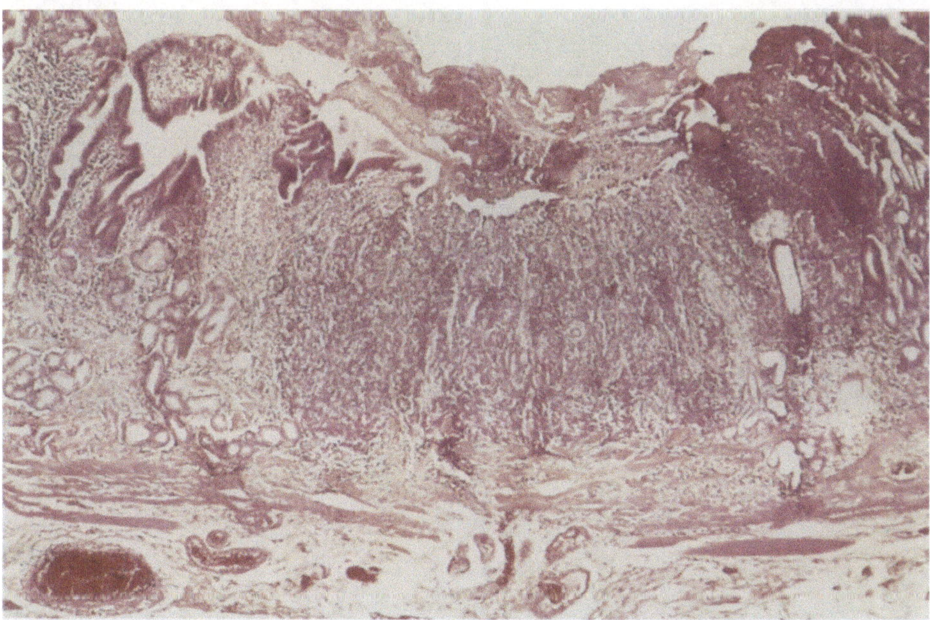

Abb. 10. Magenfrühkarzinom von 1 × 2 mm Durchmesser, als Erosion imponierend

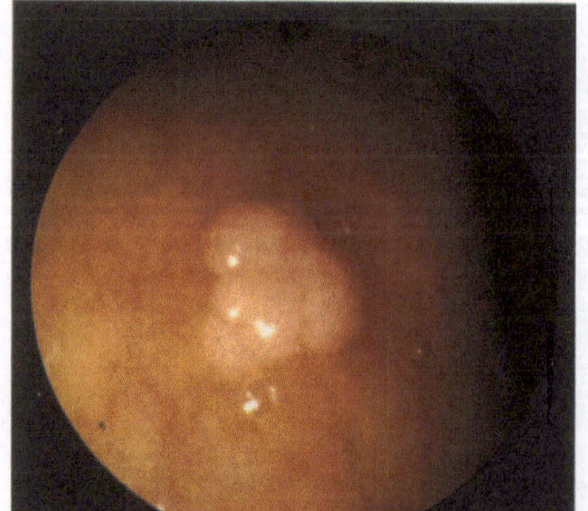

Abb. 11. Adenom der Magenschleimhaut

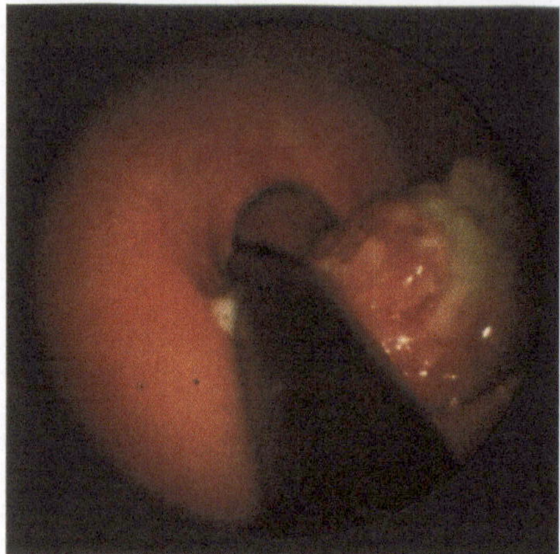

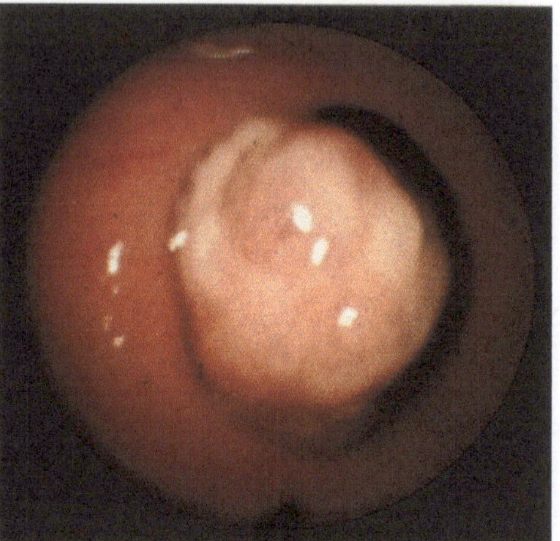

Abb. 12. Borderline lesion, protruded type (flaches Adenom)

Farbtafel zu Beitrag *H. O. Klein et al.*: Perspektiven für die zytostatische Behandlung des metastasierenden Magenkarzinoms (S. 109–124)

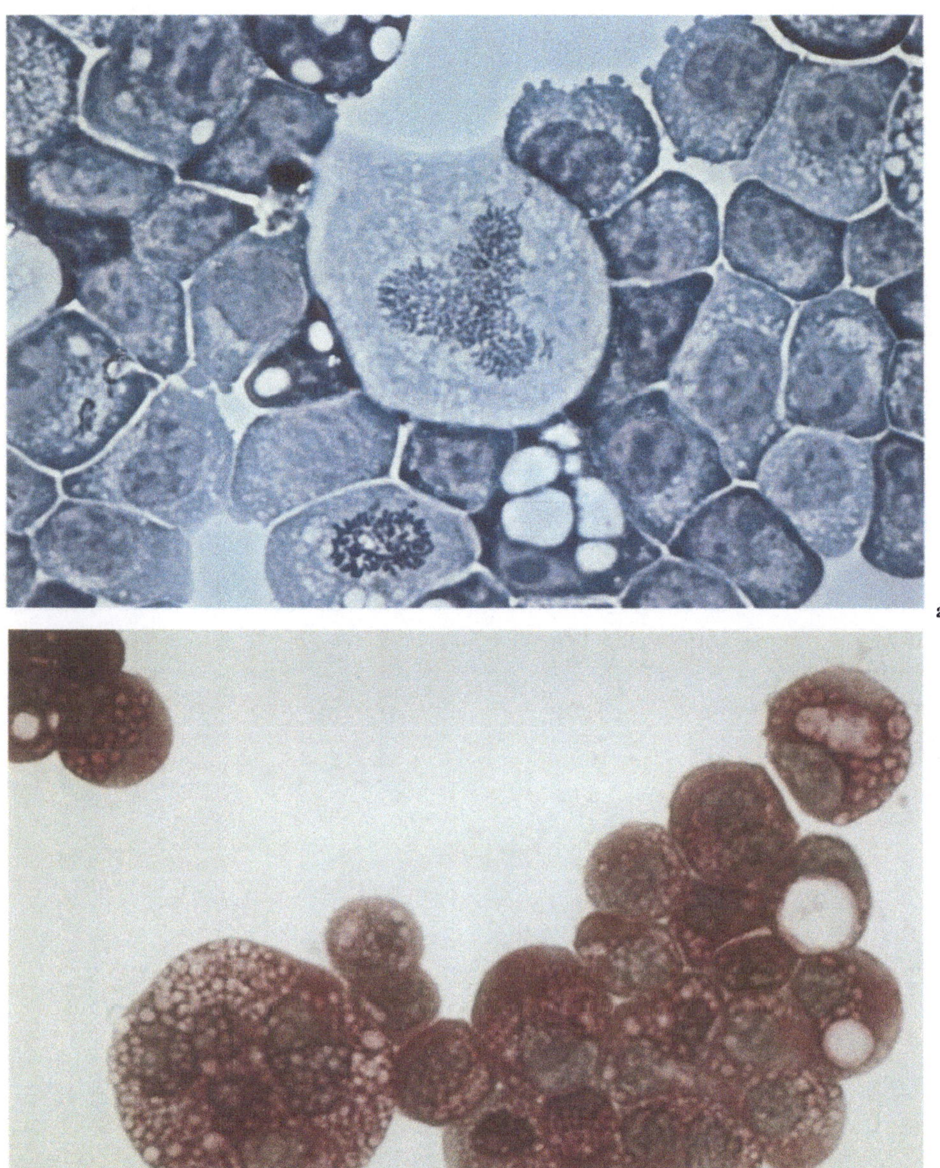

Abb. 10 a, b. Zellen einer etablierten Magenkarzinomzellinie des Menschen während der 40. Passage. **a** pathologische Mitosen (Giemsafärbung), **b** zahlreiche Zytoplasmavakuolen, gefüllt mit Mucopolysacchariden (PAS-Färbung). (Abbildungsmaßstab 160 : 1, Kodak Ektachrom 160 Asa)

Sachverzeichnis